令和6年版

保険調剤 Q&A

調剤報酬点数のポイント

編集
日本薬剤師会

じほう

序

令和6年度診療報酬改定は，①物価高騰・賃金上昇等の影響を踏まえた対応，②全世代型社会保障の実現や新興感染症等への対応など医療を取り巻く課題への対応，③医療DX・イノベーションの推進等による質の高い医療の実現，④社会保障制度の安定性・持続可能性の確保や経済・財政との調和――という4つの柱に基づき，中央社会保険医療協議会（中医協）において精力的な議論が行われました。このうち，物価高騰・賃金上昇への的確・迅速な対応ならびに医療DXの推進は，国民皆保険を堅持・維持しつつ保険薬局の経営基盤を支えていくうえで，最も重要な課題です。

調剤報酬においては，保険薬局が地域の医薬品供給拠点としての役割を担い，地域医療に貢献していくために不可欠な体制整備や人材確保，そのために必要な職員の賃上げ等に対応していく観点から，その確実な実現の原資となる調剤基本料の引き上げが行われました。一方，加算については，地域支援体制加算の要件の見直しや所定点数の組み換えも行われましたが，医療DX推進に係る体制整備を評価した加算の新設は，マイナ保険証を基盤とする電子処方箋，電子薬歴等をより一層推進させるものと言えるでしょう。

また，患者・地域住民により質の高い医療・調剤を提供するため，保険薬局の安定的な経営基盤の確保も視野に入れた薬剤師業務についても評価がされました。かかりつけ薬剤師機能を発揮した調剤後のフォローアップをはじめ，質の高い在宅医療の推進のため，医師や多職種と連携した薬学的管理指導や訪問薬剤管理指導の実施前（処方箋交付前）の処方提案に基づく評価の新設は，今後さらなる取り組みが求められる在宅医療において，適切かつ質の高い薬剤師サービスを提供していくうえで大きな一歩と認識すべきでしょう。

保険薬局を取り巻く環境は，物価高騰・賃金上昇に加えて，依然として改善の兆しが見えない医薬品の供給不足問題の影響など大変厳しい状況ではありますが，第8次医療計画を踏まえた医薬品提供体制や医療安全の確保，医療の質の向上のための医療DXの推進，そして2025年のみならず2040年を視野に入れた地域共生社会の実現に向けて，薬剤師・薬局に対する期待に応えていかなければなりません。

本書では，保険薬剤師が調剤の現場で感じた疑問を点数表の項目に合わせる形でわかりやすく解説しました。保険調剤に従事する薬剤師の指針あるいはこれから調剤実務に就く薬剤師の座右の書として活用していただければ幸いです。

本書の刊行にあたり，企画，編集に携わった諸氏に改めて謝意を表します。

令和6年6月

公益社団法人 日本薬剤師会

会長　**山本 信夫**

初版の序

医薬分業は，薬価基準制度や診療報酬体系の見直しなど，一連の医療改革を背景に急速に進みつつあり，処方せんの発行枚数は平成10年度に4億枚に達すると推計されています。医薬分業の進捗状況を示す処方せんの受取状況も全国平均で30%を超え，外来患者の3人に1人は処方せんを持って保険薬局から調剤を受ける状況になりました。

医薬分業は，本来リスクマネージメントシステムであり，薬剤師は患者の薬歴管理をはじめ処方の二重チェック，薬歴に基づく服薬管理指導，薬剤に関する情報提供，副作用のモニタリング，また必要に応じ患者に関する情報を医師へフィードバックするなど医薬品の有効性，安全性を担保することにより，医薬品の適正使用の推進に寄与しています。また，在宅医療の推進や平成12年度からの介護保険の施行など，患者の居宅へ活動の範囲も拡がっています。

一方で，21世紀に予想される少子高齢社会においても安定した保険財政を確保する観点から，わが国では新たな医療提供体制を構築するための検討が始まっています。医療費の適正化もその対策のひとつであり，その一環として保険請求の審査業務の充実，医療機関等の指導監査の強化への取り組みが課題とされ，保険調剤も例外ではありません。医薬分業により国民が受けるメリット，医療保険への財政効果の検証，薬剤師の業務に対する現行調剤報酬点数の適否，21世紀の調剤報酬体系のあり方などが，医療保険制度の中で再評価を受ける時代に入っていると言えます。

保険調剤に携わる薬剤師の果たす役割は益々比重を増しています。薬剤師は，その中心となる保険調剤を通して職能を発揮し，地域におけるチーム医療の一員として医療の一翼を担い，地域住民からの信頼を得，社会の要請に十分応えなくてはなりません。従って，薬剤師は保険薬局において処方せんに基づく正確な調剤と適正な保険請求をする上から，調剤報酬点数表を正しく理解し習得しておくことが必要です。

本書は，現場の一線で調剤業務に従事する薬剤師から日常の業務の中で出てきた調剤報酬に関する解釈上の疑義について,「調剤と情報」の創刊時より「処方・調剤・保険請求Q＆A」に寄せられた質問を調剤報酬点数表の構成に沿って再編集したもので，点数解釈上把握していなければならない基本的事項や頻度の高い疑義事項を中心に，平易に解説しています。調剤報酬の解釈及び保険請求上の指針として本書を有効に活用いただければ幸いです。

本書の発刊に当たり，企画，編集に携わった諸氏に深甚の謝意を表します。

平成11年5月

社団法人 日本薬剤師会

会長　**佐谷 圭一**

Contents

第１章　調剤技術料

・調剤基本料・　Q001～Q038

令和６年度改定による変更点　Q001～Q004 ………… 2
処方箋受付，受付回数　Q005～Q009 ………… 11
届出，計算方法　Q010～Q016 ………… 16
妥結率　Q017 ………… 22
地域支援体制加算　Q018～Q021 ………… 25
後発医薬品調剤体制加算　Q022～Q023 ………… 30
在宅薬学総合体制加算　Q024～Q029 ………… 31
分割調剤　Q030～Q038 ………… 36

・薬剤調製料・　Q039～Q098

令和６年度改定による変更点　Q039 ………… 51
内服薬　Q040～Q053 ………… 52
内服用滴剤　Q054 ………… 62
屯服薬　Q055～Q057 ………… 62
注射薬　Q058～Q060 ………… 65
外用薬　Q061～Q062 ………… 70
麻薬加算および向精神薬，覚醒剤原料または毒薬加算　Q063～Q064 ………… 71
自家製剤加算　Q065～Q074 ………… 72
計量混合調剤加算　Q075～Q084 ………… 80
時間外加算，休日加算，深夜加算　Q085～Q088 ………… 87
夜間・休日等加算　Q089～Q092 ………… 89
長期投与　Q093～Q098 ………… 93

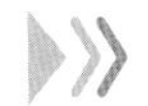 第 2 章　薬学管理料

•調剤管理料•　Q099～Q118

令和６年度改定による変更点　Q099 …… 102
調剤管理料　Q100～Q112 …… 103
重複投薬・相互作用等防止加算　Q113～Q118 …… 116

•服薬管理指導料•　Q119～Q134

令和６年度改定による変更点　Q119 …… 124
服薬管理指導料　Q120～Q127 …… 126
特定薬剤管理指導加算　Q128～Q131 …… 136
乳幼児服薬指導加算　Q132～Q133 …… 144
吸入薬指導加算　Q134 …… 146

•かかりつけ薬剤師指導料，かかりつけ薬剤師包括管理料•　Q135～Q139

令和６年度改定による変更点　Q135 …… 149
かかりつけ薬剤師指導料，かかりつけ薬剤師包括管理料　Q136～Q139 …… 151

•外来服薬支援料•　Q140～Q156

令和６年度改定による変更点　Q140 …… 158
外来服薬支援料１　Q141～Q146 …… 159
外来服薬支援料２　Q147～Q156 …… 166

•服用薬剤調整支援料•　Q157～Q159

服用薬剤調整支援料１・２　Q157～Q159 …… 175

•服薬情報等提供料•　Q160～Q164

令和６年度改定による変更点　Q160 …… 182
服薬情報等提供料１・２・３　Q161～Q164 …… 183

•在宅患者訪問薬剤管理指導料•　Q165～Q192

令和６年度改定による変更点　Q165～Q167 …… 186

在宅患者訪問薬剤管理指導料　Q168〜Q190 …… 190
麻薬管理指導加算　Q191 …… 214
在宅患者重複投薬・相互作用等防止管理料　Q192 …… 215

•退院時共同指導料•　Q193 …… 217

第 3 章　薬剤料

•薬剤料•　Q194〜Q199 …… 220

第 4 章　その他の関連項目

•薬担，療担•　Q200〜Q204 …… 228

•自己負担金•　Q205〜Q210 …… 238

•領収証，明細書•　Q211〜Q213 …… 247

•評価療養，実費徴収など•　Q214〜Q218 …… 251

•麻薬•　Q219〜Q223 …… 258

•後発医薬品への変更調剤•　Q224〜Q236 …… 265

•その他•　Q237〜Q260 …… 279

資料

1．調剤技術料 …… 308
（1）調剤基本料　308
（2）地域支援体制加算　314

(3) 連携強化加算 320
(4) 後発医薬品調剤体制加算 321
(5) 在宅薬学総合体制加算 322
(6) 医療DX 推進体制整備加算 323
(7) 分割調剤 324
(8) リフィル処方箋 327
(9) 薬剤調製料（内服薬，外用薬） 328
(10) 浸煎薬・湯薬 328
(11) 無菌製剤処理加算 329
(12) 自家製剤加算 331
(13) 計量混合調剤加算 333
(14) 時間外加算等，夜間・休日等加算 334

2. 薬学管理料 336

(1) 調剤管理料 336
(2) 重複投薬・相互作用等防止加算 336
(3) 調剤管理加算 337
(4) 医療情報取得加算 338
(5) 服薬管理指導料 339
(6) 麻薬管理指導加算 344
(7) 特定薬剤管理指導加算１ 344
(8) 特定薬剤管理指導加算２ 347
(9) 特定薬剤管理指導加算３ 348
(10) 乳幼児服薬指導加算 349
(11) 服薬管理指導料の特例（手帳の活用実績が相当程度あると認められない保険薬局） 349
(12) 服薬管理指導料の特例（かかりつけ薬剤師との連携） 350
(13) かかりつけ薬剤師指導料，かかりつけ薬剤師包括管理料 351
(14) 外来服薬支援料 358
(15) 服用薬剤調整支援料 362
(16) 調剤後薬剤管理指導料 363
(17) 服薬情報等提供料 364
(18) 在宅患者訪問薬剤管理指導料 366

（19）麻薬管理指導加算（在宅患者訪問薬剤管理指導料）　370
（20）在宅患者医療用麻薬持続注射療法加算　370
（21）小児特定加算　371
（22）在宅中心静脈栄養法加算　371
（23）在宅患者緊急訪問薬剤管理指導料　371
（24）在宅患者緊急時等共同指導料　372
（25）経管投薬支援料　372
（26）在宅移行初期管理料　373
（27）退院時共同指導料　373

3. その他 …… 374
（1）施行時期　374
（2）届出　374
（3）横断的事項　375
（4）領収証，明細書　376
（5）評価療養　378
（6）消費税　378
（7）掲示　379
（8）後発医薬品への変更調剤　379
（9）使用薬剤料　383
（10）他医療機関の受診　383
（11）貼付剤　385
（12）その他（医科点数表）　386

• 調剤報酬　388
• 介護報酬　395

第 1 章

調剤技術料

- **調剤基本料**
  - 令和6年度改定による変更点
  - 処方箋受付，受付回数
  - 届出，計算方法
  - 妥結率
  - 地域支援体制加算
  - 後発医薬品調剤体制加算
  - 在宅薬学総合体制加算
  - 分割調剤
- **薬剤調製料**
  - 令和6年度改定による変更点
  - 内服薬
  - 内服用滴剤
  - 屯服薬
  - 注射薬
  - 外用薬
  - 麻薬加算および向精神薬，覚醒剤原料または毒薬加算
  - 自家製剤加算
  - 計量混合調剤加算
  - 時間外加算，休日加算，深夜加算
  - 夜間・休日等加算
  - 長期投与

調剤基本料

令和6年度改定による変更点

001 調剤基本料は，どのように変更されたのですか。

» A

保険薬局における地域の医薬品供給拠点としての役割を担い，地域医療に貢献する薬局の整備を進めていくこと，そして，薬局従事者・職員の賃上げを実施することなどの観点から，所定点数の引き上げなどが行われました（表，図1，2）。

1．全体

調剤基本料の区分の違いにかかわらず，**一律3点の引き上げ**が行われました。ただし，保険医療機関の敷地内に開局している，いわゆる敷地内薬局が該当する特別調剤基本料については，所定点数の引き上げと併せて評価の適正化（引き下げ）も行われるため，改定前の所定点数に対して単純に3点アップとなったわけではありません。

2．調剤基本料2

対象範囲の見直しが行われました。調剤基本料2において，1月当たりの処方箋の受付回数が平均4,000回を超える場合で，処方箋の集中率が7割を超えているか否かについては，特定の保険医療機関から交付された処方箋の受付回数に基づき判断するのではなく，**受付回数が多い上位3つの保険医療機関に係る合計の受付回数が占める割合**により判断するよう変更されました。

3．特別調剤基本料

特別調剤基本料の評価のさらなる見直し（適正化）が行われています。特別調剤基本料は，敷地内薬局または調剤基本料に係る届出を行っていない保険薬局に適用される区分でしたが，必要に応じてこれらを把握できるようにする観

表　調剤基本料の主な変更点

改定前（令和6年5月31日まで）	改定後（令和6年6月1日から）
【通常】 1. 調剤基本料1（医療資源の少ない地域含む） 42点	【通常】 1. 調剤基本料1（医療資源の少ない地域含む） 45点
【特例】 2. 調剤基本料2　26点 受付回数および集中率が，次のいずれかに該当 イ）月4,000回超，集中率70%超 ロ）月2,000回超，集中率85%超 ハ）月1,800回超，集中率95%超 ニ）特定の保険医療機関に係る処方箋が月4,000回超 ・同一建物内の複数医療機関（医療モール）は合算ほか	【特例】 2. 調剤基本料2　29点 受付回数および集中率が，次のいずれかに該当 イ）月4,000回超，集中率70%超（上位3医療機関の合計） ロ）月2,000回超，集中率85%超 ハ）月1,800回超，集中率95%超 ニ）特定の保険医療機関に係る処方箋が月4,000回超 ・同一建物内の複数医療機関（医療モール）は合算ほか
3. 調剤基本料3 同一グループの保険薬局の処方箋（または店舗数）の合計および当該薬局の集中率が，次のいずれかに該当 イ）①月3.5万回超～4万回以下，集中率95%超 ②月4万回超～40万回以下，集中率85%超　21点 ③月3.5万回超，保険医療機関と不動産の賃貸借関係 ロ）①月40万回超（または300店舗以上），集中率85%超 ②月40万回超（または300店舗以上），保険医療機関と不動産の賃貸借関係　16点 ハ）①月40万回超（または300店舗以上），集中率85%以下　32点	3. 調剤基本料3 同一グループの保険薬局の処方箋（または店舗数）の合計および当該薬局の集中率が，次のいずれかに該当 イ）①月3.5万回超～4万回以下，集中率95%超 ②月4万回超～40万回以下，集中率85%超　24点 ③月3.5万回超，保険医療機関と不動産の賃貸借関係 ロ）①月40万回超（または300店舗以上），集中率85%超 ②月40万回超（または300店舗以上），保険医療機関と不動産の賃貸借関係　19点 ハ）①月40万回超（または300店舗以上），集中率85%以下　35点
4. 特別調剤基本料　7点 次のいずれかに該当 ①保険医療機関と特別な関係（同一敷地内），集中率70%超 ②調剤基本料に係る届出を行っていない	4. 特別調剤基本料 イ）特別調剤基本料A　5点 ・同一敷地内，集中率50%超，要届出 ロ）特別調剤基本料B　3点 ・調剤基本料に係る届出を行っていない

点から，**敷地内薬局に該当する場合は「特別調剤基本料A」（要届出）**，それ以外の**届出を行っていない場合は「特別調剤基本料B」**として整理されました。

さらに，特別調剤基本料に該当する場合に算定可能または不可能な加算点数もしくは減算割合の取り扱いなどについても，さらなる見直しが行われました。

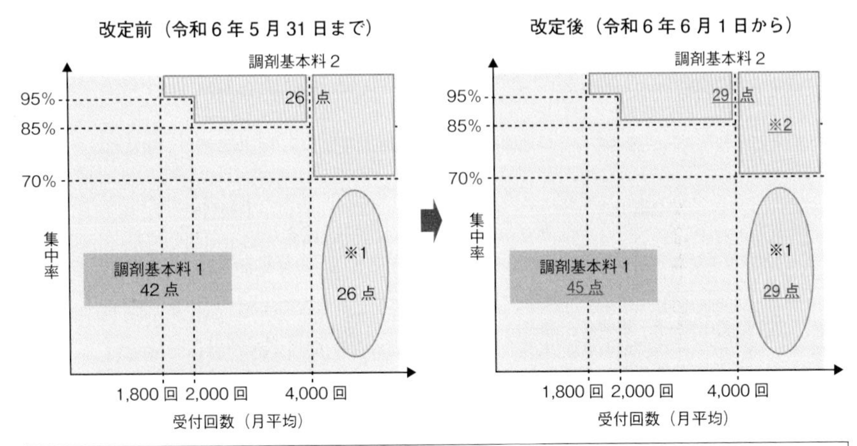

- ▶「調剤基本料2[※1]」は，特定の保険医療機関に係る処方箋の受付回数が月4,000回超の保険薬局（①保険薬局と同一建物内の複数の保険医療機関（いわゆる医療モール）は合算，②同一グループの他の保険薬局で集中率が最も高い保険医療機関が同一の場合は，当該処方箋受付回数を含む）が該当
- ▶「調剤基本料2[※2]」は，受付回数が月4,000回超で，かつ，上位3つの保険医療機関に係る合計の集中率が70%超
- ▶医療資源の少ない地域に所在する保険薬局は「調剤基本料1」，保険医療機関と特別な関係（同一敷地内）＆集中率50%超の保険薬局は「特別調剤基本料A」，調剤基本料の届出を行っていない場合は「特別調剤基本料B」

図1　調剤基本料1・2の変更点（イメージ）

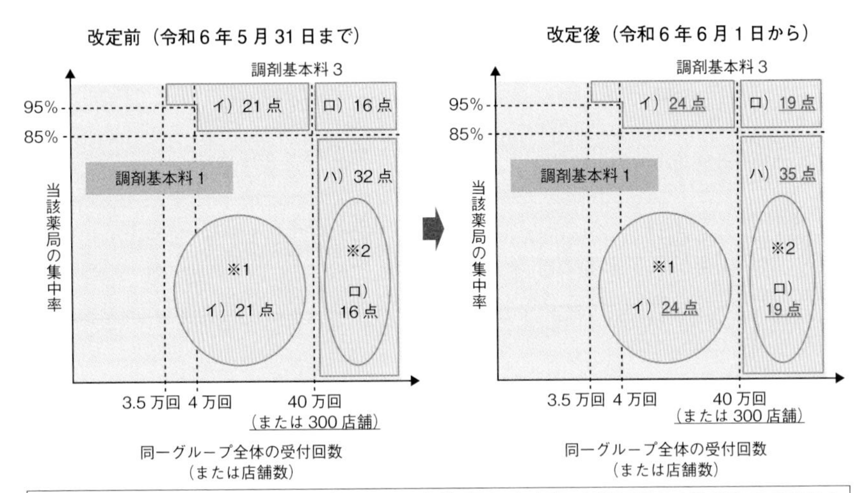

- ▶「調剤基本料3[※1,2]」は，同一グループ内における保険薬局の処方箋の受付回数の合計が月3.5万回（または保険薬局数が300店舗以上）または月40万回を超えており，かつ，特定の保険医療機関と不動産の賃貸借関係にある保険薬局が該当

図2　調剤基本料3の変更点（イメージ）

002 地域支援体制加算は，どのように変更されたのですか。

» A

かかりつけ機能に応じた地域の保険薬局を適切に評価する観点から，地域支援体制加算の要件および評価の見直しが図られました（**表**）。

具体的には，保険薬局の体制整備に係る評価体系のあり方の見直しとして，地域支援体制加算の**すべての区分の所定点数を見直す**とともに（いずれも7点引き下げ），地域支援体制加算の**基準・要件の強化**が行われました。

特に，開局時間以外である夜間・休日の対応について，各地域での輪番制などによる周囲の保険薬局と連携した体制でも引き続き可能とするとともに，地域住民や医療・介護などの関係者が当該地域の保険薬局の対応体制を把握できるよう，行政機関や薬剤師会を通じて地域の保険薬局の夜間・休日の対応状況に関する情報の公表・周知を行うよう見直しが図られました。

そのほか，地域の保険薬局間同士の連携により医薬品の融通を行っていることや，OTC医薬品（一般用，要指導）の取り扱い，緊急避妊薬の取り扱いを含む女性の健康に係る対応，保険薬局の敷地内禁煙，たばこ販売の禁止など，新たな基準・要件が追加されています。

表　地域支援体制加算の主な変更点

改定前（令和6年5月31日まで）		改定後（令和6年6月1日から）	
地域支援体制加算1　※調剤基本料1　39点 《要件》Ⅰ＋Ⅱ（①～③を含む4項目以上） 地域支援体制加算2　※調剤基本料1　47点 《要件》地域支援体制加算1＋Ⅲ（3項目以上） 地域支援体制加算3　※調剤基本料1以外　17点 《要件》Ⅰ＋Ⅱ（①）＋Ⅲ（④⑦を含む3項目以上） 地域支援体制加算4　※調剤基本料1以外　39点 《要件》Ⅰ＋Ⅲ（8項目以上）		地域支援体制加算1　※調剤基本料1　32点 《要件》Ⅰ＋Ⅱ（④を含む3項目以上） 地域支援体制加算2　※調剤基本料1　40点 《要件》Ⅰ＋Ⅱ（8項目以上） 地域支援体制加算3　※調剤基本料1以外　10点 《要件》Ⅰ＋Ⅱ（④⑦を含む3項目以上） 地域支援体制加算4　※調剤基本料1以外　32点 《要件》Ⅰ＋Ⅱ（8項目以上）	
Ⅰ	備蓄医薬品，24時間調剤／在宅業務，緊急時等の連絡先の周知，開局時間，管理薬剤師　ほか	Ⅰ	▶備蓄医薬品／薬局間融通，医療・衛生材料，麻薬小売業者の免許　ほか ▶開局時間，時間外の調剤・在宅業務体制と地域住民への情報周知，患者からの相談応需 ▶在宅医療体制（医療機関や訪看STとの円滑連携など），在宅薬剤管理指導の実績（年24回以上／薬局）ほか ▶医療安全に関する取り組み，かかりつけ薬剤師指導料等の届出，研修計画，患者プライバシーの確保　ほか ▶OTC薬，緊急避妊薬，敷地内禁煙，たばこ販売禁止など
Ⅱ	※括弧内は保険薬局当たりの年間実績 ①麻薬小売業者の免許 ②在宅薬剤管理指導（24回以上） ③かかりつけ薬剤師指導料等に係る届出 ④保険医療機関への服薬情報等提供（12回以上） ⑤薬剤師研修認定制度等の研修修了薬剤師による，地域の多職種連携会議への出席（1回以上）		
Ⅲ	※保険処方箋1万回当たりの年間実績（⑨は薬局当たり） ①夜間・休日等対応（400回） ②調剤料の麻薬加算（10回） ③重複投薬・相互作用等防止加算（40回） ④かかりつけ薬剤師指導料等（40回） ⑤外来服薬支援料（12回） ⑥服用薬剤調整支援料（1回） ⑦単一建物患者1人の在宅薬剤管理（24回） ⑧服薬情報等提供料（60回） ⑨薬剤師研修認定制度等の研修修了薬剤師による，地域の多職種連携会議への出席（5回）	Ⅱ	※保険処方箋1万回当たりの年間実績（基本料1／基本料1以外，⑩は薬局当たり） ①夜間・休日等対応（40回／400回） ②調剤料の麻薬加算（1回／10回） ③重複投薬・相互作用等防止加算（20回／40回） ④かかりつけ薬剤師指導料等（20回／40回） ⑤外来服薬支援料1（1回／12回） ⑥服用薬剤調整支援料（1回／1回） ⑦単一建物患者1人の在宅薬剤管理（24回／24回） ⑧服薬情報等提供料（30回／60回） ⑨小児特定加算（1回／1回） ⑩薬剤師研修認定制度等の研修修了薬剤師による，地域の多職種連携会議への出席（1回／5回）

003 連携強化加算は，どのように変更されたのですか。

» A

新興感染症の発生・まん延時に対応する保険薬局の体制整備の観点から，改正感染症法の第二種協定指定医療機関の指定要件を踏まえ，連携強化加算の要件および評価の見直しとともに（所定点数を3点引き上げ），これまで当該加算の要件とされていた地域支援体制加算に係る届出は求めないことになりました（表）。

1. 感染症対応

感染症対応に関する要件として，**第二種協定指定医療機関の指定を受けた保険薬局**であることをはじめ，感染症に係る最新の科学的知見に基づいた適切な知識を習得することを目的とする研修，そして，新型インフルエンザ感染症などに係る医療提供にあたっての訓練を，それぞれ年1回以上実施していることや，自宅・宿泊療養患者への調剤，服薬指導，薬剤交付（配送による対応を含む）の実施などが設けられています。

2. 災害対応

災害対応に関する要件としては，**自治体からの協力要請に応じた医薬品供給体制の確保**や，被災状況に応じた対応を習得するための研修の実施など，これまで同様の内容に加えて，**災害発生時における他の保険薬局（同一薬局グループ以外）との連携体制や，開局時間外（夜間，休日）を含む調剤・在宅業務の対応体制を確保すること**などが設けられています。

3. その他

感染症対応および災害発生時対応に係る共通の要件として，当該加算を算定する保険薬局の体制確保に関する情報を地域の**自治体または薬剤師会などのホームページを活用して広く周知**していることや，災害または新興感染症の発生時における手順書作成と保険薬局の職員間での共有，オンライン服薬指導の実施体制，OTC医薬品（要指導，一般用）や検査キットなどの提供・販売体制（平時からの体制整備）などが新たに設けられています。

表　連携強化加算の主な変更点

改定前（令和6年5月31日まで）	改定後（令和6年6月1日から）
調剤基本料 地域支援体制加算　〈略〉 連携強化加算　2点	調剤基本料 地域支援体制加算　〈略〉 連携強化加算　5点
【主な要件】 ▶地域支援体制加算に係る届出 <災害・新興感染症の発生時の対応> ▶行政機関から医薬品供給等に係る協力要請が行われた場合は，地域の関係機関と連携して必要な対応を実施 <平時からの対応> ▶災害・新興感染症の発生時における，医薬品供給や地域の衛生管理に係る対応体制の確保 ▶行政機関，地域の医療機関・薬局・関係団体との適切な連携（地域の協議会・研修への積極的参加） ▶災害・新興感染症の発生時の対応体制の確保に関するホームページ等による周知	【主な要件】 （削除） <感染症対応> ▶第二種協定指定医療機関の指定（改正感染症法） ▶感染症に係る知識習得のための研修（年1回以上），医療提供にあたっての訓練（年1回以上） ▶自宅・宿泊療養者への調剤，服薬指導，薬剤交付 ▶個人防護具の備蓄 <災害発生時の対応> ▶災害発生時における他の保険薬局（同一薬局グループ以外）との連携体制 ▶医薬品提供体制（薬局機能の維持），自治体の協力要請への対応（避難所／救護所での医薬品供給や人員派遣など） ▶被災状況に応じた対応習得のための研修，または，地域の協議会・研修・訓練などへの参加（年1回程度） ▶時間外（夜間，休日）を含む調剤・在宅業務の体制 <共通> ▶体制確保に関する情報の周知（自治体／薬剤師会HPなど） ▶災害・新興感染症発生時の手順書作成，職員間共有 ▶オンライン服薬指導の実施体制 ▶OTC薬（要指導，一般用），検査キット，衛生材料（マスク）の販売（※平時からの体制整備）

Q004 調剤基本料の関連について，ほかに変更された点はありますか。

A

オンライン資格確認により取得した薬剤情報などを調剤に活用する体制の整備や，電子処方箋の導入など，**質の高い医療を提供するための医療DXに対応**

する体制確保に係る評価として，「医療DX推進体制整備加算」が新設されました（**表1**）。

また，多様な在宅医療ニーズに対応した保険薬局の高度な薬学的管理に係る体制評価や，ターミナル期の患者への薬剤の提供・適切な薬学的管理のニーズの増加に対応するため，医療用麻薬の備蓄や無菌製剤処理の体制，小児在宅医療の対応など，**在宅訪問を十分行うための体制整備や実績を評価する「在宅薬学総合体制加算」**が新設されました（**表2**）。これに伴い，薬剤調製料に設けられていた在宅患者調剤加算は廃止されました。

1．医療DX推進体制整備加算（新設）

医療DX推進体制整備加算の主な要件については，オンライン資格確認体制が整備されていることをはじめ，電子資格確認による薬剤情報や診療情報などの取得・活用を行っていること，電子処方箋の応需体制，電磁的記録による調剤録・薬剤服用歴の管理体制（電子薬歴の導入），マイナ保険証について一定以上の利用実績を有していることなどが設けられています。

ただし，一部の要件に関しては経過措置が設けられています。また，マイナ保険証の利用実績に係る基準については，今後のマイナ保険証の利用状況（進み具合）などを踏まえつつ，令和6年10月1日から適用予定です。

2．在宅薬学総合体制加算（新設）

①在宅薬学総合体制加算1（15点）

在宅薬学総合体制加算1の算定要件については，これまでの在宅患者調剤加

表1　調剤基本料関連の主な変更点（医療DX推進体制整備加算）

改定前（令和6年5月31日まで）	改定後（令和6年6月1日から）
【調剤技術料】 調剤基本料 地域支援体制加算 : （新設）	【調剤技術料】 調剤基本料 地域支援体制加算 : 医療DX推進体制整備加算（月1回）　4点 ▶オンライン資格確認体制 ▶電子資格確認による診療情報・薬剤情報等の取得・活用 ▶電子処方箋の応需体制，電子薬歴，マイナ保険証の利用実績（一定以上），薬局内掲示ほか

表2　調剤基本料関連の主な変更点（在宅薬学総合体制加算）

改定前（令和6年5月31日まで）	改定後（令和6年6月1日から）
調剤基本料 　地域支援体制加算 　　： 　（新設） 　（新設） 薬剤調製料（内服薬，屯服薬，・・・） 　　： 　在宅患者調剤加算　15点	調剤基本料 　地域支援体制加算 　　： 　在宅薬学総合体制加算１　15点 　在宅薬学総合体制加算２　50点 薬剤調製料（内服薬，屯服薬，・・・） 　　： 　（削除）
【主な要件】 ▶在宅薬剤管理（在宅患者訪問薬剤管理指導料，居宅療養管理指導費など。ただし，オンラインの場合は除く）の算定実績が，計10回／年以上 ▶開局時間外における在宅業務対応と，当該情報の行政・関係機関などへの周知 ▶在宅業務の質向上のための研修実施，学会への定期的参加・学術論文の投稿など ▶医療材料・衛生材料の供給体制 ▶麻薬小売業者の免許	【主な要件】 ＜在宅薬学総合体制加算１＞ ▶在宅薬剤管理（在宅患者訪問薬剤管理指導料，居宅療養管理指導費など。ただし，オンラインの場合は除く）の算定実績が，計24回／年以上 ▶開局時間外における在宅業務対応と，当該情報の行政・関係機関などへの周知（自治体／薬剤師会HPなど） ▶在宅業務の質向上のための研修実施，学会への定期的参加・学術論文の投稿など ▶医療材料・衛生材料の供給体制 ▶麻薬小売業者の免許 ＜在宅薬学総合体制加算２＞ ▶在宅薬学総合体制加算１（上記）と同じ ▶医療用麻薬（注射薬含む）6品目以上＆無菌製剤処理体制，または，乳幼児加算・小児特定の算定実績（計6回以上／年） ▶２名以上の保険薬剤師が勤務 ▶かかりつけ薬剤師指導料などの算定実績（計24回以上／年） ▶高度管理医療機器販売業の許可

算（薬剤調製料）の内容と概ね同じです。

ただし，在宅薬剤管理指導に係る評価（在宅患者訪問薬剤管理指導料，在宅患者緊急訪問薬剤管理指導料，在宅患者緊急時等共同指導料，居宅療養管理指導費，介護予防居宅療養管理指導費）の算定実績については，直近1年間で計24回以上となり，要件の強化が図られています（在宅患者調剤加算では計10回以上）。

②在宅薬学総合体制加算2（50点）

在宅薬学総合体制加算2の算定要件については，在宅薬学総合体制加算1の算定要件に加えて，医療用麻薬の備蓄や無菌製剤処理の体制，小児在宅医療の対応，保険薬剤師の複数人勤務，かかりつけ薬剤師指導料・かかりつけ薬剤師包括管理料の一定以上の算定実績（直近1年間で計24回以上）など，在宅訪問を十分行うための体制整備および実績に基づく評価となっています。

処方箋受付，受付回数

Q 005
同一病院から交付された２枚の処方箋を同時に受け付けた場合，受付回数は何回となりますか。

» A

処方箋の交付日が同一であるか，異なるかにかかわらず，受付回数は１回となります。

同一保険医療機関の同一医師によって交付された処方箋，または，同一保険医療機関で一連の診療行為に基づいて（すなわち，異なる診療科から）交付された処方箋を同時に2枚以上受け付けたとしても，受付回数は一括して1回と数えます。ただし，同一の保険医療機関であっても，歯科の処方箋については歯科以外の処方箋と別受付とします。

なお，同時に2枚以上の処方箋を受け付けた場合であっても，異なる保険医療機関から発行された処方箋であれば，受付回数は2回以上となりますが，受付が1回目以外の処方箋の調剤基本料は所定点数を100分の80として算定しなければなりません。

Q 006
同一日の午前と午後に同一患者から同一医療機関で発行された処方箋を受け付けた場合，午後（２回目）の分は調剤基本料を算定できないのでしょうか。

» A

午後に受け付けた処方箋の調剤基本料は算定できません。受付回数は，午前に受け付けた処方箋の１回のみとなります。

同一患者から同一日に複数の処方箋を受け付けた場合，①同一保険医療機関の同一医師によって発行された処方箋，または，②同一の保険医療機関で一連の診療行為に基づき交付された場合は，一括して受付1回と数えます。ここでいう一連の診療行為とは，疾病上関連がある場合に限らず，同一日に複数診療科を受診するというパターンになっている場合を含むものです。

ただし，同一日の最初に調剤を受けた後，いったん職場や家に戻ってから体調の急変により，再度処方箋の交付を受け調剤してもらうような場合は，受付回数を別にすることが認められています。

Q 007

処方箋の受付回数の数え方について，「同一医療機関の同一医師または一連の診療行為に基づいて交付された処方箋を同一日に受け付けた場合は受付１回」とされていますが，「一連の診療行為」の定義を教えてください。また，次のような場合，どう算定すればよいでしょうか。

事例：患者Kは，A診療所B科（診察は午前のみ）を受診，処方医Sによる処方箋を午前中に持参した。処方薬を受け取ったKは，いったん出勤。改めてその日の夕方にA診療所へ赴きC科（診察は午後のみ）を受診し，処方医Yによる処方箋を夕方持参した。なお，両科の受診についてはB科からC科へ受診勧告があったわけではなく，全く別々の疾病による自発的受診で関連はない。

» A

同一の保険医療機関の同一医師から交付された処方箋または同一の保険医療機関の異なる医師からであっても，一連の診療行為に基づいて交付されたものを同一日に受け付けた場合は，一括して受付回数は1回となります。**別受付として認められるケースは，午前の処方箋受付後に患者の病態が急変し，夜に再度医療機関を受診して処方箋を持参した場合などです。**

処方箋の受付回数については，厚生労働省保険局医療課長通知の中で，「同一患者から同一日に複数の処方箋を受け付けた場合，同一保険医療機関の同一医師によって交付された処方箋又は同一の保険医療機関で一連の診療行為に基づいて交付された処方箋については一括して受付1回と数える」と示されています。

この一連の診療行為とは，同一の保険医療機関の異なる医師によって交付された処方箋でも受付1回としていますので，傷病上や交付された処方箋の時間的な要因を含んだものではないと解釈できます。例えば2つの傷病で通院中の患者が，同一保険医療機関の異なるそれぞれの診療科で診察を受け処方箋が交付された場合，受付1回となります。

ただし，同一保険医療機関であっても，歯科からの処方箋は別受付として算定できます。

Q008

同一医療機関および同一診療科で，午前中にA医師から慢性疾患の薬が処方されましたが，その後，体調の変化により，午後に別のB医師から追加の薬が処方されました。「同一医療機関」，「同一診療科」，「異なる医師」により交付された2枚の処方箋を，同一日の異なる時間もしくは同時に受け付けた場合，異なる医師による処方箋であることに関してその理由などを医療機関に確認する必要はありますか。また，レセプトへの記載についても教えてください。

» A

処方箋受付時に患者より聞き取った内容から，その理由などが確認できたのであれば，特段問題ないと思われます。

処方箋の受付回数の取り扱いについては，「同一患者から同一日に複数の処方箋（リフィル処方箋を含む。）を受け付けた場合，同一保険医療機関の同一医師によって交付された処方箋又は同一の保険医療機関で一連の診療行為に基づいて交付された処方箋については一括して受付1回」（令和6年3月5日保医発0305第4号，厚生労働省保険局医療課長通知）とカウントします。ただし，同一日の受付であっても，例えば午前の処方箋の受付後に患者の病態が急変し，夜に再度医療機関を受診したような場合には，「別受付として取り扱って差し支えない」ことになっています。

受付回数の取り扱いに関する質問ではありませんので数え方の解釈については割愛しますが，保険医療機関によっては午前と午後で診療を担当する医師が異なることはあるので，ご質問のようなケースは十分あり得るものと考えます。

保険薬局においては，同一患者から同一日の午前と午後にそれぞれ処方箋を受け付けた場合，午後の処方箋受付時に患者からその理由を確認することが必要でしょう。その際，患者から聞き取った内容に基づいて，その理由を確認もしくは問題ないことを把握できたのであれば，さらに改めて医療機関側にその真偽を確認するまでもないと考えます。

また，調剤報酬明細書（レセプト）の作成にあたっては，複数の処方箋として交付された理由まで記載することは求められていませんが，「摘要」欄には，「その他請求内容について特記する必要があればその事項」を記載することになっています。したがって，**別受付として算定したようなケースについては，必要に応じて「摘要」欄にその理由がわかるよう記載しておくことも必要です。**

Q009 ファクシミリにより処方内容が送信されてきた場合は，ファクシミリで受信した日時を処方箋の受付として取り扱うのでしょうか。それとも，実際に患者から処方箋を受け取った日時を受付と考えるべきでしょうか。

» A

患者から提出された処方箋（原本）を受領した時点の日時をもって，処方箋受付として取り扱います。

ファクシミリで電送された処方内容に基づいて行う薬剤の調製などについては，患者もしくは家族などが持参する処方箋（原本）の受領・確認をもって，遡って調剤とみなされること，すなわち，調剤の準備行為として認められることが通知で示されています（**表**）。

その際，ご質問のように，処方箋受付の日時の取り扱いについて迷ってしまうケースもあるようですが，この解釈通知で示されていることは，その処方箋に係る事前の準備行為を認めているのであって，実際の処方箋受付の日時に関する取り扱いまで遡ることを認めているのではないと理解しています。

例えば，処方箋の有効期間内（保険処方箋の場合は，処方箋の交付日を含め

表　ファクシミリによる処方内容の電送

1　調剤は，患者等が持参する処方せんを受け取って内容を確認することにより完結するものであり，ファクシミリで電送された処方内容に基づいて行う薬剤の調製等は，患者等が持参する処方せんの受領，確認により，遡って調剤とみなされるものであること。 2 ～4 〈略〉

（処方せん受入れ準備体制の整備のためのファクシミリの利用について，平成元年11月15日，薬企第46号・保険発第105号）

て4日間が原則）にファクシミリにより処方内容を受信したとしても，処方箋（原本）を受領・確認できない限り，調剤を完結することはできません。したがって，実際に患者から処方箋（原本）の提出を受けたのが有効期間を過ぎているというケースについては，その処方箋を調剤することはできないと解釈せざるを得ないでしょう。

また，別のケースとして，ファクシミリで処方内容を受信した時間が当該薬局の開局時間外（深夜や休日を含む）であった場合は，どのように考えるべきでしょうか（ファクシミリの受信および処方箋の受領・確認の日時は有効期間内であることを前提）。仮に，開局時間外に薬剤の調製などの準備行為を行ったとしても，患者が緊急の調剤を求めたものではなく，翌日の通常の開局時間内に処方箋（原本）を持参したようなケースであれば，時間外加算などの算定対象にはなりません。

以上のようなケースを想定しても明らかなように，処方箋受付の取り扱いについては，あくまでも，処方箋（原本）を受領・確認した日時をもって判断しなければならないということがご理解いただけるのではないでしょうか。

届出，計算方法

Q 010
調剤基本料については，平成28年4月から届出が必要になったと聞きましたが本当ですか。

» A

地方厚生（支）局長あてに届出を行うことが必要です。

平成28年4月1日より，調剤基本料は「厚生労働大臣の定める施設基準」の1項目として組み込まれることになりました（調剤基本料1～3および特別調剤基本料Aが該当。特別調剤基本料Bは施設基準には該当しません）。

そのため，特別調剤基本料Bを除く「すべての保険薬局」は，直近1年間の処方箋応需実績に基づいて受付回数と集中率を計算し，自らの施設が該当する調剤基本料の区分を判断したうえで，その内容を地方厚生（支）局長あてに届出を行わなければなりません。ただし，届出後に該当する調剤基本料の区分に変更が生じなければ改めて届出を行う必要はありません。

万が一，**届出を行わなかった場合には，最も所定点数が低い「特別調剤基本料B」が適用**されてしまうことになりますので，必ず届出を行ってください。

Q 011
保険薬局の指定は従前より受けているのですが，昨年度は処方箋を1枚も受けていない場合，どの調剤基本料に該当するものとして届出を行えばよいのでしょうか。

» A

1年間の処方箋応需の実績が全くない保険薬局の場合，処方箋受付回数ならびに特定の保険医療機関からの集中率は調剤基本料の特例に該当しませんので，**調剤基本料1として届出を行ってください。**

Q012

受付回数と集中率を計算する際，同一病院の歯科の処方箋と他の診療科の処方箋を同時に受け付けた場合，受付回数と集中率の算出方法は，どのように計算するのでしょうか。

» A

同一病院であっても，歯科の処方箋は別受付と算定して差し支えないとされていますので，**受付回数はそれぞれ1回として計算します。集中率についても，歯科の処方箋は同一保険医療機関の他の診療科の受付回数に含めずに算出してください。**

平成30年3月まで，集中率の計算にあたっては，同一保険医療機関の歯科と歯科以外の処方箋は**受付を区別せずに計算する**（すなわち，同一保険医療機関の他の診療科に含める）ことになっていましたが，事務の簡素化という観点などから，同4月以降は，同一保険医療機関の歯科と歯科以外の処方箋は**受付を区別して計算する**よう変更されています。

Q013

処方箋受付回数や医療機関からの集中率を算出する際，対象となる処方箋は「健康保険」，「国民健康保険」，「後期高齢者医療」に係るものとされていますが，公費や労災保険に係る処方箋についてはどのように解釈すればよいのでしょうか。

» A

調剤報酬点数は健康保険法に基づくものであることから，処方箋受付回数や集中率の判断には，健康保険・国民健康保険・後期高齢者医療に係る処方箋を対象として考えます（表）。

すなわち，**公費単独や労災保険に係る処方箋は対象となりません**が，健康保険・国民健康保険・後期高齢者医療などとの併用扱いの処方箋については対象となります。

表　受付回数・集中率の考え方について

調剤技術料 問2. 処方せんの受付回数及び集中度を算出する際，対象となる処方せんは健保，国保及び老人保健に係る処方せんであり，公費，労災及びこれらの併用（健保，国保又は老人保健との併用を除く。）に係る処方せんは含まれないと解してよいか。 答　貴見のとおり。

（調剤報酬点数表についての参考資料の送付について，平成8年7月12日，事務連絡）

Q014

医薬品の取引価格の妥結率が低い保険薬局や，かかりつけ機能に係る基本的業務を実施していない保険薬局については，調剤基本料を100分の50に減算して算定することになっていますが，この減算規定は調剤基本料のいずれの区分にも適用されるのでしょうか。それとも例外規定はありますか。

» A

調剤基本料の減算規定は，いずれの区分にも適用されます。ただし，かかりつけ機能に係る基本的業務の実施の有無については，処方箋の受付回数が月平均600回以下の保険薬局には適用されません。

調剤基本料は，処方箋の受付回数や特定の保険医療機関からの応需状況（集中率）などに応じて，現在，点数表では大きく3つに区分されています（調剤基本料1～3。例外として特別調剤基本料あり）。そのうえで，①医療用医薬品の取引価格の妥結率が5割以下，②妥結率・単品単価契約率・一律値引き契約に係る状況について地方厚生支局へ報告していない，③かかりつけ機能に係る基本的業務を実施していない——といったいずれかの条件に1つでも該当する保険薬局は，調剤基本料の所定単位に100分の50を乗じた点数で算定することになっています（**表1，2**）。

ただし，かかりつけ機能に係る基本的業務の実施の有無に関する基準については，その目的や趣旨などを考慮し，処方箋の受付回数が少ない保険薬局，すなわち，処方箋の受付回数が月平均600回以下の保険薬局の場合は適用除外とされています（表2）。

表1　調剤基本料の減算規定

区分00　調剤基本料（処方箋の受付1回につき）
　1　調剤基本料1（略）
　2　調剤基本料2（略）
　3　調剤基本料3（略）
　4　特別調剤基本料A（略）
注1　別に厚生労働大臣が定める施設基準に適合しているものとして地方厚生局長等に届け出た保険薬局において調剤した場合には，処方箋の受付1回につき，当該基準に係る区分に従い，それぞれ所定点数を算定する。ただし，別に厚生労働大臣が定める施設基準に適合しているものとして地方厚生局長等に届け出たものについては，本文の規定にかかわらず，調剤基本料1により算定する。
　2　別に厚生労働大臣が定める保険薬局においては，注1本文の規定にかかわらず，特別調剤基本料Bとして，処方箋の受付1回につき3点を算定する。
　3　〈略〉
　4　別に厚生労働大臣が定める保険薬局においては，所定点数の100分の50に相当する点数により算定する。

（診療報酬の算定方法の一部を改正する告示，令和6年3月5日，厚生労働省告示第57号）

表2　調剤基本料の注4（減算規定）

第15　調剤
　1　調剤基本料の施設基準（略）
　2　調剤基本料の注1ただし書に規定する施設基準（略）
　3　調剤基本料の注4に規定する保険薬局
　次のいずれかに該当する保険薬局であること。
　(1) 当該保険薬局における医療用医薬品の取引価格の妥結率（〈中略〉医療用医薬品の取引価格の妥結率をいう。以下同じ。）が5割以下であること。
　(2) 当該保険薬局における医療用医薬品の取引価格の妥結率，医療用医薬品の取引に係る状況及び流通改善に関する取組に係る状況について，地方厚生局長等に報告していない保険薬局であること。
　(3) 薬剤師のかかりつけ機能に係る基本的な業務を1年間実施していない保険薬局（処方箋の受付回数が1月に600回以下の保険薬局を除く。）であること。

（特掲診療料の施設基準等の一部を改正する件，令和6年3月5日，厚生労働省告示第59号）

Q 015

調剤基本料について，異なる保険医療機関で交付された複数枚の処方箋を同時に受け付けた場合，1枚目以外は所定点数の100分の80で算定することになっています。例えば，同一日の午前と夕方にそれぞれ受け付けた場合，どのように取り扱うのでしょうか。

» A

100分の80の算定ルールは適用しません。

調剤基本料は，処方箋の受付回数ごとに所定点数を算定します。同一保険医療機関から交付された複数枚の処方箋を同時に受け付けた場合には，診療科の違いに関係なく（歯科を除く），受付回数は1回として取り扱いますので，調剤基本料も1回のみ算定します。

一方，異なる保険医療機関から交付された複数枚の処方箋であった場合は，受付回数は保険医療機関ごとにカウントすることになっていますので，調剤基本料もそれに応じて算定することができます。ただし，令和2年度改定において，同一薬局の利用推進という観点から見直しが行われました。具体的には，同一患者から異なる保険医療機関の複数枚の処方箋を「同時」に受け付けた場合に限り，2回目以上の受付回数となる処方箋の調剤基本料について，所定点数の100分の80で算定するというものです（表）。

しかし，この取り扱いは，あくまでも処方箋を「同時」に受け付けた場合に適用するものです。例えばご質問のように，午前と夕方でそれぞれ受け付けたような場合は「同時」ではありませんので，所定点数を100分の80で算定する必要はありません。

表　複数処方箋を同時に受け付けた場合の調剤基本料の取り扱い

区分00　調剤基本料
1　受付回数等
(1)　調剤基本料は，患者等が提出する処方箋の枚数に関係なく処方箋の受付1回につき算定する。なお，分割調剤を行う場合は，7により算定し，リフィル処方箋による調剤を行う場合は，8により算定する。
(2)　同一患者から同一日に複数の処方箋(リフィル処方箋を含む。)を受け付けた場合，同一保険医療機関の同一医師によって交付された処方箋又は同一の保険医療機関で一連の診療行為に基づいて交付された処方箋については一括して受付1回と数える。
ただし，同一の保険医療機関から交付された場合であっても，歯科の処方箋については歯科以外の処方箋と歯科の処方箋を別受付として算定できる。
(3)　複数の保険医療機関が交付した同一患者の処方箋を同時にまとめて受け付けた場合においては，受付回数はそれぞれ数え2回以上とする。また，この場合において，当該受付のうち，1回目は調剤基本料の所定点数を算定し，2回目以降は「注3」により調剤基本料の所定点数を100分の80にし，小数点以下第1位を四捨五入した点数を算定する。(以下，略)

(診療報酬の算定方法の一部改正に伴う実施上の留意事項について，令和6年3月5日，保医発0305第4号)

Q016 調剤基本料について，異なる保険医療機関で交付された複数枚の処方箋を同時に受け付けた場合，1枚目以外は所定点数の100分の80で算定することになっていますが，分割調剤の処方箋が含まれていた場合はどのように取り扱えばよいですか。

» A

処方箋の受付時点が「同時」であっても，**分割調剤の処方箋については100分の80で算定する必要はありません。**

調剤基本料は，処方箋の受付1回につき所定点数を算定することになっています。ただし，異なる保険医療機関から交付された複数の処方箋を「同時にまとめて」受け付けた場合，受付回数はそれぞれカウントしますが，受付が2回目以上（すなわち，1枚目以外）の処方箋については，調剤基本料を所定点数の100分の80で算定しなければなりません。この取り扱いは，同一薬局の利用推進という観点から，令和2年4月より設けられています。

表　複数処方箋を同時に受け付けた場合の調剤基本料の取り扱い

区分00　調剤基本料

1　受付回数等

(1)，(2)（略）

(3)　複数の保険医療機関が交付した同一患者の処方箋を同時にまとめて受け付けた場合においては，受付回数はそれぞれ数え2回以上とする。また，この場合において，当該受付のうち，1回目は調剤基本料の所定点数を算定し，2回目以降は「注3」により調剤基本料の所定点数を100分の80にし，小数点以下第1位を四捨五入した点数を算定する。なお，当該注3の規定は，注9から注11までの分割調剤に係る処方箋には適用しない。

（診療報酬の算定方法の一部改正に伴う実施上の留意事項について，令和6年3月5日，保医発0305第4号）

しかし，このようなケースにおいて分割調剤に係る処方箋が含まれていた場合，点数の計算方法などの取り扱いが極めて複雑になってしまうといった問題があります。

そのようなことを踏まえ，分割調剤に係る処方箋については，調剤基本料に100分の80を乗じるという規定は適用しないこととして整理されています（表）。

妥結率

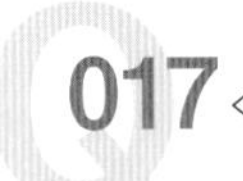

017　妥結率が低い場合の取り扱いが導入されていますが，どのような内容ですか。

» A

妥結率が低い保険薬局である場合には，調剤基本料の引き下げが行われます。

保険薬局（もしくは保険医療機関）は，医薬品卸売業者を介して医療用医薬品を購入します。その際，購入側（保険薬局）と販売側（医薬品卸売業者）の間では，取引価格に関する交渉を経たうえで売買契約が取り交わされる（＝妥結する）ことになりますが，取引条件が折り合わないとの理由から，妥結に至らないまま取り引きが行われている状態を「未妥結」と呼んでいます。

しかし，未妥結もしくは妥結率が低い場合は，厚生労働省による医療用医薬品の市場実勢価格を把握するための調査（薬価調査）の障害となることから，**妥結率が一定期間を経ても一定率を超えていない保険薬局**については，その評価を適正化するため，**調剤基本料を引き下げる**ことになっています。

具体的には，毎年4月1日から9月末日までの6カ月間における妥結率の実績が50%以下である保険薬局の場合は，翌年4月1日から翌々年3月末日までの1年間，調剤基本料（通常または特例のいずれも）は50%カットした点数を適用します。妥結率に係る要件を満たしているか否かの届出については，所定の様式を用いて行います（図）。

様式85

妥結率等に係る報告書

報告年月日：　　　年　　月　　日
所属する法人・グループ名（　　　）
同一グループの保険薬局数（　　　）

1．当年度上半期の妥結率

当年度上半期に当該保険薬局において購入された医療用医薬品の薬価総額（①）	円
当年度上半期に卸売販売業者と当該保険薬局との間での取引価格が定められた医療用医薬品の薬価総額（②）	円
妥結率 （②／①）％	％

2．医療用医薬品の取引の状況

（1）価格交渉の方法（該当する項目に☑を記入すること。）
□自施設が卸売販売業者と直接交渉している。
□法人・グループの本部等が代表して卸売販売業者と一括して交渉している。
□価格交渉を代行する者に依頼して交渉している。

（2）価格交渉の状況（該当する項目に☑を記入すること。）
ア　当年度下半期の取引予定
□　年間での契約であり、当年度下半期においても、基本的に上半期からの妥結価格の変更はない予定。

□　年間での契約ではないが、当年度下半期は、上半期の妥結価格を踏まえた価格交渉を行う予定。
□　年間での契約ではなく、当年度下半期は新たに価格交渉を行う予定。

イ　前年度の取引状況（上半期と比較した下半期の取引状況）
□　年間での契約であり、基本的に前年度上半期からの妥結価格の変更はなかった。
□　年間での契約ではないが、前年度の上半期と下半期の妥結価格は同程度であった。
□　年間での契約ではなく、前年度の下半期における妥結価格は上半期よりも高い妥結価格であった。（上半期より小さい乖離率での取引）
□　年間での契約ではなく、前年度の下半期における妥結価格は上半期よりも低い妥結価格であった。（上半期より大きい乖離率での取引）

３．医療用医薬品の流通改善に関する取組状況
（１）単品単価交渉の状況（該当する項目に☑を記入すること。）
□　全ての品目について単品単価交渉を行っている。
□　以下の特に医療上の必要性の高い医薬品の全てについて別枠として単品単価交渉を行っている。
　基礎的医薬品、安定確保医薬品（カテゴリーＡ）、不採算品再算定品、血液製剤、麻薬並びに覚醒剤及び覚醒剤原料
□　新薬創出等加算品目について単品単価交渉を行っている。
□　単品単価交渉を行っていない。

（２）卸売販売業者との値引き交渉（該当する項目に☑を記入すること。）
□　取引条件等は考慮せず、ベンチマークを一律に用いた値引き交渉を行っている。
□　取引品目等の相違は考慮せず、同一の総値引率を用いた交渉を行っている。
□　取引条件等の相違は考慮せず、同一の納入単価での取引を求める交渉を行っている。
□　取引条件や個々の医薬品の価値を踏まえて価格交渉を行っている。

（３）妥結価格の変更（該当する項目に☑を記入すること。）
□　随時、卸売販売業者と価格交渉を行っている。
□　医薬品の価値に変動がある場合を除き、年間を通じて妥結価格の変更を行っていない。

２．（１）で「価格交渉を代行する者に依頼して交渉している」を選択した場合
（４）価格交渉を代行する者が次に掲げる点を遵守していることを確認している
（該当する項目に☑を記入すること。）
□　原則として全ての品目について単品単価交渉を行っていること。
□　取引条件や個々の医薬品の価値を踏まえて価格交渉を行っていること。
□　医薬品の価値に変動がある場合を除き、年間を通じて妥結価格の変更を行っていないこと。

図　妥結率を報告する際の所定様式

地域支援体制加算

Q018

地域支援体制加算の施設基準については，患者ごとの薬歴の作成や必要な薬学的管理の実施などが要件とされていますが，患者ごとに算定の有無を判断しなければならないのでしょうか。

» A

地域支援体制加算は，患者ごとにその算定の可否を判断するものではありません。

地域支援体制加算は，決められた一定品目以上の医薬品の備蓄をはじめ，患者ごとに作成された薬歴に基づく必要な指導管理，緊急時や時間外における体制整備，必要事項の掲示，従事者の資質向上を図るための研修の実施——などの基準を満たしているものとして，地方厚生（支）局長に届出を行った保険薬局において算定するものです。

その仕組みや算定要件から明らかなように，地域支援体制加算の算定は患者ごと（処方箋ごと）にその都度判断するものではありません。その施設基準に適合しているものとして届出を行った保険薬局では，**受け付けたすべての保険処方箋について，調剤基本料に加算して算定します。**

Q019

新規に保険指定を受けた薬局の場合，いつから地域支援体制加算の届出を行うことが可能ですか。

» A

地域支援体制加算に係る要件を満たすためには，**新規指定から少なくとも1年以上の期間が必要**であり，届出はそれ以降に可能です。

地域支援体制加算の基準については，人的要件として管理薬剤師の実務経験などに関する項目が設けられています。具体的には，地域支援体制加算の届出を行う薬局の管理薬剤師について，①保険薬剤師として5年以上の薬局勤務経

表　地域支援体制加算の人的要件

> 第92　地域支援体制加算
> 1　地域支援体制加算に関する施設基準
> (8)　当該保険薬局の管理薬剤師は以下の要件を全て満たしていること。
> ア　施設基準の届出時点において，保険薬剤師として５年以上の薬局勤務経験があること。
> イ　当該保険薬局に週 32 時間以上勤務していること。
> ウ　施設基準の届出時点において，当該保険薬局に継続して１年以上在籍していること。

（特掲診療料の施設基準等及びその届出に関する手続きの取扱いについて，令和６年３月５日，保医発0305第６号）

験があること，②当該薬局に週32時間以上勤務していること，③届出時点において当該薬局に1年以上在籍（実際に勤務）していること――との要件が設けられています（表）。

したがって，新規指定の薬局の場合，届出時点において管理薬剤師が保険薬剤師として5年以上の薬局勤務経験を有していることを前提とするならば，地域支援体制加算の要件を満たすためには，少なくとも1年以上の期間が必要であることがわかります。

地域支援体制加算の算定要件に，「当該保険薬局の開局時間は，平日は1日8時間以上（中略），かつ，週45時間以上開局していること」とありますが，例えば，冠婚葬祭や急病，もしくは災害などの理由により臨時休業となってしまった場合でも，その週は所定の開局時間を満たしていなければならないのでしょうか。

» A

開局時間に係る要件については，**通常時の業務体制により判断することで差し支えありません。**

地域支援体制加算は，保険薬局における夜間・休日対応や医療機関への服薬情報提供の実績など，地域貢献に係る一定の実績を有していることなどを前提として，地域支援に積極的に貢献するための体制整備を評価したものです。こ

表　基準調剤加算（当時）の開局時間

（問 18）基準調剤加算の算定要件に「当該保険薬局の開局時間は，平日は 1 日 8 時間以上，土曜日又は日曜日のいずれかの曜日には一定時間以上開局し，かつ，週 45 時間以上開局していること」とあるが，祝日を含む週（日曜始まり）については，「週 45 時間以上開局」の規定はどのように取り扱うのか。 （答）国民の祝日に関する法律（昭和 23 年法律第 178 号）第 3 条に規定する休日並びに 1 月 2 日，3 日，12 月 29 日，12 月 30 日及び 31 日が含まれる週以外の週の開局時間で要件を満たすか否か判断すること。

〔疑義解釈資料の送付について（その1）別添4，平成28年3月31日事務連絡，厚生労働省保険局医療課〕

れからの薬局には，①かかりつけ薬剤師による適切な薬学的管理の提供，②あらゆる処方箋にいつでも対応できる体制整備，③安全性向上に資する事例の共有（プレアボイドへの取り組み）などを含め，地域支援に積極的に貢献することが求められており，同加算はこれらを踏まえ，地域包括ケアシステムの中で地域医療に貢献する薬局を評価することを目的として設けられています。

各基準のうち，開局時間に関する部分は，祝日や年末年始（12月29日～翌年1月3日）を含まない週における，当該薬局の通常時の業務体制（開局時間）を規定しているものです。すなわち，例えば冠婚葬祭や従事薬剤師の急病などの理由により臨時休業となってしまったケースも含めて考慮するよう求めているわけではありません。この解釈は，地域支援体制加算の前身である旧・基準調剤加算が設けられていた当時から示されています（**表**）。

ただし，臨時休業による閉局が常態化しているなど，基準要件を満たしていない状況となった場合には，速やかに地域支援体制加算に係る届出を取り下げることが必要でしょう。

Q021

地域支援体制加算の要件の中で，「当該保険薬局の保険薬剤師と連絡がとれる連絡先電話番号等」を患者またはその家族へ伝えることになっていますが，この「連絡先電話番号」とはどのような意味ですか。薬剤師の携帯電話の番号を教えないといけないのでしょうか。

» A

「当該保険薬局の保険薬剤師と連絡がとれる連絡先」とは，その患者を担当する薬剤師の直通電話や携帯電話の番号のことではありません。

地域支援体制加算は，調剤基本料の加算として，保険薬局の「かかりつけ機能」を評価したものです。その前身である基準調剤加算について，地域医療に貢献する保険薬局の評価という位置付けをより明確化するため，適合基準や名称などを見直して，平成30年4月より現在の形となっています。

要件については，その一部に実績を有することを必要とする項目はあるものの，患者ごとの適切な薬学的管理・服薬指導の実施，一定時間以上の開局，一定品目数以上の医薬品の備蓄，麻薬小売業者の免許，時間外・休日対応，在宅薬学管理体制の確保，多職種・多施設との連携体制の整備，かかりつけ薬剤師指導料に係る届出など，当時の基準調剤加算の考え方と大きく異なっているわけではありません。

また，地域支援体制加算の基準に適合するものとして地方厚生局へ届出を行った保険薬局は，保険調剤を提供した患者に対して，薬剤交付後の相談や緊急時の注意事項などに関する必要な情報を文書で提供しなければならず（原則として初回の処方箋受付時に交付），その際には「当該保険薬局の保険薬剤師と連絡がとれる連絡先電話番号等」を伝える必要があります（**表**）。

この意味は，必ずしも担当薬剤師の直通電話や携帯電話の番号などの情報を伝えることを求めているのではありません。例えば薬剤を交付した後日，患者またはその家族から使用中の薬剤について相談もしくは確認したいと連絡があった場合，速やかに担当薬剤師が対応することが基本であり，当該薬局としてはそのための体制を確保する責務があります。

すなわち，患者またはその家族が当該薬局に連絡した際に，速やかに担当薬剤師と連携して対応する体制が確保されていれば，算定要件として問題ありません。

表　保険薬局の保険薬剤師と連絡がとれる体制について

第 92　地域支援体制加算
1　地域支援体制加算に関する施設基準
(3) 休日，夜間を含む薬局における調剤・相談応需体制等の対応
ウ　当該保険薬局を利用する患者及びその家族等からの相談等に対して，以下の（イ）から（ハ）までの体制が整備されていること。
（イ）夜間，休日を含む時間帯の対応できる体制が整備されていること。また，やむを得ない事由により，患者からの電話等による問い合わせに応じることができなかった場合は，速やかに折り返して連絡することができる体制が整備されていること。
（ロ）当該保険薬局は，原則として初回の処方箋受付時に（記載事項に変更があった場合はその都度），**当該保険薬局の保険薬剤師と連絡がとれる連絡先電話番号等**，緊急時の注意事項（近隣の保険薬局との連携により休日，夜間を含む開局時間外であっても調剤及び在宅業務に対応できる体制を整備している保険薬局は，連携薬局の所在地，名称，連絡先電話番号等を含む。）等について，事前に患者又はその家族等に対して説明の上，文書（これらの事項が薬袋に記載されている場合を含む。）により交付していること。
（ハ）これらの連携薬局及び自局に直接連絡が取れる連絡先電話番号等を当該保険薬局の外側の見えやすい場所に掲示すること。

（特掲診療料の施設基準等及びその届出に関する手続きの取扱いについて，令和６年３月５日，保医発0305第６号）

ただし，患者またはその家族が保険薬局へ連絡する際に，当該薬局が直接連絡を受けるのではなく，いわゆるコールセンターなど当該薬局以外の者を介して連絡を受ける形になっている場合は，算定要件を満たしているとはいえません。複数の保険薬局を運営する企業により設けられたコールセンターでその窓口業務を担うことや，第三者にその業務を委託しているようなケースは認められていませんので注意しましょう。

後発医薬品調剤体制加算

Q022 後発医薬品調剤体制加算の要件である後発医薬品の調剤数量割合は，直近3カ月間の実績に基づいて判断することになっていますが，1カ月もしくは2カ月の割合が所定基準を下回っていたとしても，直近3カ月間の合計で見た時に所定基準以上となっていれば要件を満たしていると考えて構わないのでしょうか。

» A

差し支えありません。

直近3カ月間の合計に基づく計算結果が所定割合（80%，85%，90%）以上であれば，要件を満たしていることになります。

Q023 後発医薬品調剤体制加算は，後発医薬品の規格単位数量の割合に応じて3段階に区分されていますが，例えば加算1（80%以上）として届出を行った後に直近3カ月間の実績が85%以上になった場合，算定する区分を変更しないのであれば，施設基準の届出は変更しなくても問題ないでしょうか。

» A

後発医薬品調剤体制加算の届出は，施設基準の要件を満たしているのであれば，どの区分を選択しても構いません。もちろん，届出を行わないことも自由です。

施設基準加算の1つである後発医薬品調剤体制加算では，調剤した後発医薬品の規格単位数量の基準がそれぞれ規定されていますが，当該割合が「80%以上であること」，「85%以上であること」，「90%以上であること」というように，下限の割合が設けられているだけです。

したがって，当該薬局が複数の区分の規定を満たしている場合には，該当する区分のうち，どれを選択しても差し支えはありません。ただし，算定する区分（点数）を変更する場合には，その都度，届出を行うことが必要です。

在宅薬学総合体制加算

Q024 在宅薬学総合体制加算の算定は，届出が受理されてからいつまで適用できるのでしょうか。

» A

在宅薬学総合体制加算は，届出時の直近1年間の実績で判断し，**届出が受理された日の属する月の翌月1日（月の最初の開庁日に届出が受理された場合は，当月1日）から翌年（1月1日から適用の場合は当年）の5月末日まで適用することができます。**

それ以後は，前年5月1日から当年4月末日まで（1年間）の実績により，当年6月1日から1年間適用します。

したがって，適用期間中は，直近の算定実績を毎月計算する必要はありません。

Q025 在宅薬学総合体制加算の届出に係る算定実績は，在宅医療の関連点数のうち，どの項目の算定回数を計上すればよいのでしょうか。また，在宅協力薬局として在宅基幹薬局の代わりに在宅薬剤管理指導を実施した場合については，どちらの薬局の実績として取り扱うのでしょうか。

» A

在宅患者調剤加算の届出に係る算定実績として計上できるのは，**①在宅患者訪問薬剤管理指導料，②在宅患者緊急訪問薬剤管理指導料，③在宅患者緊急時等共同指導料，④居宅療養管理指導費，⑤介護予防居宅療養管理指導費――の5項目です（ただし，いずれもオンラインの場合については除きます）。**それ

表　在宅薬学総合体制加算の算定実績の考え方

制度の種類	届出に係る算定実績の対象となる点数（単位）	対象とならない点数
医療保険	在宅患者訪問薬剤管理指導料 在宅患者緊急訪問薬剤管理指導料 在宅患者緊急時等共同指導料 （いずれもオンラインの場合を除く）	退院時共同指導料 在宅患者重複投薬・相互作用等管理料
介護保険	居宅療養管理指導費 介護予防居宅療養管理指導費 （いずれもオンラインの場合を除く）	―

以外の点数は対象となりません（表）。

また，在宅基幹薬局と連携し，在宅協力薬局が在宅基幹薬局の代わりに在宅薬剤管理指導を実施した場合には，**在宅基幹薬局の算定実績として計上するよう整理されています。**残念ながら，在宅協力薬局の算定実績として計上することはできません。

Q026 在宅薬学総合体制加算は処方箋受付1回につき算定しますが，どのような患者である場合に算定できるのでしょうか。

» A

在宅薬学総合体制加算は，調剤基本料の加算として位置付けられていますので，患者へ在宅薬剤管理指導を実施した都度ではなく，処方箋受付時に算定します。

ただし，算定することができる患者については，**当該薬局が在宅薬剤管理指導を実施（在宅患者訪問薬剤管理指導料などを算定）している患者である場合に限られています**（表）。

表　在宅薬学総合体制加算について

制度の種類	算定対象となる患者
医療保険	当該薬局において，次の点数を算定している患者 ・在宅患者訪問薬剤管理指導料 ・在宅患者緊急訪問薬剤管理指導料 ・在宅患者緊急時等共同指導料
介護保険	当該薬局において，次の単位を算定している患者 ・居宅療養管理指導費 ・介護予防居宅療養管理指導費

Q 027

在宅薬学総合管理加算は，在宅患者訪問薬剤管理指導料を算定している患者の処方箋しか算定できないのでしょうか。それとも，在宅患者緊急訪問薬剤管理指導料を算定した処方箋の場合にも算定できますか。

» A

算定できます。

在宅薬学総合管理加算は，薬学管理料ではなく，調剤技術料に区分されています。算定対象は，「厚生労働大臣が定める患者」とされており（**表1**），「在宅患者訪問薬剤管理指導料を算定している患者」のほか，在宅患者緊急訪問薬剤管理指導料，在宅患者緊急時等共同指導料，介護報酬に規定されている居宅療養管理指導費および介護予防居宅療養管理指導費を算定している患者が該当します（**表2**）。

表1　在宅薬学総合体制加算

区分00　調剤基本料
注12　別に厚生労働大臣が定める施設基準に適合しているものとして地方厚生局長等に届け出た保険薬局（注２に規定する別に厚生労働大臣が定める保険薬局を除く。）において，**厚生労働大臣が定める患者**に対する調剤を行った場合に，当該基準に係る区分に従い，次に掲げる点数（特別調剤基本料Ａを算定する保険薬局において調剤した場合には，それぞれの点数の100分の10に相当する点数）を所定点数に加算する。
イ　在宅薬学総合体制加算１　　15点
ロ　在宅薬学総合体制加算２　　50点

（診療報酬の算定方法の一部を改正する告示，令和6年3月5日，厚生労働省告示第57号）

表2　在宅患者調剤加算の対象患者

第15調剤 5の5　在宅薬学総合体制加算に規定する患者 (1)　在宅患者訪問薬剤管理指導料（ただし，注2に規定する場合を除く。）を算定している患者 (2)　在宅患者緊急訪問薬剤管理指導料（ただし，注1のただし書きに規定する場合を除く。）を算定している患者 (3)　在宅患者緊急時等共同指導料を算定している患者 (4)　指定居宅サービスに要する費用の額の算定に関する基準（中略）に規定する居宅療養管理指導費（薬局の薬剤師が行う場合に限り，注2に規定する場合を除く。）を算定している患者 (5)　指定介護予防サービスに要する費用の額の算定に関する基準（中略）に規定する介護予防居宅療養管理指導費（薬局の薬剤師が行う場合に限り，注2に規定する場合を除く。）を算定している患者

（特掲診療料の施設基準等の一部を改正する件，令和6年3月5日，厚生労働省告示第59号）

在宅薬学総合体制加算は，在宅患者訪問薬剤管理指導料や居宅療養管理指導費などを算定している患者が対象ですが，これらを実施するよう指示した医師の処方箋でないと算定できないのでしょうか。それとも，それ以外の医師もしくは医療機関が交付した処方箋についても算定できますか。

» A

算定できます。

在宅薬学総合体制加算は，保険薬局による在宅患者への対応を評価する点数として，厚生労働大臣の定める施設基準に位置付けられているものです。直近1年間の在宅薬剤管理指導の実績（在宅患者訪問薬剤管理指導料，在宅患者緊急訪問薬剤管理指導料，居宅療養管理指導費などの算定回数が合計24回以上），開局時間以外の在宅業務対応のための体制整備，在宅業務従事者の資質向上を図るための研修実施，医療材料・衛生材料の供給体制，麻薬小売業者の免許取得などが主な要件として設けられており，算定にあたっては，あらかじめ地方厚生局への届出が必要です。

算定の対象は，「厚生労働大臣が定める患者」とされており，具体的には，①在宅患者訪問薬剤管理指導料，②在宅患者緊急訪問薬剤管理指導料，③在宅患者緊急時等共同指導料，④居宅療養管理指導費，⑤介護予防居宅療養管理指導費（①～③は調剤報酬，④，⑤は介護報酬の項目）のいずれかを算定している患者です。

それに該当する患者が複数の保険医療機関にかかっている場合，在宅薬剤管理指導の指示を行った医師が交付した処方箋については，在宅薬学総合体制加算の算定対象であることは明確ですが，それ以外の医師もしくは医療機関が交付した処方箋については算定できないものと誤解されてしまうかもしれません。

しかし，在宅薬学総合体制加算の算定対象とされる「厚生労働大臣が定める患者」とは，在宅薬剤管理指導の指示を行った医師が交付した処方箋だけを対象としているわけではありません。現に当該薬局で前述の①～⑤を算定している患者について調剤を行った場合には，**在宅薬剤管理指導の指示を行った医師が交付した処方箋であるか否かにかかわらず，在宅薬学総合体制加算を算定することができます。**

Q029

在宅薬剤管理指導において，在宅基幹薬局に代わって在宅協力薬局が調剤および訪問指導を実施した場合，在宅協力薬局から保険請求することができるのは調剤技術料や薬剤料に限られると聞きましたが，在宅薬学総合体制加算も算定することができるのでしょうか。

» A

算定できます。

厚生労働大臣の定める施設基準の1つである「在宅薬学総合体制加算」は，在宅薬剤管理指導を実施している患者を対象として算定するものですが，調剤基本料の加算（すなわち，調剤技術料の区分）に位置付けられている点数です。

したがって，当該在宅基幹薬局もしくは在宅協力薬局が，現に在宅患者訪問薬剤管理指導料（介護保険適用の場合は，居宅療養管理指導料または介護予防居宅療養管理指導料）などを算定している患者であり，かつ，当該在宅協力薬局が在宅薬学総合管理加算に係る施設基準の届出を行っている保険薬局であれば，在宅基幹薬局に代わって在宅協力薬局が調剤および訪問指導を実施した場合に，在宅薬学総合管理加算を算定することは可能です。

分割調剤

Q 030 分割調剤する場合，どのような点に注意すべきでしょうか。

» A

分割調剤は，①長期投薬（14日分超）に係る処方箋を「処方薬の長期保存の困難その他の理由によって分割して調剤する必要がある場合」，②後発医薬品に係る処方箋を「記載された先発医薬品を初めて後発医薬品に変更して調剤を行う場合」であって，患者の希望により後発医薬品の試用を目的として行うもの，③「患者の病状は安定しているものの服薬管理が難しい場合」に，30日を超える長期の投薬を医師の分割指示に係る処方箋によって調剤を行うものです。

分割調剤の基本的な流れとしては，①調剤済みとならなかった処方箋に，調剤量，調剤年月日，調剤した保険薬剤師の氏名などのほか，分割調剤した理由を記入，②調剤録を作成，③処方箋を患者に返却――という具合になりますが，以下，分割調剤に際し，特に注意すべき事項について説明しますので参考にしてください。

1．処方箋の取り扱い

分割調剤の場合，処方箋に記載された投与総量の調剤が完了するまでは，その処方箋は調剤済みとなりません。そのため，調剤済みとならなかった処方箋については，**保険薬局において必要事項を記入したうえで，患者に返却することが必要です。**

分割調剤を受けた患者は，その調剤済みとならなかった処方箋により，後日改めて次回以降の調剤を受けることになります。

なお，処方箋に記載された投与総量の調剤が完了し，その処方箋が調剤済みとなった場合には，患者に処方箋を返却せず，必要事項を記載のうえ，その保険薬局で保管することになるのは言うまでもありません。

2. 処方箋および調剤録への記入事項

分割調剤により調剤済みとならなかった処方箋には，**薬剤師法第26条に規定されている事項のほか，分割調剤を行った理由などを記入する必要があります**（表1）。

また，調剤録についても記入が必要です。分割調剤の場合であって，処方箋に記載された投与総量の調剤が完了した場合には，調剤済みとなった処方箋の余白などに必要事項を記入すれば調剤録にもってかえることができます。しかし，その処方箋が調剤済みとならなかった場合には，**別途，調剤録を作成し，必要事項を記入することが必要となります**（表2）。

表1　調剤済みとならなかった処方箋に記入すべき内容

記入事項	規定根拠
1. 調剤量 2. 調剤年月日 3. 調剤した薬剤師による記名押印または署名	薬剤師法第26条
4. 調剤した薬局の名称および所在地 5. 処方変更の内容（必要に応じて） 6. 疑義照会およびその回答の内容（必要に応じて）	薬剤師法施行規則第15条
7. 分割調剤の理由等	厚生労働省保険局医療課長通知 （令和6年3月5日，保医発0305第4号）

表2　調剤録に記入すべき内容

記入事項	規定根拠
1. 患者の氏名および年齢 2. 医薬品名および分量 3. 調剤・情報提供・指導を行った年月日 4. 調剤量 5. 調剤・情報提供・指導を行った薬剤師の氏名 6. 情報提供・指導の内容の要点 7. 処方箋発行年月日 8. 処方箋交付医の氏名 9. 処方箋交付医療機関の名称および所在地 10. 処方変更の内容（必要に応じて） 11. 疑義照会およびその回答の内容（必要に応じて）	薬剤師法第28条 薬剤師法施行規則第16条
12. 患者の被保険者証記号番号，保険者名，生年月日および被保険者被扶養者の別 13. 調剤済み薬剤の処方箋に記載してある用量，既調剤量および使用期間 14. 調剤済み薬剤の薬剤点数，調剤手数料，請求点数および患者負担金額	厚生省保険局医療課長通知 （昭和36年6月14日，保険発第57号）

3. 調剤報酬点数の計算（医師の分割指示に係る処方箋により調剤を行う場合を除く）

①調剤基本料

分割調剤の際の調剤基本料は，**初回および２回目以降を同一保険薬局で調剤した場合は，その処方箋について１回しか算定できません**（ただし，長期投薬の処方箋を薬剤の保存の困難性などのために分割調剤した場合は2回目以降5点，後発医薬品の試用のために分割調剤した場合は2回目のみ5点を算定可）。ただし，同一の処方箋について，初回と2回目以降を異なる保険薬局で調剤した場合には，それぞれの保険薬局で調剤基本料を算定することができます（表3）。

②薬剤調製料，調剤管理料

分割調剤の際の内服薬の薬剤調製料または調剤管理料は，**同一薬局で同一処方箋を分割した場合，（初回から今回までの通算日数分に対応した薬剤調製料または調剤管理料）－（前回までに算定した当該点数の合計）＝（今回の当該点数）となります**（表3）。

例えば，処方箋に記載された投与日数が84日分で，初回，2回目，3回目と

表3　分割調剤時における点数について

〈調剤技術料〉
区分00　調剤基本料
1　受付回数等
（1）（中略）なお，分割調剤を行う場合は，7により算定し，リフィル処方箋による調剤を行う場合は，8により算定する。
7　分割調剤
（1）通則
ア 「注9」又は「注10」に係る分割調剤を行う場合は，調剤基本料は初回のみ算定し，2回目以降については，「注9」または「注10」のとおり算定するが，異なる保険薬局で分割調剤を行う場合は，各保険薬局においてそれぞれ調剤基本料を算定できる。
イ 「注9」，「注10」又は「注11」に係る分割調剤のうち，複数の分割調剤を同一の保険薬局において同一日に行う場合にあっては，「注11」の分割調剤に係る点数により算定する。
（2）長期保存の困難性等の理由による分割調剤
ア 「注9」の分割調剤については，長期投薬（14日分を超える投薬をいう。以下同じ。）に係る処方箋によって調剤を行う場合であって，処方薬の長期保存の困難その他の理由によって分割して調剤する必要があり，分割調剤を行った場合で，1処

方箋の２回目以降の調剤を同一の保険薬局において２回目以降行った場合に算定する。
イ　(略)
(3) 後発医薬品の試用のための分割調剤
ア　「注 10」の分割調剤については，後発医薬品への変更が可能な処方箋を提出した患者の同意に基づき，処方箋に記載された先発医薬品を初めて後発医薬品に変更して調剤を行う場合であって，当該患者の希望により分割調剤を行った場合で，同一の保険薬局において１処方箋の２回目の調剤を行った場合に限り算定する。この場合において，２回目の調剤を行う際には，先発医薬品から後発医薬品への変更による患者の体調の変化，副作用が疑われる症状の有無等を確認するとともに，患者の意向を踏まえ，後発医薬品又は変更前の先発医薬品の調剤を行うこととする。なお，その際に，所定の要件を満たせば，調剤管理料，服薬管理指導料及び外来服薬支援料２を算定できる。
イ　(略)
ウ　１処方箋について，「注 9」の長期保存の困難性等の理由による分割調剤の２回目以降の調剤と「注 10」の後発医薬品の試用のための分割調剤の２回目の調剤を同一の保険薬局において同一日に行う場合にあっては，いずれか一方の分割調剤に係る点数のみを算定する。
(4) 医師の指示による分割調剤
ア　「注 11」については，医師の分割指示に係る処方箋(「注 9」の長期保存の困難性等の理由による分割調剤及び「注 10」の後発医薬品の試用のための分割調剤に該当する場合を除く。)により，患者の同意の下，分割調剤を行った場合に算定する。
イ　調剤基本料及びその加算，薬剤調製料及びその加算並びに薬学管理料については，当該分割調剤を行う保険薬局が当該処方箋において分割調剤を実施しない場合に算定する点数をそれぞれ合算し，分割回数で除した点数を当該調剤時に算定する。当該点数は，小数点以下第一位を四捨五入して計算する。ただし，服薬情報等提供料については，分割回数で除していない点数を算定できる。
ウ　(略)
区分 01　薬剤調製料
(1)　内服薬
エ　同一薬局で同一処方箋を分割調剤(調剤基本料の「注 9」の長期保存の困難性等の理由による分割調剤又は「注 10」の後発医薬品の試用のための分割調剤に限る。)した場合は，１回目の調剤から通算した日数に対応する点数から前回までに請求した点数を減じて得た点数により算定する。
〈薬学管理料〉
区分 10 の２　調剤管理料
1　調剤管理料
(7)　同一薬局で同一処方箋を分割調剤(調剤基本料の「注９」の薬剤の保存が困難である等の理由による分割調剤又は「注 10」の後発医薬品の試用のための分割調剤に限る。)した場合は，１回目の調剤から通算した日数に対応する点数から前回までに請求した点数を減じて得た点数により算定する。

(診療報酬の算定方法の一部改正に伴う実施上の留意事項について，令和６年３月５日，保医発0305第４号)

それぞれ28日分ずつ分割調剤するケースを考えてみます。この場合，初回の薬剤調製料は24点，調剤管理料は28日分である50点を算定します。2回目は，初回から通算して56日分（初回28日分＋今回28日分）となりますが，初回に薬剤調製料24点，調剤管理料は50点を算定済みですので，算定すべき薬剤調製料は0点（24点－24点），調剤管理料は10点（60点－50点）となります。3回目も同様に考え，算定すべき薬剤調製料は0点，調剤管理料は0点（60点－60点）となります。

ただし，異なる保険薬局において分割調剤を行った場合には，すでに他の保険薬局で算定済みである薬剤調製料および調剤管理料の部分を差し引く必要はありません。例えば，前述のケースにおいて3回目だけを別の保険薬局で調剤した場合，薬剤調製料は24点，調剤管理料は28日分である50点となります。すでに他の保険薬局で調剤および算定済みである24点および60点は差し引きません。

なお，浸煎薬や外用薬のように「1調剤につき」算定するものを分割調剤した場合の薬剤調製料（湯薬は除く）については，前回までに算定済みの部分を差し引く必要はありません。調剤の都度，所定点数を算定してください。

4．その他の注意事項

分割調剤の場合，**その調剤総量は，当然ながら処方箋に記載された用量（日数）を超えることはできません**（表4）。また，2回目以降に投与可能である日数は，処方箋の使用期間と処方箋に記載された投与日数を足したものから，すでに調剤済みである通算した投与日数を差し引いた日数を超えない範囲となります。

表4　分割調剤時における調剤量について

〈通則〉
2　（中略）分割調剤を行う場合（中略）は，その総量は，当然処方箋に記載された用量を超えてはならず，また，第2回以後の調剤においては使用期間の日数（ただし，処方箋交付の日を含めて4日を超える場合は4日とする。）と用量（日分）に示された日数との和から第1回調剤日から起算して当該調剤日までの日数を差し引いた日分を超えては交付できない。（以下，略）

（診療報酬の算定方法の一部改正に伴う実施上の留意事項について，令和6年3月5日，保医発0305第4号）

Q 031

通常，処方箋の使用期間は交付の日を含めて4日以内ですが，90日分や120日分といった長期の処方箋を分割調剤する場合も，4日以内にすべての調剤を済ませないといけないのでしょうか。分割調剤により調剤済みとならなかった処方箋には，使用期間はあるのでしょうか。
また，例えば1回目と2回目を異なる薬局で分割調剤した場合，調剤済みとならなかった処方箋（1回目の分割調剤時）は患者へ返却することになっていますが，薬局にはその処方箋を残さなくても構わないのでしょうか。

» A

処方箋の使用期間については，「処方箋交付日」から「初回の処方箋受付日」までの間を規定しているものと解釈してください。また，分割調剤により調剤済みとならなかった処方箋については，後日，別の薬局で調剤済みとなる可能性もあることから，レセプト作成のためにも，処方箋の写しを取っておくなどの工夫が必要でしょう。

1．処方箋の使用期間

健康保険の場合，通常，処方箋の使用期間は「交付の日を含めて4日以内」と決められています。また，処方医により特殊な事情（患者の長期旅行など）があると認められた場合には，交付の日を含めて3日以内，もしくは，交付の日を含めて4日を超えた日が指定（処方箋に記入）されることになります。

長期投薬の処方箋を分割調剤する場合には，その処方箋の使用期間についてどう考えればよいのか判断に迷うかもしれませんが，ここでいう「処方箋の使用期間」とは，**処方箋交付日から初回の処方箋受付日までの期間を決めているものと解釈してください。**分割調剤の場合における，その処方箋が調剤済みとなるまでの期間を決めているものではありません。

ただし，処方箋の使用期間内に初回の処方箋受付を済ませているからといって，それ以降の処方箋の取扱期間について，全く制限がないというわけではありませんので誤解しないよう注意してください。具体的には，処方箋の使用期間（通常は4日）と処方箋に記載された処方日数を合わせたものが実質の有効期間（すなわち，処方箋としての効力を有する期間）となりますので，その期間内に服用が終了するよう調剤を受けることが必要です（**図**）。

【考え方】分割調剤時における投与日数は，次のうち，いずれか短い方を適用する。

α＝「処方箋の使用期間＋処方日数」－「処方箋交付日から当該調剤日までの間隔日数」

β＝「処方日数」－「分割調剤による投与日数（すでに調剤した日数分）の合計」

※1. $\alpha \geqq 0$ および $\beta \geqq 0$ の場合のみ有効

※2. 処方日数：処方箋に記載されている日数

※3. 投与日数：薬局において調剤する（した）日数

【具体例】

処方箋交付日	8月1日
処方箋の使用期間	交付の日を含めて4日間
処方日数	28日分
投与日数	
初回分割調剤日，投与量	8月3日，14日分

①2回目の調剤日が8月18日の場合

α＝（4＋28）－（18－1）＝15，β＝28－14＝14

したがって，残りの投与日数については，14日分まで調剤することができる。

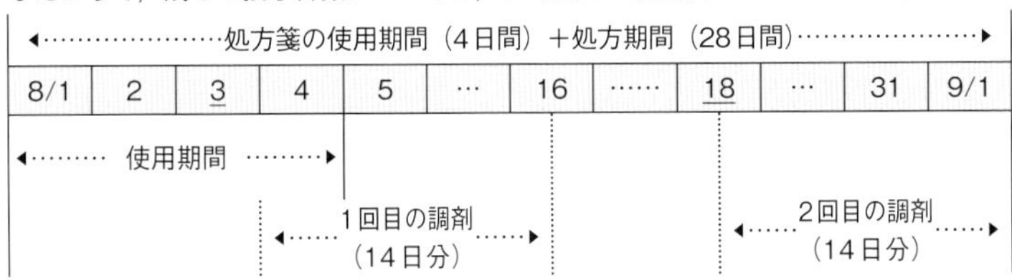

②2回目の調剤日が8月27日の場合

α＝（4＋28）－（27－1）＝6，β＝28－14＝14

したがって，残りの投与日数については，6日分までしか調剤することができない。

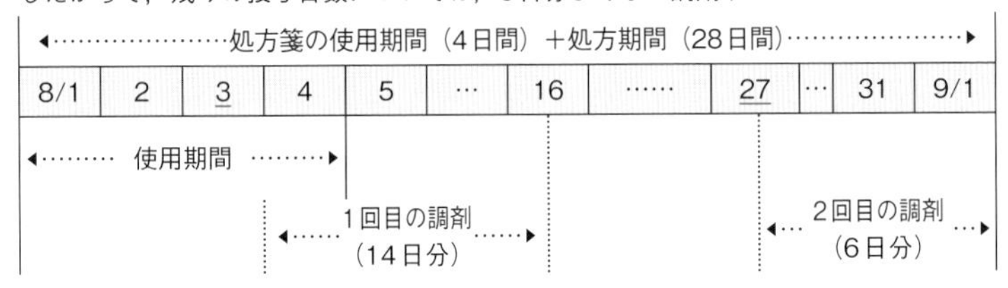

③2回目の調剤日が9月2日の場合

α＝（4＋28）－（33－1）＝0，β＝28－14＝14

したがって，残りの投与日数については調剤することができない。

処方箋の使用期間（4日間）＋処方期間（28日間）

8/1 | 2 | 3 | 4 | 5 | … | 16 | ………………… | 31 | 9/1 | 9/2

使用期間

1回目の調剤（14日分）

2回目の調剤→不可！

図　分割調剤における投与日数の考え方

2. 分割調剤により調剤済みとならなかった処方箋の取り扱い

分割調剤を行った際に，その処方箋が調剤済みとならなかった場合には，必要事項を記入したうえで，次回以降の調剤を受けるために患者へ返却します。その場合，後日，**別の薬局で調剤済みとなる可能性もあることから，あらかじめ処方箋の写しを取っておくなどの工夫が必要でしょう。**

Q032

処方箋に記載されたA錠，B錠，C散という3種類の医薬品のうち，C散は長期保存が困難なものであるため，記載された投与日数分を1度にすべて交付せず，分割調剤により対応することになりました。投与期間は，いずれの医薬品についても同じです。このような場合，C散のみを分割調剤し，A錠とB錠は分割調剤しなくても問題ないでしょうか。

» A

C散のみを分割調剤することは適切ではありません。**分割調剤を行う場合は，一緒に処方されたA錠，B錠，C散のすべてを対象としてください。**

保険薬剤師は，当該薬局で受け付けた処方箋について，①処方医から分割調剤を行うよう指示された処方箋である場合，または，②投与日数が長期間であり，その投与日数分をすべて調剤して交付することは長期保存の面から問題があると認められる場合――などは，分割調剤を行います（**表**）。

この分割調剤とは，「処方薬の長期保存の困難その他の理由」により，処方箋に記載された投与日数を，適切な日数分ごとに分割して調剤することを想定しているものであり，**その対象となる医薬品の範囲については，処方箋全体として考える必要があります。**

すなわち，ご質問のようなケースでは，長期保存が困難とされるC散のみについて分割調剤を行うのではなく，同時に処方されているA錠およびB錠もあわせて対応すべきものと考えます。仮にC散のみについて分割調剤を行い，A錠とB錠は分割せず処方箋に記載された日数分を一度にすべて調剤して患者に交付したとします。しかし，患者が手元のC散を服用後，残りのC散の調剤を受けることを忘れてしまい，その結果，A錠およびB錠しか服用しなかったと

表　分割調剤に関する主な規定

薬剤師法

（処方せんへの記入等）

第26条　薬剤師は，調剤したときは，その処方せんに，調剤済みの旨（**その調剤によつて，当該処方せんが調剤済みとならなかつたとき**は，調剤量），調剤年月日その他厚生労働省令で定める事項を記入し，かつ，記名押印し，又は署名しなければならない。

診療報酬の算定方法の一部改正に伴う実施上の留意事項*

<通則>

1　保険薬局は，当該保険薬局において調剤される医薬品の品質確保について万全を期さなければならない。

2　保険薬剤師は，医師の分割指示に係る処方箋又は投与日数が長期間にわたる処方箋によって調剤を行う場合であって，**処方薬の長期保存の困難その他の理由によって分割して調剤する必要がある場合には，分割調剤を行うこと。**（以下，略）

3～12（略）

<調剤技術料>

区分00　調剤基本料

1～6（略）

7　分割調剤

（1）通則（略）

（2）長期保存の困難性等の理由による分割調剤（略）

（3）後発医薬品の試用のための分割調剤（略）

（4）医師の指示による分割調剤（略）

8～11（略）

＊：診療報酬の算定方法の一部改正に伴う実施上の留意事項について（別添3），令和6年3月5日，保医発0305第4号

いうことが起きないとも限りません。当該処方箋の調剤を担当する薬剤師としては，そのようなことがないよう十分配慮しなければなりません。

分割調剤を行う場合には，1枚の処方箋の中で分割するものとそうでないものが混在することがないよう，処方されたすべての医薬品を分割調剤の対象として取り扱うことにより，患者にとってより安全に，かつ安心して薬剤を使用してもらうことができるのではないでしょうか。

Q 033

分割調剤の際，内服薬の薬剤調製料および調剤管理料は，処方箋に記載された投与日数分から調剤済み日数分を差し引いて計算しますが（医師の分割指示に係る処方箋による場合を除く），湯薬の薬剤調製料および調剤管理料についても同様に計算するのでしょうか。

» A

湯薬を分割調剤した場合は，内服薬の取り扱いに準じて計算してください。平成22年3月まで，湯薬の調剤料（現・薬剤調製料および調剤管理料）は調剤日数の長さに関係なく「1調剤につき190点」とされていたため，分割調剤した場合は「その都度190点」を算定することが認められていました。

しかし，平成22年4月より調剤日数に応じた点数に組み替えられたことに伴い，湯薬を分割調剤した場合には，**内服薬の取り扱いに準じて，処方箋に記載された全体の投与日数分から調剤済み日数分を差し引いて計算してください**（医師の分割指示に係る処方箋による場合を除く）。なお，浸煎薬の取り扱いについては従来通りです。

Q 034

同一薬局で分割調剤を行った場合，2回目以降の薬剤調製料および調剤管理料については，前回までの算定分を差し引いて計算しますが（医師の分割指示に係る処方箋による場合を除く），自家製剤加算や計量混合調剤加算はどのように考えればよいのでしょうか。

» A

同一の保険薬局において分割調剤を行った場合，2回目以降の薬剤調製料および調剤管理料は，前回までに算定した日数分の点数を考慮して差し引かなければなりませんが（医師の分割指示に係る処方箋による場合を除く），自家製剤加算や計量混合調剤加算はその都度手間が生じるものであることから，**分割調剤の何回目であるかに関係なく，その都度算定することができます。**

Q035 後発医薬品の試用を目的とする分割調剤と長期保存の困難性などを理由とする分割調剤の場合では，保険算定上，主にどのような違いがあるのでしょうか。

» A

処方箋や調剤録に記載が必要な内容については概ね同じですが，点数計算を行ううえで若干異なる点があります。

まず，同一薬局において，医薬品の長期保存の困難性などを理由として分割調剤する場合は，**2回目以降の調剤時に調剤基本料の代わりとして5点を算定できますが**，薬学管理料に区分されている項目（服薬管理指導料など。調剤管理料および外来服薬支援料2を除く）は一切算定できません。

一方，同一薬局において，後発医薬品の試用を目的として分割調剤する場合は，**2回目の調剤時のみ，調剤基本料の代わりとして5点を算定できるほか，薬学管理料のうち服薬管理指導料を算定することができます。**ただし，3回以上に分割して調剤したとしても，薬剤調製料および調剤管理料以外は算定することができません。

なお，分割調剤の2回目以降の調剤を異なる薬局で行う場合には，調剤済みの投与量を差し引いたうえで，初めて処方箋を受け付けた場合（1回目）と同様のものとして取り扱いが可能であることは言うまでもありません（**表**）。

また，長期投薬時の分割調剤に係る点数の算定は，14日分を超える場合の

表　分割調剤時に算定可能な点数項目の違い

分割調剤の種類	分割調剤時の1回目に算定可能な点数	分割調剤時の2回目に算定可能な点数	分割調剤時の3回目以降に算定可能な点数
後発医薬品の試用を目的とする場合	調剤基本料 薬剤調製料および調剤管理料（実際の調剤分） 服薬管理指導料　他 薬剤料（実際の調剤分）	5点 薬剤調製料および調剤管理料（残り分*） 服薬管理指導料 薬剤料（実際の調剤分）	— 薬剤調製料および調剤管理料（残り分*） — 薬剤料（実際の調剤分）
医薬品の長期保存の困難性などを理由とする場合	調剤基本料 薬剤調製料および調剤管理料（実際の調剤分） 服薬管理指導料　他 薬剤料（実際の調剤分）	5点 薬剤調製料および調剤管理料（残り分*） — 薬剤料（実際の調剤分）	5点 薬剤調製料および調剤管理料（残り分*） — 薬剤料（実際の調剤分）

*：同一薬局において内服薬を調剤した場合は，1回目の調剤から通算した日数に対応する点数から，前回までに請求した点数を減じて得た点数を算定

みですが，後発医薬品の試用を目的とする分割調剤については，日数による制限はありません。

Q 036

注射薬が14日分処方されている処方箋を受け付けたのですが，その注射薬は長期保存が困難であるため，1度に交付できるのは数日分です。内服薬以外であっても分割調剤を行うことはできるのでしょうか。また，その場合，2回目以降の調剤基本料や薬剤調製料はどのように考えるのでしょうか。

» A

注射薬であっても分割調剤を行うことは可能です。ただし，ご質問のケースにおいては，分割調剤の2回目以降に算定できる調剤基本料や薬剤調製料（無菌製剤処理加算は除く）などはありません。

分割調剤は，処方薬の長期保存が困難である場合や，患者が初めて当該後発医薬品を試用する場合などに行うことが可能で，医薬品の種類（内服薬，屯服薬，浸煎薬，湯薬，注射薬，外用薬）の違いによる実施の可否はありません（**表**）。ただし，その際に算定できる点数（調剤報酬）については若干違いがあります。

表　分割調剤を行う場合

区分00　調剤基本料（処方箋の受付1回につき）
（略）
注1～8（略）
9　長期投薬（14日分を超える投薬をいう。）に係る処方箋受付において，薬剤の保存が困難であること等の理由により分割して調剤を行った場合，当該処方箋に基づく当該保険薬局における2回目以降の調剤については，1分割調剤につき5点を算定する。（以下，略）
10　後発医薬品に係る処方箋受付において，当該処方箋の発行を受けた患者が初めて当該後発医薬品を服用することとなること等の理由により分割して調剤を行った場合，当該処方箋に基づく当該保険薬局における2回目の調剤に限り，5点を算定する。（以下，略）

（診療報酬の算定方法の一部を改正する告示，令和6年3月5日，厚生労働省告示第57号）

分割調剤を行う場合，調剤基本料については，処方箋受け付け時（分割調剤の1回目）に所定点数（45～3点）を算定しますが（医師の分割指示に係る処方箋による場合を除く。以下，同じ），それ以降（分割調剤の2回目以降）は，分割調剤を行う理由によって取り扱いが異なります。具体的には，①処方箋に記載された投与日数が14日分を超えており，かつ，処方薬の長期保存の困難性などが理由である場合には，「2回目以降の調剤」に1分割調剤につき5点を算定することが可能であり，②後発医薬品の試用を目的とする場合には，「2回目の調剤に限り」5点を算定することが可能です。

ご質問のケースは，処方薬の長期保存の困難性を理由とする分割調剤ですが，**処方箋に記載されている投与日数は14日分を超えていないことから，2回目以降に5点を算定することはできません。**

一方，薬剤調製料および調剤管理料の取り扱いについては，算定する薬剤調製料および調剤管理料の区分によって異なります。ご質問のケースは注射薬ですので，ここでは内服薬や外用薬などについては割愛しますが，注射薬の場合，薬剤調製料は「調剤数にかかわらず，所定点数を算定する」とされていますので，処方箋受付時にしか薬剤調製料（26点）を算定することができず，したがって2回目以降は0点となります。ただし，**無菌製剤処理加算に該当する場合には，分割調剤の都度，1日分の調剤につき69点または79点（6歳未満の乳幼児の場合は137点または147点）を算定することが可能です。**

また，分割調剤に係る調剤基本料として次回以降に5点を算定する場合には，処方箋を交付した保険医療機関に対して，分割調剤を行うことを照会（処方薬の長期保存の困難性などを理由とする場合）もしくは分割調剤を行った旨を連絡（後発医薬品の試用を目的とする場合）するとともに，調剤録に分割調剤を行った理由を記入することが求められていますので，忘れないようにしましょう。

Q 037 分割調剤は，医師の分割指示に係る処方箋による場合のほか，調剤した薬剤の長期保存が困難である場合や後発医薬品の試用が目的である場合にも可能ですが，それ以外の場合は認められないのでしょうか。

» A

「その他の理由」である場合についても認められています。

分割調剤を行うケースとしては，医師の分割指示に係る処方箋による場合のほか，①処方薬の長期保存が困難である場合，②患者が初めて当該後発医薬品を試用する場合が示されていますが，これらは主な例示として挙げられているものです。

これら以外のケースとして，特に具体的な事例が示されているわけではありませんが，算定要件では「薬剤の保存が困難であること等」として，「その他の理由」（厚生労働省通知）による分割調剤もあり得ることを明示しています（表）。

ただし，説明するまでもありませんが，この意味は，薬局側の一方的な都合（例えば，備蓄量が足りないなど）により分割調剤を行うことを認めるというものではありません。

表　分割調剤を行う理由

区分00　調剤基本料
7　分割調剤
（1）　略
（2）　長期保存の困難性の理由による分割調剤
ア　「注9」の分割調剤については，長期投薬（14日分を超える投薬をいう。以下同じ。）に係る処方箋によって調剤を行う場合であって，処方薬の長期保存の困難その他の理由によって分割して調剤する必要があり，分割調剤を行った場合で，1処方箋の2回目以降の調剤を同一の保険薬局において2回目以降行った場合に算定する。
（以下，略）

（診療報酬の算定方法の一部改正に伴う実施上の留意事項について，令和6年3月5日，保医発0305第4号）

Q038 医師の指示による分割調剤を行った場合，分割回数で除した点数を算定することになっていますが，小数点以下の端数部分については，どのように取り扱えばよいのでしょうか。

» A

小数点以下第1位を四捨五入して計算します。

医師から分割調剤を指示された処方箋の点数計算については，当該処方箋を分割調剤しなかったと仮定した場合の点数をもとに，医師から指示された分割回数で除して得たものをその都度算定します（服薬情報等提供料を除く）。

その計算時の端数処理の取り扱いについて，平成30年3月までは「小数点以下の数値については切り捨てる」とされていましたが，現在は「小数点以下第1位を四捨五入して計算する」こととされています（表）。

表　分割調剤に係る点数計算

区分00　調剤基本料
7　分割調剤
（4）医師の指示による分割調剤
ア　（略）
イ　調剤基本料及びその加算，薬剤調製料及びその加算並びに薬学管理料については，当該分割調剤を行う保険薬局が当該処方箋において分割調剤を実施しない場合に算定する点数をそれぞれ合算し，分割回数で除した点数を当該調剤時に算定する。当該点数は，**小数点以下第１位を四捨五入して計算**する。ただし，服薬情報等提供料については，分割回数で除していない点数を算定できる。

（診療報酬の算定方法の一部改正に伴う実施上の留意事項について，令和6年3月5日，保医発0305第4号）

薬剤調製料

令和6年度改定による変更点

Q039 薬剤調製料および加算は，どのように変更されたのですか。

» A

薬剤調製料における調製行為に関する評価を整理する観点から，**嚥下困難者用製剤加算が廃止**されました。これにより，薬剤を飲みやすくするための製剤上の調製を行ったことに対する評価については，自家製剤加算のみとなりました（表）。

また，自家製剤加算については，自家製剤により調剤した医薬品と同一剤形・同一規格を有する医薬品が薬価基準に収載されている場合は算定することは認められていませんが，製薬企業による医薬品の供給不足の理由から調剤を行う際に必要な数量を確保できない場合に，**不足している医薬品の製剤となるよう他の医薬品を用いて調製したことについては，当該加算を算定できるものとして要件が追加**されました。

これまで，後発医薬品の製薬企業を中心に生じている医薬品の供給不足の問題に係る対応については，必要に応じてその都度，疑義解釈において自家製剤加算を算定できる旨の取り扱いが示されていましたが，今後は恒常的なルールとして，自家製剤加算の要件の中で整理されることになりました。

表　薬剤調製料および加算の主な変更点

改定前（令和6年5月31日まで）	改定後（令和6年6月1日から）
薬剤調製料（内服薬，屯服薬，…） 嚥下困難者用製剤加算　80点 自家製剤加算 ：	薬剤調製料（内服薬，屯服薬，…） （削除） 自家製剤加算 ：
【主な要件】 ＜嚥下困難者用製剤加算＞　※内服薬が対象 ▶嚥下障害などの患者 ▶薬価基準に収載されている剤形では服用が困難な患者に対して，医師の了解を得た上で，錠剤を砕くなど剤形を加工した後に調剤を行った場合の評価 ＜自家製剤加算＞ ▶自家製剤により調剤した医薬品と，同一剤形・同一規格を有する医薬品が薬価基準に収載されている場合は，算定不可。 ※これまでは，必要に応じて疑義解釈にて対応	【主な要件】 ＜自家製剤加算＞ ▶薬剤を服用しやすくするための製剤上の調製 → 自家製剤加算のみによる評価に整理 ▶自家製剤により調剤した医薬品と，同一剤形・同一規格を有する医薬品が薬価基準に収載されている場合は，算定不可。 （要件の追加） ▶ただし，医薬品の供給上の問題により調剤を行う際に必要な数量を確保できないため，不足している医薬品の製剤となるよう他の医薬品を用いて調製した場合は，自家製剤加算を算定可

内服薬

分3毎食後服用の内服薬を，7日分と14日分の2種を調剤した場合，薬剤調製料は何剤として請求すべきですか。

» A

1剤として算定します。

内服薬の薬剤調製料の1剤とは，服用時点により整理するもので，服用時点が同一であるものは投与日数にかかわらず1剤として算定します。

Q041

下記のような処方箋の場合，いずれも１日３回の服用ですが，薬剤調製料は何剤になるのでしょうか。

処方１	メジコン錠15mg	３錠	
	ムコソルバン錠15mg	３錠	
	１日３回　毎食後		７日分
処方２	テオドール錠100mg	３錠	
	ソロン錠50	３錠	
	１日３回　９時，16時，22時		７日分

A

２剤として算定します。

内服薬の薬剤調製料の服用時点については，「服用時点が同一であるとは，服用日1日を通じて，服用時点（例えば，『朝食後，夕食後服用』，『1日3回食後服用』，『就寝前服用』，『6時間毎服用』など）が同一であることをいう」とされています。処方1は食事を目安，処方2は時間を目安とする服用方法ですので，別剤として算定できます。

Q042

次の処方例のように，同一の服用時点ですが服用するタイミングが異なる内服薬の薬剤調製料については，どのように計算するのでしょうか。単純に服用時点ごとに１剤として計算するのでしょうか。それとも，服用時点が同一でも，同時に服用しないものは別剤として取り扱って構わないのでしょうか。

処方１　A錠　６錠　１日３回　毎食後　14日分
処方２　B錠　３錠　１日３回　毎食後　14日分
※処方１の服用後（15日目以降）に処方２を服用する

A

従来（旧・調剤料）は，同時に服用するか否かに関係なく，服用時点（用法）が同一であるごとに1剤として算定するよう取り扱われていましたが，現在は，**服用するタイミングが異なれば別剤として算定して構いません。**

内服薬の薬剤調製料は，医薬品の種類数に関係なく，服用時点（用法）が同一であるものごとに「1剤」として算定します。ご質問のように，服用時点が同一であっても同時に服用しない場合（すなわち，服用するタイミングが異なる場合）もあり，従来は，そのようなケースも服用時点ごとに1剤として算定するよう取り扱われてきましたが，現在は，服用時点が同一の内服薬であっても，服用するタイミングが異なれば別剤として取り扱えることになっています（ただし，同一成分の医薬品を用量変化させながら服用するようなケースは除きます）。

したがって，ご質問のケースについては，内服薬の薬剤調製料を2剤として算定して差し支えありません。

Q 043 内服薬の錠剤と同時服用のドライシロップ剤を散剤のまま投与した場合は，何剤となりますか。

» A

1剤として算定します。

ドライシロップ剤を投与する場合，調剤の際に溶解して，内服用液剤にして患者に投与する時は水剤とし，そのまま投与する時は固形剤として算定します。

Q 044

患者が，次のような処方箋を持参しました。この場合，処方1と処方2が配合禁忌のため別々に投与したので，3剤とも薬剤調製料を算定していいのか，2剤分しか算定できないのか教えてください。

処方1　ムコダインシロップ5%　　10mL
　　　　1日3回　毎食後　14日分
　　　　(配合禁忌)
処方2　ポンタールシロップ3.25%　10mL
　　　　1日3回　毎食後　14日分
　　　　(配合禁忌)
処方3　テオドールドライシロップ20%　1g
　　　　1日3回　毎食後　14日分

A

本件の場合は，配合不適により薬剤調製料は**それぞれ別剤として算定して差し支えないと考えます。**内服薬の薬剤調製料は，服用時点が同一であるものごとに，投与日数にかかわらず1剤として算定しますが，服用時点が同一であっても別剤として算定できる場合があります。それに該当するケースとしては，①配合不適等調剤技術上の必要性から個別に調剤した場合，②内服用固形剤（錠剤，カプセル剤および散剤等）と内服用液剤の場合，③内服錠とチュアブル錠または舌下錠等のように服用方法が異なる場合――があります。

ムコダインシロップ，ポンタールシロップおよびテオドールドライシロップの服用時点はいずれも同一ですが，配合不適によりそれぞれ別に調剤していますので，内服薬の薬剤調製料として3剤分算定できることになります。

Q 045

内服薬の薬剤調製料は，同一の服用時点ごとに1剤として算定しますが，口腔内崩壊錠の場合はどのように考えるべきでしょうか。

A

口腔内崩壊錠については，「水なしでも服用できる」とされている製剤ですが，通常の錠剤と同様に，水またはぬるま湯で服用することも可能です。そのため，口腔内崩壊錠と普通の固形剤を同時に服用するような処方内容（すなわち，同一の服用時点）の場合には，わざわざ口腔内崩壊錠だけを別剤として算定する必要性があるとは考えにくいことから，**同一の服用時点であれば「1剤」として解釈するのが妥当でしょう。**

Q 046

次のような処方箋を受け付けました。患者は処方3を便秘時に屯用しているようですが，内服薬として薬剤調製料を算定しても構わないでしょうか。同様に，処方4はどうでしょうか。

処方1	フェルムカプセル100mg	1カプセル
	シナール配合顆粒	0.5g
	1日1回　朝食後　28日分	
処方2	ニバジール錠2mg	2錠
	朝夕2回　食後　28日分	
処方3	ヨーデルS糖衣錠－80	2錠
	1日1回　就寝前　7日分	
処方4	2mgセルシン錠	1錠
	1日1回　就寝前　14日分	

» A

まず，ヨーデルS糖衣錠が処方箋では毎日就寝前服用となっているにもかかわらず，**患者が屯用しているという点について確認することが必要です。**

①毎日就寝前服用であるにもかかわらず，患者が自己判断で屯用しているのであれば，適切な服薬指導を行う必要があります。

②処方医が当該患者に屯用と説明しているのであれば，処方も屯用に訂正してもらわなければなりません。

①の場合であれば，ヨーデルS糖衣錠，セルシン錠とも内服薬として請求します。屯服薬か内服薬かについては，処方箋に記載されている用法の指示によりますので，定時に服用するよう指示されているか，また用に臨んで服用するよう指示がされているかで判断します。本例の場合は，1日1回就寝前に服用するよう指示されていますので内服薬として薬剤調製料を算定します。

②の場合であれば，処方医の同意を得てヨーデルS糖衣錠の用法・用量の記

載を屯用に訂正したうえで，屯服薬として薬剤調製料を算定します。

Q 047 **患者が，同じ日に同一医療機関の複数の診療科を受診し，それぞれの診療科から発行された処方箋を一緒に薬局へ持参しました。調剤基本料と服薬管理指導料は1回しか算定できませんが，薬剤調製料についてはどのように考えたらよいでしょうか。**

例：○○病院
1. 循環器科
　処方　A　１錠　　　　１日１回　朝食後
　　　　B　３ｇ　　　　１日３回　８時間ごと
2. 泌尿器科
　処方　C　３錠　　　　１日３回　毎食後
　　　　D　１カプセル　１日１回　朝食後
3. 耳鼻科
　処方　E　６錠　　　　１日３回　毎食後
　　　　F　１錠　　　　１日１回　就寝前

» A

処方箋の受付回数は1回となりますので，複数枚の処方箋であっても，内服薬の薬剤調製料は合わせて**３剤までしか算定できません。**

Q 048 **同一医療機関の２つの診療科から交付された処方箋を同時に受け付けた場合，レセプトの処方欄は別欄とすることになっていますが，服用時点が同一であった場合は，薬剤調製料や薬剤料についてはどう考えればよいでしょうか。**

» A

服用時点が同一の場合，基本的に**薬剤調製料（および調剤管理料）は１剤の算定となりますので**，レセプト上はどちらか一方の「薬剤調製料・調剤管理料」欄に薬剤調製料および調剤管理料の点数を記載し，もう一方の「薬剤調製料・調剤管理料」欄は0を記載します。**薬剤料は処方欄ごとに記載，計算します。**

Q 049

経腸栄養剤のエンシュア・リキッドは，内服用液剤にあたるかどうか教えてください。例えば，同一用法の散剤が併用されている場合は薬剤調製料をそれぞれ算定できるでしょうか。

» A

エンシュア・リキッドは，**内服用液剤とみなして算定します。**したがって，ほかに散剤が処方されていても，**液剤として別に薬剤調製料を算定することができます。**また，ポリスチレンスルホン酸Ca経口ゼリー（旧名称：アーガメイトゼリー）は液剤ではありませんが，内服用固形剤でもないため，内服用液剤と同様のものとして取り扱って差し支えありません。

Q 050

処方箋における服用時点が「食直前」や「食前30分」などであっても，内服薬の薬剤調製料の算定にあっては「食前」とみなし，1剤として扱うとあります。レセプトへ記載する場合，服用方法は「食前」としてまとめて1欄に記載してよいのでしょうか。

処方1	A薬	3錠	毎食前	14日分
処方2	B薬	3錠	毎食直前	14日分

» A

構いません。調剤報酬の算定においては「食前」とみなし，レセプトへの記載についても，他の「食前」として指示されている薬剤と同一欄に記載してください。

保険薬局における内服薬の薬剤調製料の場合，食事を目安とする服用時点は，「食前」，「食後」，「食間」の3区分のみです。したがって，処方箋に「食直前」，「食前30分」，「食直後」，「食後30分」などと指示されている場合であっても，調剤報酬上は「食前」もしくは「食後」とみなします。薬剤調製料は1剤として算定し，レセプトへの記載についても同一欄に記載してください。

患者へ投与する際には，処方箋の区分通りとすることは当然です。しかし，保険請求においては，薬剤調製料の算定やレセプトへの記載方法が，必ずしも処方箋の区分通りとはならない場合がありますので注意してください。

Q 051

内服薬の調剤では，食事を目安とする服用時点については，「食前」，「食後」，「食間」の3区分であるとされていますが，乳幼児の場合に「哺乳前」や「哺乳後」といった服用時点は，そのままレセプトに記載してもよいのでしょうか。

» A

処方箋の具体的な内容がわからないため，適切な判断をすることは困難ですが，処方箋における「哺乳前」や「哺乳後」が，食事と同じように定時的な服用時点として指示されているのであれば，**調剤報酬上は「食前」あるいは「食後」などとみなすべきであると判断します。**したがって，レセプトへの記載についても同様に考えます。

ただし，もしも処方医の意図が，その用法が定時的に服用するものでなく，用に臨んで服用するものである場合には，内服薬ではなく，屯服薬として算定するべきでしょう。

Q052

次の処方箋の内容について処方医へ問い合わせたところ，ビラノア錠（処方１）は患者の生活パターンに合わせて一番都合の良い時間に服用するよう指導してほしいと指示がありました。そのため，投薬にあたり服用時点について患者と相談しましたが，仕事の都合上，決まった時間に食事をとれないことが多いので，服用のタイミングは後で少し考えてから決めたいそうです。投薬時にビラノア錠の服用時点が特定されていなくても，薬剤調製料は2剤分を算定して構わないでしょうか。

処方１	ビラノア錠 20mg	１錠	１日１回空腹時	14 日分
処方２	キプレス錠 10mg	１錠	１日１回就寝時	14 日分

» A

薬剤調製料２剤分として算定して差し支えありません。

ビラノア錠は，①アレルギー性鼻炎，②蕁麻疹，③皮膚疾患（湿疹・皮膚炎，皮膚そう痒症）に伴うそう痒の効能・効果を有する医薬品として，1回20mgを「1日1回空腹時」に服用することとされています。一方，キプレス錠は，①気管支喘息，②アレルギー性鼻炎の効能・効果を有する医薬品として，気管支喘息の場合には10mg，アレルギー性鼻炎の場合には5～10mgを「1日1回就寝前」に服用するものです。

今回のケースでは，患者が食事をとれる時間が不規則，すなわち，空腹時の時間を特定することが困難であるため，保険薬局において薬剤を投与する時点でビラノア錠（処方1）の具体的な服用時点が確定しているわけではありません。そのため，そのような場合に薬剤調製料をどのように取り扱うべきかとのご質問ですが，処方箋の内容や疑義照会に対する処方医からの回答内容を考慮すると，処方1と処方2はそれぞれ異なる服用時点で服用することが想定されているものと推察されますので，処方1と処方2は別剤として取り扱うものであり，よって，内服薬の薬剤調製料を2剤分算定することは問題ないと考えます。

ただし，薬剤投与の時点ではどうしても服用時点を特定できず，後で患者自身が服用するタイミング（空腹時）を決めることになったとしても，保険薬局においては，1日1回服用するうえで前日とその翌日でどの程度の服用間隔（時間）を確保するのかなど，必要かつ適切な服薬指導の実施が前提であることは言うまでもありません。

Q 053

次のような処方例における内服薬の薬剤調製料の算定方法について教えてください。ある薬局では，処方箋の区分通り，処方1（1日3回，毎食後服用）と処方2（1日1回，就寝前服用）の2剤として算定しているそうです。しかし，A薬は処方1および処方2に重複していることから別剤（1日4回，毎食後および就寝前服用）として解釈し，3剤として算定する方が妥当だと思うのですが，どうでしょうか。

処方1	A薬			
	B薬			
	C薬	1日3回	毎食後	14日分
処方2	A薬			
	D薬	1日1回	就寝前	14日分

» A

3剤として算定して差し支えありません。

内服薬の薬剤調製料は，服用時点が同一であるものごとに「1剤」としてまとめたうえで，調剤した日数分に応じた点数を計算します。しかし，医師により記載された処方箋の区分は，必ずしも調剤報酬の請求上の区分を考慮して記載されているとは限りません。そのため，調剤報酬の保険請求にあたっては，調剤報酬点数表の算定の考え方に従って区分を整理したうえで，薬剤調製料を計算しなければならない場合があります。

ご質問のケースについては，処方箋に処方1（1日3回，毎食後服用）と処方2（1日1回，就寝前服用）の2区分とされていますが，調剤報酬の保険請求上のルールから見れば，A薬は別剤（1日4回，毎食後と就寝前服用）として区分することができます。したがって，調剤報酬の保険請求においては，内服薬の薬剤調製料は3剤として算定して差し支えありません。

ただし，実際の調剤行為については，処方箋により指示された区分に従って調剤すべきと考えます。

内服用滴剤

Q 054 内服薬の薬剤調製料は3剤までを算定することになっていますが，内服用滴剤は当該剤数に含めて考えるのですか。

» A

内服用滴剤は，内服薬の薬剤調製料を算定する際の剤数には含めません。よって，**内服薬の薬剤調製料の３剤までとは別に算定できます。**

屯服薬

Q 055 屯服薬の薬剤調製料については，「剤数にかかわらず」とありますが，これはどういう意味なのでしょうか。

» A

平成12年4月の改定により，剤数，回数にかかわらず1剤までしか算定できないこととなりました。通知では，「調剤した剤数，回数にかかわらず，1回の処方箋受付につき所定点数（21点）を算定する」とされていますが，これは剤数の考え方がなくなったものではなく，**その算定限度が２剤から１剤となったということを意味します。**

Q056

屯服薬は，通常5回分程度が目安とされているようですが，ニトログリセリンの場合，100錠程度処方される場合もあるようです。ニトログリセリン舌下錠のように通常は屯服使用でありながら，1回で数十錠処方される薬剤は屯服薬または内服薬のどちらで請求したらよいのでしょうか。請求する際の注意点および1回処方量の目安はどのように考えたらよいのでしょうか。

» A

ニトログリセリン舌下錠を屯服薬として請求するのか，それとも内服薬として請求するかの判断は，**処方箋に記載された用法によります。例えば「発作時に服用」と指示されていれば，処方されている用量にかかわらず屯服薬として請求することになります。**

屯服薬は，用に臨んで服用するものであり，用量も一般的には何回分と指示されているものが多いようです。一方，内服薬は1日を通じて食前，食後または○時間ごとなど，定時的に服用するものです。よって，屯服薬か内服薬のどちらで請求するかは，処方箋に指示されている用法に従い判断してください。例えば，A錠が「不眠時に服用」と処方箋に記載されていれば屯服薬として請求することになり，同じ薬剤が「就寝前服用」であれば毎日就寝前という定時に服用する指示であるので内服薬として請求します。

屯服薬の処方量の目安については，本来1日2回程度を限度として臨時的に投与するもの（昭和24年10月26日，保険発第310号）とされています。1回に調剤する用量が内服薬の調剤日数とも勘案し適切な投与量であるか判断し，疑義がある場合は処方医に照会することも必要です。

Q 057

平成14年4月より内服薬の投与日数の制限が原則廃止され，当院でも30日分を処方するケースが多くなり，中には60日分や120日分などというケースもあります。しかし，屯服薬の投与限度については従来からはっきりと明記されていないため，これまで当院では屯服薬は14回分までとして対応してきましたが，内服薬の処方日数が長期化する傾向にある中で，屯服薬についてはどのように考えたらよいのでしょうか。

» A

屯服薬として1回に調剤する回数分が，**内服薬の調剤日数とのバランスで適切な投与量であるかを検討のうえ，判断することが必要でしょう。**

投薬量の基準は，「保険医療機関及び保険医療養担当規則」（療担）により定められています。このうち，内服薬については，平成14年3月までは原則として1回14日分を投与限度（長期の旅行等特殊の事情がある場合や，厚生労働大臣の定める長期処方が可能な医薬品である場合は除く）とされてきましたが，平成14年4月の改定により，新薬，麻薬および向精神薬を除き，長期投与制限は原則廃止されています。

その一方，屯服薬については，ご質問の中でも指摘されているように，療担においてはこれまでも特に明確な投与制限は設けられていません。そのため，その投薬量の基準については，しばしば話題として取り上げられることがありました。しかし，旧厚生省の通知によると，「屯服薬は，1日2回程度を限度として臨時的に投与するものである」（昭和24年10月26日，保険発第310号）とされていることから，実際には，処方箋全体から判断するなど，1回に調剤する回数分が内服薬の調剤日数とのバランスで適切な投与量であるかを判断することと解釈され，また，地域あるいは医療機関によっては，屯服薬に関する内規を作成し，1回の処方に何回までなど独自のルールを設けて実施されてきたところもあるようです。

平成14年4月以降，内服薬の投与日数制限が原則廃止されたことに伴い，屯服薬についても投与回数が長期化する傾向にあるかもしれませんが，その投与量の限度については，従来通り，内服薬の調剤日数とのバランスから適切な投与量であるかを検討のうえ，判断することが求められると思われます。

注射薬

Q058 注射薬は，処方箋で投与できますか。

» A

処方箋で投与できる注射薬については，**厚生労働省保険局医療課「診療報酬の算定方法の一部改正に伴う実施上の留意事項について」（令和6年3月5日，保医発0305第4号）に記載されています。**表に通知の該当部分を抜粋します。

表　注射薬の取り扱い

区分01　薬剤調製料
(5) 注射薬
ア　注射薬の薬剤調製料は，調剤した調剤数，日数にかかわらず，1回の処方箋受付につき所定点数を算定する。
イ　注射薬のうち支給できるものは，在宅医療における自己注射等のために投与される薬剤（インスリン製剤，ヒト成長ホルモン剤，遺伝子組換え活性型血液凝固第Ⅶ因子製剤，遺伝子組換え型血液凝固第Ⅷ因子製剤，乾燥濃縮人血液凝固第Ⅹ因子加活性化第Ⅶ因子製剤，乾燥人血液凝固第Ⅷ因子製剤，遺伝子組換え型血液凝固第Ⅸ因子製剤，乾燥人血液凝固第Ⅸ因子製剤，活性化プロトロンビン複合体，乾燥人血液凝固因子抗体迂回活性複合体，自己連続携行式腹膜灌流用灌流液，在宅中心静脈栄養法用輸液，性腺刺激ホルモン放出ホルモン剤，性腺刺激ホルモン製剤，ゴナドトロピン放出ホルモン誘導体，ソマトスタチンアナログ，顆粒球コロニー形成刺激因子製剤，インターフェロンアルファ製剤，インターフェロンベータ製剤，ブプレノルフィン製剤，抗悪性腫瘍剤，グルカゴン製剤，グルカゴン様ペプチド-1受容体アゴニスト，ヒトソマトメジンC製剤，人工腎臓用透析液，血液凝固阻止剤，生理食塩水，プロスタグランジンI_2製剤，モルヒネ塩酸塩製剤，エタネルセプト製剤，注射用水，ペグビソマント製剤，スマトリプタン製剤，フェンタニルクエン酸塩製剤，複方オキシコドン製剤，オキシコドン塩酸塩製剤，ベタメタゾンリン酸エステルナトリウム製剤，デキサメタゾンリン酸エステルナトリウム製剤，デキサメタゾンメタスルホ安息香酸エステルナトリウム製剤，プロトンポンプ阻害剤，H_2遮断剤，カルバゾクロムスルホン酸ナトリウム製剤，トラネキサム酸製剤，フルルビプロフェンアキセチル製剤，メトクロプラミド製剤，プロクロルペラジン製剤，ブチルスコポラミン臭化物製剤，グリチルリチン酸モノアンモニウム・グリシン・L-システイン塩酸塩配合剤，アダリムマブ製剤，エリスロポエチン，ダルベポエチン，テリパラチド製剤，アドレナリン製剤，へパリンカルシウム製剤，アポモルヒネ塩酸塩製剤，セルトリズマブペゴル製剤，トシリズマブ製剤，メトレレプチン製剤，アバタセプト製剤，pH4 処理酸性人免疫グロブリン（皮下注射）製剤，電解質製剤，注射用抗菌薬，エダラボン製剤，アスホターゼ　アルファ製剤，グラチラマー酢酸塩製剤，脂肪乳剤，セクキヌマブ製剤，エボロクマブ製剤，ブロダルマブ製剤，アリロクマブ製剤，ベリムマブ製剤，イキセキズマブ製剤，ゴリムマブ製剤，エミシズマブ製剤，イカチバント製剤，サリルマブ製剤，デュピルマブ製剤，ヒドロモルフォン塩酸塩製剤，インスリン・グルカゴン様ペプチド-1 受容体アゴニスト配合剤，ヒドロコルチゾンコハク酸エステルナトリウム製剤，遺伝子組換えヒト von Willebrand 因子製剤，ブロスマブ製剤，アガルシダーゼ　アルファ製剤，アガルシダーゼ　ベータ製剤，アルグルコシダーゼ　アルファ製剤，イデュルスルファーゼ製剤，イミグルセラーゼ製剤，エロスルファーゼ　アルファ製剤，ガルスルファーゼ製剤，セベリパーゼ　アルファ製剤，ベラグルセラーゼ　アルファ製剤，ラロニダーゼ製剤，メポリズマブ製剤，オマリズマブ製剤，テデュグルチド製剤，サトラリズマブ製剤，ビルトラルセン製剤，レムデシビル製剤，ガルカネズマブ製剤，オファツムマブ製剤，ボソリチド製剤，エレヌマブ製剤，アバロパラチド酢酸塩製剤，カプラシズマブ製剤，濃縮乾燥人 C1- インアクチベーター製剤，フレマネズマブ製剤，メトトレキサート製剤，チルゼパチド製剤，ビメキズマブ製剤，ホスレボドパ・ホスカルビドパ水和物配合剤，ペグバリアーゼ製剤，パビナフスプ　アルファ製剤，アバルグルコシダーゼ　アルファ製剤，ラナデルマブ製剤，ネモリズマブ製剤，ペグセタコプラン製剤，ジルコプランナトリウム製剤，コンシズマブ製剤，テゼペルマブ製剤，オゾラリズマブ製剤，ドブタミン塩酸塩製剤，ドパミン塩酸塩製剤，ノルアドレナリン製剤，トラロキヌマブ製剤及びエフガルチギモド　アルファ・ボルヒアルロニダーゼ　アルファ配合剤）に限る。

なお，「モルヒネ塩酸塩製剤」，「フェンタニルクエン酸塩製剤」，「複方オキシコドン製剤」，「オキシコドン塩酸塩製剤」及び「ヒドロモルフォン塩酸塩製剤」は，薬液が取り出せない構造で，かつ患者等が注入速度を変えることができない注入ポンプ等に，必要に応じて生理食塩水等で希釈の上充填して交付した場合に限る。ただし，患者又はその家族等の意を受け，かつ，これらの麻薬である注射薬の処方医の指示を受けた看護師が，患家に当該注射薬を持参し，患者の施用を補助する場合又は保険薬局の保険薬剤師が，患家に麻薬である注射薬を持参し，当該注射薬の処方医の指示を受けた看護師に手渡す場合は，この限りでない。

ウ　イの「在宅中心静脈栄養法用輸液」とは，高カロリー輸液をいい，高カロリー輸液以外にビタミン剤，高カロリー輸液用微量元素製剤及び血液凝固阻止剤を投与することができる。

なお，上記イに掲げる薬剤のうち，処方医及び保険薬剤師の医学薬学的な判断に基づき適当と認められるものについて，在宅中心静脈栄養法用輸液に添加して投与することは差し支えない。

エ　イの「電解質製剤」とは，経口摂取不能又は不十分な場合の水分・電解質の補給・維持を目的とした注射薬（高カロリー輸液を除く。）をいい，電解質製剤以外に電解質補正製剤（電解質製剤に添加して投与する注射薬に限る。），ビタミン剤，高カロリー輸液用微量元素製剤及び血液凝固阻止剤を投与することができる。

オ　イの「注射用抗菌薬」とは，病原体に殺菌的又は静菌的に作用する注射薬をいう。

（診療報酬の算定方法の一部改正に伴う実施上の留意事項について，令和6年3月5日，保医発0305第4号）

Q059 保険薬局で注射薬を処方箋により調剤した際に，保険請求できる特定保険医療材料には何がありますか。

» A

保険薬局で保険請求できる特定保険医療材料については，**「特定保険医療材料及びその材料価格」（材料価格基準，平成20年3月5日，厚生労働省告示第61号，最終改正：令和6年3月5日）に記載されています**（表）。

表　調剤報酬点数表に規定する特定保険医療材料及びその材料価格

001	インスリン製剤等注射用ディスポーザブル注射器	
	(1) 標準型	17円
	(2) 針刺し事故防止機能付加型	17円
002	削除	
003	ホルモン製剤等注射用ディスポーザブル注射器	11円
004	腹膜透析液交換セット	
	(1) 交換キット	554円
	(2) 回路	
	① Y セット	884円
	② APD セット	5,470円
	③ IPD セット	1,040円
005	在宅中心静脈栄養用輸液セット	
	(1) 本体	1,400円
	(2) 付属品	
	①フーバー針	419円
	②輸液バッグ	414円
006	在宅寝たきり患者処置用栄養用ディスポーザブルカテーテル	
	(1) 経鼻用	
	①一般用	183円
	②乳幼児用	
	ア 一般型	94円
	イ 非 DEHP 型	147円
	③経腸栄養用	1,600円
	④特殊型	2,110円
	(2) 腸瘻（ろう）用	3,870円
007	万年筆型注入器用注射針	
	(1) 標準型	17円
	(2) 超微細型	18円
008	携帯型ディスポーザブル注入ポンプ	

	(1) 化学療法用	3,180円
	(2) 標準型	3,080円
	(3) PCA 型	4,270円
	(4) 特殊型	3,240円
009	在宅寝たきり患者処置用気管切開後留置用チューブ	
	(1) 一般型	
	①カフ付き気管切開チューブ	
	ア カフ上部吸引機能あり	
	i 一重管	4,020円
	ii 二重管	5,690円
	イ カフ上部吸引機能なし	
	i 一重管	3,800円
	ii 二重管	6,080円
	②カフなし気管切開チューブ	4,080円
	(2) 輪状甲状膜切開チューブ	2,030円
	(3) 保持用気管切開チューブ	6,140円
010	在宅寝たきり患者処置用膀胱(ぼうこう)留置用ディスポーザブルカテーテル	
	(1) 2管一般(Ⅰ)	233円
	(2) 2管一般(Ⅱ)	
	①標準型	561円
	②閉鎖式導尿システム	862円
	(3) 2管一般(Ⅲ)	
	①標準型	1,650円
	②閉鎖式導尿システム	2,030円
	(4) 特定(Ⅰ)	741円
	(5) 特定(Ⅱ)	2,060円
011	在宅血液透析用特定保険医療材料(回路を含む。)	
	(1) ダイアライザー	
	①Ⅰa 型	1,440円
	②Ⅰb 型	1,500円
	③Ⅱa 型	1,450円
	④Ⅱb 型	1,520円
	⑤S 型	2,220円
	⑥特定積層型	5,590円
	(2) 吸着型血液浄化器(β_2-ミクログロブリン除去用)	21,700円
012	皮膚欠損用創傷被覆材	
	(1) 真皮に至る創傷用	1cm^{2}当たり 6円
	(2) 皮下組織に至る創傷用	
	①標準型	1cm^{2}当たり 10円
	②異形型	1g 当たり 35円
	(3) 筋・骨に至る創傷用	1cm^{2}当たり 25円
013	非固着性シリコンガーゼ	
	(1) 広範囲熱傷用	1,080円
	(2) 平坦(たん)部位用	142円

	(3) 凹凸部位用	309円
014	水循環回路セット	1,100,000円
015	人工鼻材料	
	(1) 人工鼻	
	①標準型	492円
	②特殊型	1,000円
	(2) 接続用材料	
	①シール型	
	ア 標準型	675円
	イ 特殊型	1,150円
	②チューブ型	16,800円
	③ボタン型	22,100円
	(3) 呼気弁	51,100円

〔特定保険医療材料及びその材料価格（材料価格基準）の一部を改正する告示，令和6年3月5日，厚生労働省告示第61号〕

Q 060

保険薬局において注射器や注射針を支給するためには，処方箋に医薬品も併せて記載されていなければなりませんが，一緒に処方されている医薬品の中に注射薬が含まれていなくても構わないのでしょうか。

» A

処方箋による注射器や注射針の投与については，医科点数表の「処方箋料」の算定に関わる留意事項の中で**「注射器，注射針又はその両者のみを処方箋により投与することは認められない」と制限されています**（表）。この趣旨は，

表　処方箋による注射器，注射針の投与について（医科点数表）

> 第5部　投薬
> F400　処方箋料
> (1)～(8)(略)
> (9)　同一の患者に対して，同一診療日に，一部の薬剤を院内において投薬し，他の薬剤を院外処方箋により投薬することは，原則として認められない。
> また，注射器，注射針又はその両者のみを処方箋により投与することは認められない。
> (10)～(16)(略)

（診療報酬の算定方法の一部改正に伴う実施上の留意事項について，令和6年3月5日，保医発0305第4号）

注射器や注射針の投与にあたっては，注射薬と一緒でなければ認められないものであると理解すべきでしょう。

外用薬

Q 061 **次のような処方の場合，2調剤として算定してよいでしょうか。**

処方１	オルガドロン点眼・点耳・点鼻液0.1%　5mL １日３回　点耳
処方２	オルガドロン点眼・点耳・点鼻液0.1%　5mL １日３回　点鼻

» A

１調剤として算定してください。

ご質問のようなケースについては，従来，2調剤として算定することが認められていましたが，平成28年4月から「同一有効成分で同一剤形の外用薬が複数ある場合には，その数にかかわらず，1調剤として取り扱う」ことと見直されています（内服薬も同様の見直しあり）。

Q 062 **外用薬に係るレセプトの記載において，使用部位の記載は不要なのでしょうか。**

» A

外用薬に係る用法（すなわち使用部位）については，**調剤報酬明細書（以下，レセプト）の「処方」欄への記載は省略できます。**

レセプトの記載要領において，以前は剤形（内服薬，屯服薬，浸煎薬，湯薬，注射薬，外用薬）にかかわらず用法を記載することとされていました。そのため，外用薬については，使用部位まで明らかにするよう求められてきたと

表　レセプトの「処方」欄への記載方法

> (21)「処方」欄について
> ア　所定単位(内服薬(浸煎薬及び湯薬を除く。以下同じ。)にあっては1剤1日分，湯薬にあっては内服薬に準じ1調剤ごとに1日分，内服用滴剤，屯服薬，浸煎薬，注射薬及び外用薬にあっては1調剤分)ごとに調剤した医薬品名，用量(内服薬及び湯薬については，1日用量，内服用滴剤，注射薬及び外用薬(ただし，湿布薬を除く。)については，投薬全量，屯服薬については1回用量及び投薬全量)，剤形及び用法(注射薬及び外用薬については，省略して差し支えない。)を記載し，次の行との間を線で区切ること。
> (以下，略)

(診療報酬請求書等の記載要領等について，昭和51年8月7日，保険発第82号)

ころです。しかし，これまでの審査における状況などを鑑み，現在，外用薬に係る用法についてはレセプトへの記載を省略することができることになっています(表)。

麻薬加算および向精神薬，覚醒剤原料または毒薬加算

Q 063

内服薬の1剤の中に(ただし，投与日数が異なる)，麻薬，向精神薬，覚醒剤原料，または毒薬がそれぞれ含まれていた場合，加算は70点または8点のどちらを算定すればよいのでしょうか，それぞれ算定してよいのでしょうか。

» A

麻薬等の加算は1調剤につき算定できるので，**服用時点が同じでも投与日数が異なる場合はそれぞれ算定できます。**ただし，1調剤の中に麻薬，向精神薬，覚醒剤原料または毒薬が複数含まれている場合や，同一薬剤で重複した規制を受けているものについては，1調剤につきいずれかの加算を1回のみ算定します。

Q 064

麻薬，向精神薬，覚醒剤原料，または毒薬加算について，外用薬を調剤した時も算定できますか。

» A

内服薬のほか，**屯服薬，注射薬，外用薬についても算定できます。**

自家製剤加算

Q 065

自家製剤加算と計量混合調剤加算の違いについて教えてください。

» A

平成14年4月の改定により，自家製剤加算と計量混合調剤加算は従来の考え方が整理され，技術的により難易度の高い製剤行為は自家製剤加算として，それ以外の製剤行為は計量混合調剤加算として評価され，よりメリハリのある報酬体系となるよう見直しが図られています。

自家製剤加算の基本的な考え方としては，①錠剤を粉砕→散剤，②主薬を溶解→点眼剤（無菌精製），③主薬に基剤→坐剤などのように，製剤行為の結果，原則として剤形が変化したものが該当し，それ以外の**基本的に剤形が変化しないものは計量混合調剤加算**となります。

Q 066

計量混合調剤加算や自家製剤加算は，内服薬の調剤料を算定していない部分（例えば，4剤目以上）についても加算することは認められるのでしょうか。

» A

差し支えありません。

計量混合調剤加算および自家製剤加算は，内服薬，屯服薬，外用薬の薬剤調製料に係る点数で，「1調剤につき」算定することとされていますが，一方，内服薬の薬剤調製料は，「1剤につき」算定することとされています。ここでいう「1剤につき」とは，同一の服用時点ごとにまとめた薬剤調製料の単位であるのに対し，「1調剤につき」とは，調剤行為ごとの単位を表すものです。すなわち，計量混合調剤加算および自家製剤加算の算定の可否については，必ずしも，内服薬の薬剤調製料の算定の有無だけで判断するものではないということがわかります。

したがって，内服薬の4剤目以上の部分のほか，日数違いの1剤であって薬剤調製料を算定していない部分についても，計量混合調剤加算および自家製剤加算を算定することは差し支えありません。

Q 067 自家製剤加算は，既製剤に賦形剤を加えて異なる剤形に製剤した場合算定できるものと理解していたので，当薬局では既製剤同士の場合は自家製剤加算を算定していませんでした。２種の医薬品を用いて異なる剤形を製剤した場合，１種が賦形剤でなく２種とも既製剤の場合でも，自家製剤加算は算定できるのでしょうか。

» A

2種以上の医薬品を用いて自家製剤した場合，また，用いた薬剤が賦形剤や矯味矯臭剤などを除く既製剤で異なる剤形を製剤した場合でも，自家製剤加算は算定できます。

Q 068 ２種類の軟膏を混ぜ合わせた場合，自家製剤加算は算定できますか。

» A

算定できません。**計量混合調剤加算として算定します。**

Q 069

下記の処方1のような場合，何の加算が算定できるのでしょうか。また，処方2の場合は，細粒とシロップを混ぜた時に何か加算が算定できるのでしょうか。

処方1	フスコデ配合シロップ	10mL
	ムコダインシロップ5%	10mL
処方2	セフゾン細粒小児用10%	1.5g
	ポンタールシロップ3.25%	6mL

» A

処方1，処方2ともに混合して調剤した場合，**処方1は計量混合調剤加算，処方2は自家製剤加算に該当するものと考えます。**

また，処方2については，1つ注意しておかなければなりません。通常，自家製剤加算は，特殊な技術工夫が伴う調剤行為が対象ですが，これは単なる調剤行為としての手間だけが評価されているわけではありません。薬剤師による医薬品特性に関する十分な理解と薬学的判断をはじめ，その調剤に至るまでの必要な行為，そして，きちんと調剤が行われたかどうかの確認まで含めて評価されているものです。

必要な添加剤の使用やろ過・滅菌などの処理については，ケースによっては結果的に生じないで済んでしまう場合もあるかもしれませんが，必ずしも添加剤の使用や特殊処理の有無だけで算定の可否を判断するものではないということをきちんと認識しておきましょう。

Q 070

自家製剤加算の算定要件において，「自家製剤加算を算定した場合には，計量混合調剤加算は算定できない」とありますが，1枚の処方箋の中に内服薬の服用時点の異なる複数の「剤」があって，自家製剤加算または計量混合調剤加算に該当する調剤行為がそれぞれ別の剤についてあった場合にはどうなるのでしょうか。

» A

服用時点が同一の場合，すなわち同一剤である場合には，自家製剤加算と計

表1　服用時点が同一の場合（同一剤）

	処方	製剤行為	算定可否
処方1	A錠　0.5錠 B散　2mg C散　1mg　　1日1回　14日分	錠剤を分割 計量混合	自家製剤加算または計量混合調剤加算のどちらか一方のみ算定可能

表2　服用時点が異なる場合（別剤）

	処方	製剤行為	算定可否
処方1	A錠　0.5錠　　1日1回　14日分	錠剤を分割	自家製剤加算
処方2	D散　1.5mg E散　1.5mg　　1日3回　14日分	計量混合	計量混合調剤加算

量混合調剤加算を同時に算定することはできません。ただし，**服用時点が異なる場合，すなわち別剤である場合には，それぞれの加算を算定できる場合があります。**具体的な例を表1，2に示しますので，参考にしてください。

Q071

散剤と液剤を混合した場合について質問があります。例えばドライシロップと液剤を混合したような場合は計量混合調剤加算を算定しますが，ドライシロップではない散剤と液剤を単に混合したような場合にも，計量混合調剤加算を算定するのでしょうか。それとも自家製剤加算を算定するのでしょうか。

» A

通常，ドライシロップ以外の散剤と液剤を混合したようなケースは，自家製剤加算に該当します。

自家製剤加算とは，「個々の患者に対し薬価基準に収載されている医薬品の剤形では対応できない場合に，医師の指示に基づき，容易に服用できるよう調剤上の特殊な技術工夫（安定剤，溶解補助剤，懸濁剤等必要と認められる添加剤の使用，ろ過，加温，滅菌等）を行った次のような場合」とされており，ここでいう次の場合とは，①錠剤を粉砕して散剤とすること，②主薬を溶解して点眼剤を無菌に製すること，③主薬に基剤を加えて坐剤とすること――が主な例として挙げられています。

これらの説明からわかるように，自家製剤加算とは，基本的に特殊な技術工夫を伴う調剤行為が対象となります。しかし，ここで薬剤師に求められているのは，単なる調剤行為としての手間だけではありません。当たり前のことかもしれませんが，その処方箋を調剤するにあたり，薬剤師としての医薬品特性に関する十分な理解や薬学的に問題がないということの判断をはじめ，実際の調剤行為に至るまでに必要な検討・行為，そして最終的な確認まで，それらの行為全体が評価されていることを認識しましょう。

また，自家製剤にあたり安定剤を使用するか，あるいは溶解補助剤を使用するかなどの判断，必要性については個々のケースにより異なります。中には，結果的に添加剤を使用せずに済むケースもあり得るでしょう。ただし，ドライシロップと液剤との混合については，ドライシロップの特性上，溶解が容易であることが明らかなために，これらの調剤行為に限っては計量混合調剤加算を算定することとされています。

Q 072

次のような処方例における自家製剤加算の算定について教えてください。薬剤調製料は1剤として算定すると思いますが，自家製剤加算については，いずれか一方しか算定できないのでしょうか。それとも，調剤行為は別々であることから，それぞれ算定できるのでしょうか。

処方1	A錠10mg	0.5錠	1日1回		朝食後	28日分
処方2	B錠2mg	0.5錠	1日1回	(隔日)	朝食後	14日分

» A

処方1，処方2のいずれについても，自家製剤加算を算定できます。

自家製剤加算は，内服薬，屯服薬，外用薬を調剤した場合において，投薬量，投薬日数などに関係なく，「1調剤につき」算定することができます。ここでいう「1調剤」とは，内服薬の場合，必ずしも薬剤調製料の「1剤」と全く同じ区分になるわけではありません。ご質問のように，服用時点は同一で調剤日数のみ異なるような場合には，薬剤調製料は1剤となりますが，調剤行為については「それぞれ1調剤」として取り扱います。ちなみに，この考え方は，計量混合調剤加算においても同じです。

したがって，ご質問のケースでは2調剤行為として取り扱いますので，自家製剤加算もそれぞれ算定できることになります。

Q073

例えば薬価基準に3mg，1mg，0.5mgという規格が収載されている錠剤について，処方医から3mg錠を1/2に分割して投与するよう指示があった場合には，自家製剤加算を算定することはできますか。それとも1mg錠と0.5mg錠を組み合わせれば対応できるという理由から，自家製剤加算の算定は認められないのでしょうか。

» A

既収載品の組み合わせにより対応できるという理由だけで，直ちに自家製剤加算の算定が認められないということにはなりません。

自家製剤加算の算定要件では，錠剤の分割について「医師の指示に基づき錠剤を分割することをいう。ただし，分割した医薬品と同一規格を有する医薬品が薬価基準に収載されている場合は算定できない」と明記されています。

ご質問のケースでは，1mgと0.5mgという規格の錠剤が薬価収載されているため，これらの組み合わせにより対応することも考えられますが，1.5mgという規格の錠剤は薬価収載されていませんので，この要件で規定されている「算定できない」という部分には該当しないことになります。したがって，自家製剤加算の算定はあり得るものと解釈できます。

ただし，処方医の意図として，既収載品の組み合わせにより対応できるのであれば，錠剤を分割することまで求めないケースもあると考えられます。また，薬剤師として，患者負担の観点から，できるだけ費用がかからないよう心がけることも必要です。ケースによっては処方医に処方変更の可否などを確認するなど，状況に応じた対応が求められるでしょう。

Q 074

インフルエンザの流行が続いている中，製薬企業においてオセルタミビルリン酸塩ドライシロップの限定出荷が行われていて，当薬局では備蓄がほとんどありません。当該ドライシロップが処方された処方箋の場合には，吸入薬が使用可能な患者であれば処方医へ疑義照会を行って処方変更をお願いしていますが，吸入薬の使用が難しい小児患者については，同成分のカプセル剤を使用して脱カプセルにより対応しています。この場合，自家製剤加算を算定することは可能でしょうか。

» A

算定可能です。

自家製剤加算は，保険薬剤師による「個々の患者に対し薬価基準に収載されている医薬品の剤形では対応できない場合に，医師の指示に基づき，容易に服用できるよう調剤上の特殊な技術工夫」を評価したものです。ただし，製剤後の医薬品と同一剤形および同一規格を有する医薬品が薬価基準に収載されている場合は，算定することが認められません。

しかし，オセルタミビルリン酸塩ドライシロップについては，インフルエンザ感染症の流行に伴い需要が増加し，当該品目の製造企業において限定出荷という状況になりましたが，同成分は抗インフルエンザ薬として広く使用されている医療上重要な医薬品であることから，厚生労働省は令和5年11月，製薬企業により安定的に供給されるまでの間の対応として，当該ドライシロップの在庫逼迫に伴う協力依頼を行いました（表1）。

これを受け，保険薬局においてオセルタミビルリン酸塩ドライシロップを調剤する必要がある場合に，当該品目の備蓄が不足しているため「やむを得ず」オセルタミビルリン酸塩カプセルを脱カプセルし，賦形剤を加えるなどの調剤上の工夫を行った際には，自家製剤加算を算定して差し支えない旨の疑義解釈が示されました（表2）。

また，令和6年6月からは，これまでのような臨時的対応としてではなく通常の取り扱いとして組み込まれ，**薬価基準に収載されていても「供給上の問題により当該医薬品が入手困難であり，調剤を行う際に必要な数量を確保できない場合」に，脱カプセルなどによる調剤上の工夫を行った際には自家製剤加算を算定できる**ようになっています（表3）。

表1　オセルタミビルリン酸塩ドライシロップの在庫逼迫に伴う対応

1. オセルタミビルリン酸塩ドライシロップについて，返品が生じないよう，過剰な発注は厳に控えていただき，当面の必要量に見合う量のみの購入をお願いしたいこと。
2. 医療機関におかれては，オセルタミビルリン酸塩ドライシロップについて，吸入薬の利用が可能な５歳以上のインフルエンザ患者に対しては，吸入薬の処方を検討いただきたいこと。
3. 医療機関及び薬局におかれては，オセルタミビルリン酸塩ドライシロップが不足している状況にあっても，当該品目を処方又は調剤する必要がある場合には，**オセルタミビルリン酸塩カプセルを脱カプセルし，賦形剤を加えるなどの調剤上の工夫を行った上での調剤を検討**いただきたいこと。
4. 薬局におかれては，処方されたオセルタミビルリン酸塩ドライシロップについて，自らの店舗だけでは供給が困難な場合であっても，系列店舗や地域における連携により，可能な限り患者への供給ができるよう調整をしていただきたいこと。

（オセルタミビルリン酸塩ドライシロップの在庫逼迫に伴う協力依頼，令和5年11月8日事務連絡，厚生労働省医政局医薬産業振興・医療情報企画課）

表2　オセルタミビルリン酸塩カプセルの脱カプセルの取り扱い

問１　インフルエンザが流行している状況下で，オセルタミビルリン酸塩のドライシロップ製剤の供給が限定されているため，保険薬局において同製剤が不足し，処方への対応が困難な際に，薬剤師が，処方医と相談の上，カプセル剤を脱カプセルし，賦形剤を加えるなどして調剤した場合，自家製剤加算を算定できるのか。

（答）「オセルタミビルリン酸塩ドライシロップの在庫逼迫に伴う協力依頼」（※表１に掲載）の記の３において，「〈中略〉オセルタミビルリン酸塩カプセルを脱カプセルし，賦形剤を加えるなどの調剤上の工夫を行った上での調剤を検討いただきたいこと。」とされているなか，**やむをえず当該対応を実施した場合には，自家製剤加算を算定して差し支えない。**なお，このような場合には，レセプトの摘要欄に「オセルタミビルリン酸塩ドライシロップ製剤の不足のため」等のやむを得ない事情を記載すること。

また，この場合の薬剤料については，オセルタミビルリン酸塩カプセルの実際の投与量に相当する分（例えば，５日間でオセルタミビルとして合計262.5mg投与する場合は，オセルタミビルリン酸塩カプセル75mgの3.5カプセル分）を請求するものとする。

〔疑義解釈資料の送付について（その60）別添2，令和5年11月8日事務連絡，厚生労働省保険局医療課〕

表3　供給上の問題により医薬品が入手困難な場合の取り扱い（自家製剤加算）

> 区分 01　薬剤調製料
> （11）自家製剤加算
> ア～ウ　（略）
> エ　薬価基準に収載されている医薬品に溶媒，基剤等の賦形剤を加え，当該医薬品と異なる剤形の医薬品を自家製剤の上調剤した場合に，次の場合を除き自家製剤加算を算定できる。
> （イ）調剤した医薬品と同一剤形及び同一規格を有する医薬品が薬価基準に収載されている場合。ただし，当該医薬品が薬価基準に収載されている場合であっても，供給上の問題により当該医薬品が入手困難であり，調剤を行う際に必要な数量を確保できない場合は除く。なお，医薬品の供給上の問題により当該加算を算定する場合には，調剤報酬明細書の摘要欄に調剤に必要な数量が確保できなかった薬剤名とともに確保できなかったやむを得ない事情を記載すること。
> （以下，略）

（診療報酬の算定方法の一部改正に伴う実施上の留意事項について，令和6年3月5日，保医発0305第4号）

脱カプセルなどの対応を行った場合には，調剤レセプトの摘要欄に，当該薬剤名と「やむを得ない事情」を記載することになっていますので，忘れないよう注意してください。

計量混合調剤加算

Q 075

リンデロン-VG軟膏に白色ワセリンを混合する処方が出て，処方医に白色ワセリンの使用目的を聞くと，賦形剤としてではなく，保護剤として使用しているとの回答でした。白色ワセリンは皮膚保護剤としての効能があるので，計量混合調剤加算は算定できると思いますが，どうでしょうか。

» A

計量混合調剤加算を算定します。

白色ワセリンが溶媒，基剤等の賦形剤ではなく，効能・効果を有しているかの点を問われていますが，本例の場合，軟膏基剤であるか，あるいは効能・効果を有する医薬品であるかについては特段関係ありません。医療上の必要性から使用され，薬価基準に収載されている同一剤形のものを使用して調剤しているのであれば，計量混合調剤加算に該当します。

076

サリチル酸0.9gを少量のエタノールで溶かして微粉末化し，白色ワセリン30gと混和し3%サリチル酸ワセリン30gを調剤しました。この場合，計量混合調剤加算を算定できるでしょうか。

A

計量混合調剤加算ではなく自家製剤加算となります。

計量混合調剤加算は，薬価基準に収載されている2種類以上の医薬品（液剤，散剤もしくは顆粒剤または軟・硬膏剤に限る）を計量し，かつ，混合した場合に算定するものです。本例のように，サリチル酸の原末を使用し軟膏剤を調剤した場合は，自家製剤加算に該当します。

077

次の処方内容の時，自家製剤加算と計量混合調剤加算のどちらを算定するのが妥当でしょうか。

処方
A シロップ　5mL
B シロップ　6mL
C ドライシロップ　0.6g
D ドライシロップ　1.2g
1日3回　毎食後　4日分
上記を混合

A

計量混合調剤加算を算定します。

自家製剤加算と計量混合調剤加算については，技術的により難易度の高い製剤行為は自家製剤加算，それ以外の製剤行為は計量混合調剤加算と整理されています。ドライシロップと液剤のように混合が容易なものについては，計量混合調剤加算として算定します。

Q 078

次の処方では，内服薬調剤料は7日分ですが，計量混合調剤加算は1調剤行為につき算定するので，この場合は2調剤分を算定できると聞きました。処方1および処方2のどちらも投与日数が4日分の時はどうなるのでしょうか。

処方1	アスベリン散10%	0.4g
	メプチン顆粒0.01%	0.3g
	ペリアクチン散1%	0.3g
	1日3回　毎食後　7日分	
処方2	セフゾン細粒小児用10%	1.6g
	ビオフェルミンR散	0.5g
	1日3回　毎食後　4日分	

» A

処方1と処方2の投与日数が異なるので，計量混合調剤加算をそれぞれ算定できます。ただし，**どちらも同じ投与日数であった場合は1回しか算定できません。**

Q 079

次のような処方が出た場合，エンテロノン-R散はレセプトではどのような記載になりますか。また，計量混合調剤加算についてもおのおの請求できるか教えてください。

処方1	ユナシン細粒小児用10%	2.5g
	アスベリン散10%	0.4g
	メジコン散10%	0.3g
	エンテロノン-R散	1.0g
	1日3回　毎食後	
処方2	ロペミン小児用細粒0.05%	0.7g
	エンテロノン-R散	0.5g
	1日3回　毎食間	

（ユナシンは軟便になりやすく，なった場合にロペミンを1日3回食間に服用するとの指示）

» A

レセプトについては，**服用時点ごとの処方をそれぞれ別欄に記載すれば構いません。**計量混合調剤加算については，服用時点が異なるため，別調剤としておのおの算定できます。

Q080

吸入剤として，ビソルボン吸入液0.2%，ベネトリン吸入液0.5%，生理食塩液を混合するという内容の処方箋を受け付けました。生理食塩液は，添付文書には外用として噴霧吸入の適応がありますが，薬価基準の区分では注射に分類されています。このような場合，計量混合調剤加算の算定ならびに保険請求はできるのでしょうか。

» A

具体的な処方箋の内容がわかりませんが，**通常，生理食塩液をほかの外用薬と混合して使用することは保険請求上認められています。**

生理食塩液は，薬価基準においては便宜上，注射の区分として分類されています。しかし，生理食塩液の添付文書の内容からもわかるように，医薬品医療機器法上は「注射」（細胞外液欠乏時，ナトリウム欠乏時，クロル欠乏時，注射剤の溶解希釈剤）と「外用」（皮膚・創傷面・粘膜の洗浄・湿布，含嗽・噴霧吸入剤として気管支粘膜洗浄・喀痰排出促進）の両方の適応として承認されています。

したがって，外用薬（液剤）と薬価基準の注射に区分されている生理食塩液を混合した場合であっても，それぞれの医薬品が医薬品医療機器法の承認範囲内で適正に使用されていれば保険請求は可能であり，計量混合調剤加算（外用薬の液剤35点）も算定することができます。

Q081

外用薬の散剤同士，または液剤同士を調剤した場合，計量混合調剤加算はそれぞれ何点として算定すべきでしょうか。

» A

同一剤形の2種類以上の医薬品を調剤した場合は，内用薬および外用薬にかかわらず計量混合調剤加算を算定します。**外用薬の散剤同士を調剤した場合には，内用薬と同様に計量混合調剤加算の散剤45点，また，外用薬の液剤同士を調剤した場合には液剤35点を算定してください。**

Q082

服用時点や服用日数はすべて同一で，散剤が4種類（A，B，C，D）処方されている場合，処方箋には2種類ずつ（AとB，CとD）とするよう指示されていました。このような場合，計量混合調剤加算はそれぞれ算定できるのでしょうか。

» A

調剤技術上における配合禁忌などの場合を除き，計量混合調剤加算をそれぞれ算定することはできません。

計量混合調剤加算は，「薬価基準に収載されている2種類以上の医薬品を計量し，かつ，混合して，液剤，散剤若しくは顆粒剤として内服薬又は屯服薬を調剤した場合及び軟・硬膏剤として外用薬を調剤した場合に，投薬量，投薬日数に関係なく，計量して混合するという1調剤行為に対し算定できる」とされています。この「1調剤行為」に該当するケースとしては，服用時点は同一であるが服用日数が異なる場合などがあり，今回のご質問のように，処方箋に別々に調剤するよう指示されている場合であっても，服用時点と服用日数が同一である場合については，計量混合調剤加算をそれぞれに算定することはできません。

ただし，調剤技術上の必要性から，配合禁忌や配合不適などの制約が生じる場合には，調剤料は別剤として算定できることになるため，計量混合調剤加算についても1調剤行為ごと，すなわちそれぞれ算定することが可能です。

Q083

計量混合調剤加算の算定要件に，「薬価基準に収載されている薬剤と同一剤形及び同一規格を有する薬剤を調剤した場合」は算定できないとありますが，これはどのように解釈するのでしょうか。

» A

自家製剤加算と同様，**調剤（この場合は，計量かつ混合）してでき上がった薬剤がすでに薬価収載されている場合には，計量混合調剤加算を算定することができない**ということを意味しています。

表1　計量混合調剤加算

区分 01　薬剤調製料
（12）計量混合調剤加算
ア　計量混合調剤加算は，薬価基準に収載されている２種類以上の医薬品（中略）を計量し，かつ，混合して，液剤，散剤若しくは顆粒剤として内服薬又は屯服薬を調剤した場合及び軟・硬膏剤等として外用薬を調剤した場合に，投薬量，投薬日数に関係なく，計量して混合するという１調剤行為に対し算定できる。なお，同注のただし書に規定する場合とは，次の場合をいう。
（イ）　液剤，散剤，顆粒剤，軟・硬膏剤について「注６」の自家製剤加算を算定した場合
（ロ）　薬価基準に収載されている薬剤と同一剤形及び同一規格を有する薬剤を調剤した場合

（診療報酬の算定方法の一部改正に伴う実施上の留意事項について，令和6年3月5日，保医発0305第4号）

計量混合調剤加算は，「薬価基準に収載されている2種類以上の医薬品を計量し，かつ，混合」した場合に，投薬量や投薬日数に関係なく，1調剤行為に対して算定するものです。ただし，自家製剤加算を算定した場合，または，「薬価基準に収載されている薬剤と同一剤形及び同一規格を有する薬剤を調剤した場合」は，計量混合調剤加算を算定することが認められていません（**表1**）。

この「薬価基準に収載されている薬剤と同一剤形及び同一規格を有する薬剤を調剤した場合」とは，調剤報酬点数表（厚生労働省告示）の調剤料の注7（計量混合調剤加算）に「別に厚生労働大臣が定める薬剤である場合」とある通り，注6（自家製剤加算）の「ただし書」を指しており，具体的には「特掲診療料の施設基準等」の中で「使用薬剤の薬価（薬価基準）別表に収載されている薬剤と同一規格を有する薬剤」であると明示されています（**表2**）。

すなわち，自家製剤加算の場合と同様に，調剤（計量かつ混合）してでき上がった薬剤と同じ規格が薬価基準に収載されている場合には，計量混合調剤加算を算定することができないものと解釈してください。

表2　厚生労働大臣が定める薬剤

調剤報酬点数表（令和6年3月5日，厚生労働省告示第57号）

区分01　薬剤調製料

注6　次の薬剤を自家製剤の上調剤した場合は，自家製剤加算として，1調剤につき（中略），それぞれ次の点数（中略）を各区分の所定点数に加算する。ただし，別に厚生労働大臣が定める薬剤については，この限りでない。

イ～ロ（略）

7　2種以上の薬剤（中略）を計量し，かつ，混合して，内服薬若しくは屯服薬又は外用薬を調剤した場合は，計量混合調剤加算として，1調剤につきそれぞれ次の点数（中略）を各区分の所定点数に加算する。ただし，注6に規定する加算のある場合又は当該薬剤が注6のただし書に規定する別に厚生労働大臣が定める薬剤である場合は，この限りでない。

イ～ハ（略）

特掲診療料の施設基準等（平成20年3月5日，厚生労働省告示第63号，最終改正：令和6年3月5日）

第15　調剤

7　薬剤調製料の注6ただし書に規定する薬剤

使用薬剤の薬価（薬価基準）別表に収載されている薬剤と同一規格を有する薬剤

Q084

ある書籍を見たら，分包品を使用した際には計量混合調剤加算を算定できないと書いてありましたが，次のような場合には，どう考えるのでしょうか。

処方　散剤A　1回0.5g（1日1.5g）
　　　散剤B　1回1g（1日3g）
　　　　　1日3回　毎食後

＊散剤Aは0.5gの分包品，散剤Bは1gの分包品を使用して調剤する場合

» A

ご質問のケースについては，計量混合調剤加算を算定することはできません。

計量混合調剤加算は，薬価基準に収載されている2種類以上の医薬品を「計量かつ混合」した場合に算定することが認められています。しかし，分包品は，あらかじめ所定の分量が計量され，既製品として流通しているものです。

したがって，そのような包装単位の医薬品を使用して調剤した場合には，計量混合調剤加算を算定することは認められていません（**分包品の販売の有無で**

はなく，その調剤において分包品を使用したか否かで判断します）。

時間外加算，休日加算，深夜加算

Q 085

当薬局の通常の業務時間内の午後8時に処方箋を受け付けた場合，時間外加算の対象となりますか。

» A

対象とはなりません。

時間外加算の対象時間は，概ね午前8時前と午後6時以降，または，休日加算の対象となる休日以外の日を終日休業日とする保険薬局の当該休業日となりますが，通常の開局時間外であっても，**当該保険薬局が常態として調剤応需態勢をとり，開局時間と同様の取り扱いで調剤を行っている場合は，時間外加算の対象にはなりません。**

ただし，開局時間内であっても，所定の時間帯（平日0～8時・19～24時，土曜日0～8時・13～24時，日曜日0～24時）については，夜間・休日等加算の対象となります。

Q 086

開局時間内に患者が処方箋を持参し，「後で取りに来る」と言っていったん帰りました。ところが開局時間内に来局せず，時間外に電話があり薬を取りに再度来た場合，時間内・時間外どちらで算定するのでしょうか。

» A

時間外加算は，当該保険薬局が届け出ている開局時間以外の時間帯で，調剤応需態勢を解除している時に処方箋を受け付けた場合に算定できるものです。したがって本例の場合，**患者が処方箋を持参した時間は通常の調剤応需態勢をとっている時間帯ですので，たとえ患者が調剤応需態勢を解除した後の時間帯に薬を取りに来た場合であったとしても，時間外加算の対象にはならないと解**

釈することが妥当でしょう。

なお，時間外加算の対象となる時間は，各都道府県の保険薬局における開局時間の実態，患者の来局上の便宜等を考慮して，社会通念上妥当と認められる一定の時間以外の時間となります。その標準は，概ね午前8時前と午後6時以降で，深夜加算の算定対象となる午後10時から午前6時までを除きます。

また，休日加算の対象となる休日以外の日を終日休業日とする保険薬局において，当該休業日に調剤した場合も時間外加算の対象となります。ただし，時間外とされる場合においても当該保険薬局が実態的に調剤応需の体制をとり，開局時間内と同様な取り扱いで調剤を行っている時は，時間外の取り扱いにはなりません。

Q 087

当薬局の開局時間外である平日の午後9時に急病の患者のために薬局を開け，調剤を実施しました。その間，さらに別の患者からも調剤の求めがあり調剤を行ったのですが，時間外加算はどのように算定するのですか。

» A

1人目，2人目ともに時間外加算を算定できます。

Q 088

休日加算が算定できる場合は，どのような日が該当するのでしょうか。

» A

休日加算の対象となる休日とは，**日曜日および国民の祝日をいい，さらに1月2日，3日，12月29日，30日および31日も休日として取り扱って差し支えありません。**

休日加算を算定できるケースは，(1) 地域医療の確保の観点から，①救急医療対策の一環として設けられている保険薬局，②輪番制による休日当番保険薬局，③感染症対応などの一環として地域行政機関の要請を受けて休日に開局している保険薬局――で調剤を受けた患者，(2) 当該休日を開局しないこととしている保険薬局で，または当該休日に調剤を行っている保険薬局の開局時間以外の時間（深夜を除く）に，急病などやむを得ない理由により調剤を受けた患者が対象です。

夜間・休日等加算

Q 089

夜間・休日等加算は，開局時間内であって，かつ要件に規定されている時間帯（平日は0〜8時と19〜24時，土曜日は0〜8時と13〜24時，休日は0〜24時）である場合に算定できるものとされていますが，処方箋を持参する患者が多いという理由などから，臨時的に開局時間を延長したような場合であっても，夜間・休日等加算を算定することは可能ですか。

» A

算定できます。ただし，夜間・休日等加算を算定する場合には，あらかじめ開局時間の薬局内外への表示とともに，当該加算の対象となる日および受け付け時間帯を薬局内に掲示しておくことが必要です。また，平日や土曜日には，忘れずに薬歴に処方箋の受け付け時間を記載しておかなければなりません。

例えば，平日は19時を閉局時間としている薬局や，土曜日は13時を閉局時間としている薬局が，同時刻以降も臨時的に延長して開局した場合であっても，延長時間の間に受け付けた処方箋については夜間・休日等加算を算定することができます。

また，土曜日の閉局後，13時以降に受け付けた処方箋であって，かつ時間外加算の対象となる前の時間帯（すなわち13〜18時までの間）の場合には，時間外加算が算定できないという矛盾が生じることを踏まえ，特例的に夜間・休日等加算を算定することが認められています。

ただし，いずれのケースであっても，夜間・休日等加算の算定要件とされている，**①薬局内外のわかりやすい場所への開局時間の表示，②薬局内のわかりやすい場所への加算対象日や受け付け時間帯の掲示，③薬歴への時間帯の記載**

(平日または土曜日に限る)——が必要であることは言うまでもありません。

Q 090

隣の医療機関が休日当番となり，当該医療機関から依頼があったわけではありませんが，当薬局も休日に臨時開局しました。その場合，「夜間・休日等加算」か「休日加算」のどちらを算定するのでしょうか。それとも，どちらも算定できないのでしょうか。

» A

夜間・休日等加算を算定します。

日曜日や祝日（年末年始を含む）に開局する場合，休日加算または夜間・休日等加算の算定対象であることが考えられます。

休日加算は，開局時間以外の調剤応需態勢を評価したもので，救急医療対策や輪番制による休日当番の保険薬局などにおいて調剤した場合に算定するものです（**表1**）。

一方，夜間・休日等加算は，開局時間のうち，夜間や休日における時間帯の調剤応需態勢を評価したもので，休日加算の対象となる休日のほか，平日は午前8時前または午後7時以降（土曜日は午後1時以降）が対象とされています（**表2**）。

ご質問のケースは，輪番制による休日当番の保険薬局ではないようですので，休日加算には該当しないものと考えます。しかし，通常の開局時間（曜日）ではありませんが，臨時に開局した場合で，常態として調剤応需態勢をとっていれば，夜間・休日等加算を算定することができます。

ただし，夜間・休日等加算を算定する場合は，開局時間を薬局の内側および外側のわかりやすい場所に表示するとともに，夜間・休日等加算の対象となる日や時間帯を薬局内のわかりやすい場所に掲示しなければなりませんので，臨時で開局した場合にも忘れずに掲示してください。

表1　休日加算の算定要件

(9) 調剤技術料の時間外加算等
カ　休日加算
(イ)　休日加算の対象となる休日とは，日曜日及び国民の祝日に関する法律（昭和23年法律第178号）第3条に規定する休日をいう。なお，1月2日，3日，12月29日，30日及び31日は休日として取り扱う。
(ロ)　休日加算は次の患者について算定できるものとする。なお，①以外の理由により常態として又は臨時に当該休日に開局している保険薬局の開局時間内に調剤を受けた患者については算定できない。
①　地域医療の確保の観点から，以下のいずれかの場合において休日に調剤を受けた患者
・救急医療対策の一環として設けられている保険薬局の場合，輪番制による休日当番保険薬局の場合
・感染症対応等の一環として地域の行政機関の要請を受けて休日に開局して調剤を行う保険薬局の場合
②　当該休日を開局しないこととしている保険薬局で，又は当該休日に調剤を行っている保険薬局の開局時間以外の時間（深夜を除く。）に，急病等やむを得ない理由により調剤を受けた患者

（診療報酬の算定方法の一部改正に伴う実施上の留意事項について，令和6年3月5日，保医発第0305第4号）

表2　夜間・休日等加算の算定要件

(10) 薬剤調製料の夜間・休日等加算
ア　夜間・休日等加算は，午後7時（土曜日にあっては午後1時）から午前8時までの間（休日加算の対象となる休日を除く。）又は休日加算の対象となる休日であって，保険薬局が表示する開局時間内の時間において調剤を行った場合に，処方箋の受付1回につき，調剤料の加算として算定する。ただし，時間外加算等の要件を満たす場合には，夜間・休日等加算ではなく，時間外加算等を算定する。
イ　夜間・休日等加算を算定する保険薬局は開局時間を当該保険薬局の内側及び外側の分かりやすい場所に表示するとともに，夜間・休日等加算の対象となる日及び受付時間帯を薬局内の分かりやすい場所に掲示する。また，平日又は土曜日に夜間・休日等加算を算定する患者については，処方箋の受付時間を当該患者の薬剤服用歴の記録又は調剤録に記載する。

（診療報酬の算定方法の一部改正に伴う実施上の留意事項について，令和6年3月5日，保医発第0305第4号）

Q091 12月29日から1月3日までの期間については，夜間・休日等加算の算定は可能ですか。それとも，休日加算を算定するのでしょうか。

» A

調剤報酬点数表では，12月29～31日と1月2，3日は休日として取り扱うこととされています。したがって，その期間内に，**輪番制による休日当番保険薬局として開局している場合や，開局日ではないが急病などのやむを得ない理由により処方箋を応需した場合などは休日加算を算定しますが**，これらのケースに該当しない場合には，夜間・休日等加算を算定できます。

Q092 夜間・休日等加算を算定した場合，レセプトには処方箋を受け付けた時間を記載しないといけないのでしょうか。

» A

必要ありません。

表1　レセプト記載について

Ⅳ　調剤報酬請求書及び調剤報酬明細書に関する事項
第２　調剤報酬明細書の記載要領（様式第５）
　２　調剤報酬明細書に関する事項
　　(27)「摘要」欄について
　　　イ　その他請求内容について特記する必要があればその事項を掲載すること。

別表Ⅰ　調剤報酬明細書の「摘要」欄への記載事項等一覧（レセプト電算処理システム用コード等は省略）

項番	区分	調剤行為名称等	記載事項
5	01	時間外加算 休日加算 深夜加算 時間外加算の特例	処方箋を受け付けた年月日及び時刻を記載すること。

（診療報酬請求書等の記載要領等について，昭和51年8月7日，保険発第82号）

表2　薬歴への記載について

区分01　薬剤調製料 （10）薬剤調製料の夜間・休日等加算 イ　夜間・休日等加算を算定する保険薬局は開局時間を当該保険薬局の内側及び外側の分かりやすい場所に表示するとともに，夜間・休日等加算の対象となる日及び受付時間帯を薬局内の分かりやすい場所に掲示する。また，平日又は土曜日に夜間・休日等加算を算定する患者については，処方箋の受付時間を当該患者の薬剤服用歴等に記載する。

（診療報酬の算定方法の一部改正に伴う実施上の留意事項について，令和6年3月5日，保医発0305第4号）

従来の加算である「時間外加算」，「休日加算」，「深夜加算」を算定した場合には，調剤報酬明細書（以下，レセプト）の「摘要」欄に，「処方箋を受け付けた月日及び時間等当該加算を算定した事由が明確にわかるよう記載すること」とされていますが，「夜間・休日等加算」については，算定した月日や時間をレセプトに記載することは求められていません（表1）。

ただし，平日や土曜日に「夜間・休日等加算」を算定した場合には，薬歴（または調剤録）に処方箋の受け付け時間を記載する必要がありますので，忘れないよう注意してください（表2）。

長期投与

Q 093

新医薬品，麻薬，向精神薬については投与期間に制限がありますが，ゴールデンウィークや年末・年始，また，海外渡航などの特別な理由がある場合には，どのように考えればよいのでしょうか。ほかの医薬品と同じように処方医の判断ということで，特に具体的な制限はないのでしょうか。

» A

保険適用上1回14日分を限度とされている内服薬または外用薬については，**特殊の事情である場合に限り，1回30日分を限度として投与することが認められています。**

医師による医薬品の投与量の制限は，平成14年4月より「予見することができる必要期間に従ったもの」(「保険医療機関及び保険医療養担当規則」第20条)と改正され,医師の裁量の範囲で投与することがより明確となりましたが,新医薬品・麻薬・向精神薬については,その種類に応じて1回14日分,30日分,90日分としてそれぞれ制限されています。

ただし,そのように具体的な制限が設けられている医薬品であっても,ゴールデンウィークのような連休,年末・年始,そして海外渡航などの特殊の事情として認められる場合に限り,必要最小限の範囲において1回30日分まで投与することが認められています(平成14年4月4日,保医発第0404001号)。

Q094

1回14日分を限度とする内服薬については,年末年始や長期旅行などの事情であれば1回30日分まで投与することが認められていますが,通常1回30日分を限度とする内服薬については,特殊な事情であれば30日分を超えて投与することができるのでしょうか。また,投与日数制限を超えて調剤した場合,レセプト請求時に何か注意すべきことはありますか。

» A

通常1回30日分を投与限度とされている内服薬または外用薬については,**たとえ特殊な事情があったとしても,1回30日分を超えて投与することは,保険請求上,認められていません。**

年末年始や長期の旅行などの特殊な事情がある場合に,通常の限度を超えて投与することが認められているのは,1回14日分を限度とされている内服薬または外用薬のみであって,そのような場合でも「旅程その他の事情を考慮し,必要最小限の範囲において,1回30日分を限度として投与」するよう求められています(**表1**)。

また,特殊な事情があるため,保険医が投与日数の上限を超えて投与する必要があると判断した場合には,処方箋の「備考」欄に「その理由」を記載することになっています(**表2**)。そのような処方箋を調剤した場合には,レセプトの「摘要」欄にその理由を記載することが必要ですので,忘れないようにしましょう(**表3**)。

表1　内服薬および外用薬の投与量

内服薬及び外用薬の投与量については，「保険医療機関及び保険医療担当規則及び保険薬局及び保険薬剤師療養担当規則の一部を改正する省令」（平成14年厚生労働省令第23号）により，「予見することができる必要期間に従ったものでなければならないこととし，厚生労働大臣が定める内服薬及び外用薬については当該厚生労働大臣が定める内服薬及び外用薬ごとに1回14日分，30日分又は90日分を限度とする」こととされたところであるが，長期の旅行等特殊の事情がある場合において，必要があると認められるときは，1回14日分を限度とされている内服薬又は外用薬についても，従来どおり，旅程その他の事情を考慮し，必要最低限の範囲において，1回30日分を限度として投与して差し支えないものとするので，その取扱いに遺漏のないよう，関係者に対し周知徹底を図られたい。

（内服薬及び外用薬の投与量について，平成14年4月4日，保医発第0404001号）

表2　特殊な事情がある場合の処方箋への記載

第5　処方箋の記載上の注意事項
8　「備考」欄について
（3）　長期の旅行等特殊の事情がある場合において，必要があると認め，必要最小限の範囲において，投薬量が1回14日分を限度とされる内服薬及び外用薬であって14日を超えて投与した場合は，その理由を記載すること。

（診療報酬請求等の記載要領等について，昭和51年8月7日，保険発第82号）

表3　特殊な事情がある場合のレセプト請求

Ⅳ　調剤報酬請求書及び調剤報酬明細書に関する事項
第2　調剤報酬明細書の記載要領（様式第5）
2　調剤報酬明細書に関する事項
（27）「摘要」欄について
イ　その他請求内容について特記する必要があればその事項を記載すること。

別表Ⅰ　調剤報酬明細書の「摘要」欄への記載事項等一覧（レセプト電算処理システム用コード等は省略）

項番	区分	調剤行為名称等	記載事項
24	—	長期の旅行等特殊の事情がある場合に，日数制限を超えて投与された場合	長期の旅行等特殊の事情がある場合において，必要があると認められ，投薬量が1回14日分を限度とされる内服薬及び外用薬であって14日を超えて投与された場合は，処方箋の備考欄に記載されている長期投与の理由について，「海外への渡航」，「年末・年始又は連休」又は「その他」からもっとも当てはまるものをひとつ記載すること。「その他」を選択した場合は具体的な理由を記載すること。

（診療報酬請求書等の記載要領等について，昭和51年8月7日，保険発第82号）

Q095 新薬・麻薬・向精神薬（一部を除く）の投与日数の限度は1回14日分ですが，長期の旅行など「特殊の事情」がある場合には「1回30日分を限度として投与して差し支えない」とされています。例えばシルバーウィークのような場合にも，この「特殊の事情」に該当するものと解釈して構わないのでしょうか。

» A

該当するものと考えます。

薬価収載日から1年以内の新医薬品，麻薬（一部を除く），向精神薬（一部を除く）の投与量については，1回14日分を限度とされています。ただし，「長期の旅行等特殊の事情がある場合」に限り，その限度を超えて投与することが認められており（必要最小限の範囲において，最長30日分），その際には，処方医によって処方箋の「備考」欄に理由が記載されることになっています（Q094表2参照）。

ここでいう「特殊の事情」として認められるケースについては，平成6年に「保険医療機関及び保険医療養担当規則」が一部改正された際に示された関連通知によると，具体的に「海外への渡航」，「年末・年始」，「連休に係るもの等」が該当するとされており，単に保険医療機関への通院困難や保険医療機関が遠隔地にあるという理由については認められていません（表）。

また，この当時（平成6年）は，「連休」に該当するものはゴールデンウィークくらいしか想定されていなかったこともあり，ここ最近まで，「特殊の事情」には「海外渡航・年末年始・ゴールデンウィークという3つしか該当しない」と解釈されてきたのが実情です。

しかしその後，「国民の祝日に関する法律」が一部改正され，これに伴って連休となるケースが増えることとなり，以前（改正当初）とは若干状況が変わってきたと言えるのではないでしょうか。そのような背景も踏まえ，現在「特殊の事情」の解釈については柔軟かつ適切に取り扱われているようです。

表　「特殊の事情」の考え方について（改正当時）

第１　保険医療機関及び保険医療養担当規則の一部改正に関する事項
５　投薬（第 20 条第２号及び第 21 条第２号）関係
（1）今回，在宅医療の進展及び投薬の実状を勘案し，内服薬及び外用薬の投与期間を適正化したこと。
（2）具体的には，以下のように定めたこと。
ウ　長期の旅行等特殊の事情がある場合において，必要があると認められるときは，必要最小限の範囲において，１回 30 日分を限度として投与できることとしたこと。
この場合において，必要があると認められるときとは，海外への渡航，年末・年始及び連休に係るもの等に限られるものであること。また，単に保険医療機関への通院が困難又は保険医療機関が遠隔地にある等の理由で，内服薬については 14 日，外用薬については７日を超えて投与することは認められないものであること。

（保険医療機関及び保険医療養担当規則の一部改正等に伴う実施上の留意事項について，平成６年３月16日，保険発第26号）

Q096

１回14日分の投与制限が設けられている医薬品を15日分以上投与する場合，処方箋の備考欄に「その理由」が記載されることになっていますが，レセプトにも「その理由」を記載する必要があるのでしょうか。また，レセプトに記載する必要がある場合，その理由は「医師の指示通り」という程度の内容でも問題ないのでしょうか。

» A

１回14日分を投与制限とする内服薬または外用薬については，海外渡航のほか，年末年始やゴールデンウィークなどの大型連休のように「特殊の事情がある場合」に限り，１回30日分以下の範囲で投与することが認められています。

ただし，その際には，**処方医が処方箋の「備考」欄に「その理由」を記載することになっていますので，保険薬局が保険請求する場合には，調剤報酬明細書（調剤レセプト）の「摘要」欄に「その理由」を記載しなければなりません**（Q094 を参照）。この記載がないと，記載不備とみなされてしまいますので十分注意してください。

また，調剤レセプトに記載する理由については，「年末・年始又は連休」や

「海外への渡航」といった内容になりますが，レセプト審査を実施するうえで必要な情報であることが求められます。

処方箋に記載されている内容を記載するだけでは不十分であると考えられる場合には，処方医へ疑義照会を行うなどにより，その妥当性を判断できる理由を確認したうえで，調剤レセプトに記載することが必要です（当然ながら，疑義照会の内容については，処方箋，調剤録，薬歴へ記録することも忘れないよう注意してください）。

社会保険診療報酬支払基金では，平成23年6月より審査委員として薬剤師が全国に配置されることとなり，今後は調剤レセプトのより適切な審査が行われていくことが期待されています。そのためにも，調剤レセプトの請求にあたっては，できるだけ事務的なミスが生じないように心がけるとともに，より一層，適切な請求の確保に努めましょう。

Q 097

新医薬品は薬価収載から1年間，投与日数が1回14日分以内に制限されていますが，医薬品によってその制限が適用されない場合があります。これは，どのような基準で決まるのでしょうか。

» A

一定の条件を満たしている新医薬品であって，**個別に中央社会保険医療協議会（中医協）の了承が得られた場合**に限り，1回14日分とする投与日数制限について例外的な取り扱いを適用することが認められています。

新医薬品の投与日数は，薬価基準収載日の翌月の初日から1年間，原則として1回14日分を上限としています。しかし，①既収載品同士による新医療用配合剤のように，有効成分に関する効能・効果，用法・用量が，実質的に既収載品によって1年以上の臨床使用経験があると認められる新医薬品，②疾患の特性や，含有量が14日分を超える製剤のみが存在しているといった製剤上の特性から，1回14日分を超えることに合理性があり，投与初期から14日分を超える投薬の安全性が確認されている新医薬品――である場合には，新医薬品にかかる投与日数制限を適用することは不合理であると考えられます。

そのため，前述のいずれかの条件を満たしており，かつ，中医協の了承が得

表　新医薬品の処方日数制限の例外的な取り扱い

○　新医薬品については，薬価基準収載の翌月の初日から1年間は，原則，1回14日分を限度として投与することとされているところである。しかしながら，当該処方日数制限を行うことが不合理と考えられる下記のような場合は例外的な取扱いとする。
　① 同様の効能・効果，用法・用量の既収載品の組合せと考えられる新医療用配合剤など，有効成分にかかる効能・効果，用法・用量について，実質的に，既収載品によって1年以上の臨床使用経験があると認められる新医薬品については，新医薬品に係る処方日数制限を設けないこととする。
　② 疾患の特性や，含有量が14日分を超える製剤のみが存在しているといった製剤上の特性から，1回の投与期間が14日を超えることに合理性があり，かつ，投与初期から14日を超える投薬における安全性が確認されている新医薬品については，薬価基準収載の翌月から1年間は，処方日数制限を，製剤の用法・用量から得られる最少日数に応じた日数とする。
○　例外的な取扱いとする新医薬品は，個別に中医協の確認を得ることとする。

（新医薬品の処方日数制限の取扱いについて，平成22年10月27日，中医協了承）

られた場合には，例外的な取り扱いとして，1回14日分とする投与日数制限を設けない，もしくは，製剤の用法・用量から得られる最少日数に応じた日数とすることが認められています（**表**）。

中医協では，新医薬品ごとにその例外的な取り扱いの適否を判断することとなっており，了承が得られた場合には，薬価基準収載に伴い，「療担規則及び薬担規則並びに療担基準に基づき厚生労働大臣が定める掲示事項等」（平成18年3月6日，厚生労働省告示）の一部改正と併せて，関係通知（厚生労働省保険局医療課長）でも，その周知が行われます。

098　健康保険法の場合は，新薬や麻薬などの一部の医薬品を除き，内服薬の投与日数制限は設けられていませんが，船員保険の場合も同様に考えて構わないのでしょうか。

» A

船員保険法の場合は，1回180日分を限度とされています。

内服薬および外用薬の投薬量については，健康保険の場合は「保険医療機関及び保険医療養担当規則」において，厚生労働大臣が定めるものを除き，「予見することができる必要期間に従ったもの」と規定されています。

しかし，船員保険法の場合には，健康保険法の規定にかかわらず，航海日程その他の事情を考慮し，必要最小限の範囲において「1回180日分を限度として投与する」こととされています（表）。

表　船員保険法における投薬量の基準

長期の航海に従事する船舶に乗り組む被保険者に対し投薬の必要があると認められる場合の投薬量の基準は，保険医療機関及び保険医療養担当規則（昭和32年厚生省令第15号）第20条第2号への規定にかかわらず，航海日程その他の事情を考慮し，必要最小限の範囲において，1回180日分を限度として投与することとする。

（船員保険法第54条第2項の規定に基づき船員保険の療養の給付の担当又は船員保険の診療の準則を定める省令，平成10年3月16日，厚生省令第20号）

第 2 章

薬学管理料

- **調剤管理料**
  - 令和６年度改定による変更点
  - 調剤管理料
  - 重複投薬・相互作用等防止加算
- **服薬管理指導料**
  - 令和６年度改定による変更点
  - 服薬管理指導料
  - 特定薬剤管理指導加算
  - 乳幼児服薬指導加算
  - 吸入薬指導加算
- **かかりつけ薬剤師指導料，かかりつけ薬剤師包括管理料**
  - 令和６年度改定による変更点
  - かかりつけ薬剤師指導料，かかりつけ薬剤師包括管理料
- **外来服薬支援料**
  - 令和６年度改定による変更点
  - 外来服薬支援料１
  - 外来服薬支援料２
- **服用薬剤調整支援料**
  - 服用薬剤調整支援料１・２
- **服薬情報等提供料**
  - 令和６年度改定による変更点
  - 服薬情報等提供料１・２・３
- **在宅患者訪問薬剤管理指導料**
  - 令和６年度改定による変更点
  - 在宅患者訪問薬剤管理指導料
  - 麻薬管理指導加算
  - 在宅患者重複投薬・相互作用等防止管理料
- **退院時共同指導料**

調剤管理料

令和6年度改定による変更点

099 調剤管理料は，どのように変更されたのですか。

» A

薬局薬剤師の業務実態および多職種連携のニーズに応じた薬学管理料の見直しとして，保険薬剤師による患者の処方状況に応じた服薬指導の推進とともに，これら業務の合理化を行う観点から，調剤管理料について，業務実態に応じた要件および評価のあり方が見直されました。

1．要件の見直し

調剤管理料として評価する業務の内容，位置付けについて明確化が図られました。

「調剤管理料」とは，保険薬剤師が調剤の際に患者・家族から収集した**薬剤服用歴や医薬品リスク管理計画などの情報に基づいて，薬学的分析・評価を行ったうえで，患者ごとに必要な薬学的管理を実施した場合に算定**できるものであることが，算定要件として明示（追加）されました。

2．重複投薬・相互作用等防止加算

重複投薬・相互作用等防止加算における残薬調整に係る評価について，所定点数が30点から20点に引き下げられました（表）。

3．医療情報取得加算（旧・医療情報・システム基盤整備体制充実加算）

オンライン資格確認システムの導入が原則義務付けられたことを踏まえ，医療情報・システム基盤整備体制充実加算については，これまでの体制整備に係る評価から**薬剤情報や診療情報の取得・活用に係る評価**とするよう，評価のあり方を見直すとともに，「医療情報取得加算」へ名称が変更されました（表）。

点数表における位置付けや，所定点数については変更ありません。

表　調剤管理料の主な変更点

改定前（令和6年5月31日まで）	改定後（令和6年6月1日から）
調剤管理料	調剤管理料
重複投薬・相互作用等防止加算 残薬調整以外　40点 残薬調整　30点	重複投薬・相互作用等防止加算 残薬調整以外　40点 残薬調整　20点
医療情報・システム基盤整備体制充実加算1（6月に1回）　3点 ▶オンライン資格確認体制	医療情報取得加算1（6月に1回）　3点 ▶オンライン資格確認体制
医療情報・システム基盤整備体制充実加算2（6月に1回）　1点 ▶オンライン資格確認体制 ▶電子資格確認による薬剤情報・特定健診情報等の取得	医療情報取得加算2（6月に1回）　1点 ▶オンライン資格確認体制 ▶電子資格確認による診療情報・薬剤情報等の取得・活用

調剤管理料

Q 100

禁煙補助剤が記載された処方箋を受け付けました。次のような処方内容の場合，調剤管理料は用法ごとに算定すべきですか。それとも，1剤として14日分を算定するものとして考えるべきでしょうか。

処方1
　チャンピックス錠0.5mg　1錠　1日1回　夕食後　3日分
処方2
　チャンピックス錠0.5mg　2錠　1日2回　朝夕食後　4日分
処方3
　チャンピックス錠1mg　2錠　1日2回　朝夕食後　7日分

» A

1剤14日分として計算します。

内服薬の薬剤調製料および薬剤料については，「1剤」および「1剤1日分」を所定単位とし，投与日数にかかわらず，服用時点（「朝食後，夕食後服用」，「1日3回食後服用」，「就寝前服用」，「6時間ごと服用」など）ごとに1剤として算定することとされています。調剤管理料の算定についても，これに準じて判断します。

しかし，ご質問のようなケースでは，単純に服用時点ごととして整理してしまうと，1つの医薬品を服用する処方であるにもかかわらず，調剤管理料が2剤にも3剤にもなってしまいます。また，平成28年4月から，同一有効成分であって同一剤形が複数ある場合は「その数にかかわらず1剤として算定する」ことになっています（旧・調剤料）。

したがって，ご質問のケースの調剤管理料については，2剤もしくは3剤と考えるのではなく，1剤14日分の内服薬として算定してください。

Q 101

同一の服用時点（用法）であっても，服用するタイミングが異なる内服薬の調剤管理料については，別剤として算定することができますが，次のように，先発医薬品の服用後に後発医薬品を服用するような場合についても，同じように別剤として解釈して構わないのでしょうか。

処方1　アレジオン錠10　2錠　1日2回　朝夕食後　7日分
処方2　エピナスチン塩酸塩錠10mg「○○○」
2錠　1日2回　朝夕食後　7日分
※処方1を服用終了後，処方2を服用するよう指示あり

» A

1剤（14日分）として算定します。

ご質問のような処方内容の場合，処方1と処方2は別剤として算定することが可能でしたが（旧・調剤料），平成28年4月から，同一有効成分であって同一剤形が複数ある場合は「その数にかかわらず1剤として算定する」ことに変更されました。

したがって，先発医薬品と後発医薬品の異なる銘柄であっても同一有効成分の医薬品ですので，調剤管理料の算定にあたっては1剤（7＋7＝14日分）として算定してください。

Q102

1日おき服用の内服薬が14日分（実日数は7日分）投与されている場合，調剤管理料は何日分として算定すべきでしょうか。

» A

実際の調剤日数によって算定します。したがって，**調剤管理料は7日分となります。**

Q103

隔日投与の場合の内服薬の調剤管理料の算定方法と，レセプトへの記入の仕方を教えてください。次の処方例の場合，処方1と処方2を交互服用との指示があり，実質的には14日分投与です。処方3および処方4についても，服用時点が同一となっています。この場合の内服薬の調剤管理料の算定はどうなるのでしょうか。また，レセプトへの記入の仕方も教えてください。

処方1　A錠5mg　2錠
　　1日1回　朝食後　7日分
処方2　A錠5mg　1錠
　　1日1回　朝食後　7日分
処方3　B錠0.1mg　1錠
　　C錠81mg　1錠
　　1日1回　朝食後　14日分
処方4　D錠20mg　1錠
　　E錠300mg　1錠
　　1日1回　朝食後　14日分
　　処方1と処方2は交互服用

» A

処方1～4の内服薬の調剤管理料は，**1剤14日分として算定します。**

処方1および処方2の服用方法に着目してみると，14日を通し1日1回朝食後に1錠服用し，隔日にあたる日のみ2錠服用するものです。一方，処方3と処方4の服用時点は1日1回朝食後服用の処方ですので，処方1および処方2と同一となり，したがって，調剤管理料は全体で1剤の算定となります。

〔記載例〕

処方		調剤数量	調剤報酬点数		
医薬品名・規格・用量・剤形・用法	単位薬剤料		薬剤調製料・調剤管理料	薬剤料	加算料
(内服) A錠 5mg 1錠 B錠 1mg 1錠 C錠 81mg 1錠 D錠 20mg 1錠 E錠 300mg 1錠 分1，朝食後服用	点 5	14	点 52	点 70	点
(内服) A錠 5mg 1錠 分1，朝食後服用 (隔日に服用)	点 1	7	点 0	点 7	

Q 104

次のように，規格違いの薬剤を最初の2週間服用後，続けて2週間服用する処方が出た場合の調剤管理料の算定はどうなりますか。

処方1　A錠　150mg　1錠
　　　　1日1回　就寝前　14日分
処方2　A錠　75mg　1錠
　　　　1日1回　就寝前　14日分
　　　（処方1を服用後の15日目から処方2を服用）

» A

1剤28日分とします。

処方1と処方2は，規格が異なる同一有効成分の薬剤を，最初の2週間服用後は半分に減らして服用しますが，服用方法は同一（就寝前に1日1回服用）であるため，調剤管理料は1剤として28日分で計算します。

Q105

ケース1のような処方箋において，服用時点が異なるので内服薬2剤として薬剤調製料および調剤管理料を保険請求したところ，1剤分で請求するよう返戻となりました。ケース2の薬剤調製料および調剤管理料はどのように解釈すべきでしょうか。

ケース1
①ブロプレス錠4　1回1錠（1日1錠）　朝食後　30日分
②ブロプレス錠8　1回1錠（1日1錠）　夕食後　30日分
ケース2
①プレドニン錠5mg　　1回1錠（1日1錠）　朝食後　30日分
②プレドニゾロン錠1mg　1回2錠（1日2錠）　夕食後　30日分

» A

ケース1および2のいずれも，**1剤（1日2回朝夕食後，30日分）として算定してください。**

保険処方箋については，医薬品名は「一般名処方」または「薬価基準に収載されている名称」で記載することになっています。ケース2の医薬品の場合，「㊐プレドニゾロン錠」（1mg1錠，2.5mg1錠，5mg1錠の3規格が存在）が薬価基準の収載名称であって，「プレドニン錠5mg」という名称は薬価基準にはありません。

したがって，現行ルール上，ケース2の①，②はいずれも日本薬局方名「プレドニゾロン錠」として処方箋に記載されるべきですので（調剤レセプトにおける記載も同様），薬剤調製料および調剤管理料も1剤として取り扱うのが妥当であると考えられます。

Q 106

次のような処方は，どのように算定するのでしょうか。
①リウマトレックスの調剤管理料（処方箋1）
②分2朝夕食後服用および分1朝食後服用という異なる2剤の医薬品が，リウマトレックスよりも長い投与日数で同時に処方されていた場合の調剤管理料（処方箋2）
処方箋2については，リウマトレックスは別の2剤と同一の服用時点と解釈し，分2朝夕食後および分1朝食後の2剤しか算定できないのでしょうか。それとも別剤と解釈し，3剤分として算定できるのでしょうか。

処方箋1

処方1		
リウマトレックスカプセル2mg　2カプセル		
毎月曜日	朝夕食後	4日分
処方2		
リウマトレックスカプセル2mg　1カプセル		
毎火曜日	朝食後	4日分

処方箋2

処方1		
リウマトレックスカプセル2mg　2カプセル		
毎月曜日	朝夕食後	4日分
処方2		
リウマトレックスカプセル2mg　1カプセル		
毎火曜日	朝食後	4日分
処方3		
○○○錠　2錠　1日2回	朝夕食後	14日分
処方4		
△△△錠　1錠　1日1回	朝食後	14日分

» A

①処方箋1については8日分の調剤管理料として算定します。②処方箋2についてはリウマトレックスだけで1剤8日分，その他の2剤14日分と併せて，全体で3剤として算定できるものと解釈します。

リウマトレックスは，メトトレキサートを2mg含有する抗リウマチ薬です。添付文書によると「通常，1週間単位の投与量をメトトレキサートとして6mgとし，本剤1カプセル（メトトレキサートとして2mg）を初日から2日目にかけて12時間間隔で3回経口投与し，残りの5日間は休薬する。これを1週間ごとに繰り返す」とされており，従来の服用方法とは異なる医薬品であることがわかります。

そのため，食事を目安とした服用時点（＝剤）により区分しようとしても，例えば「分2朝夕食後（毎月曜日）」と「分1朝食後（毎火曜日）」のように指示しなければならないため，同じ医薬品を一定間隔で連続して服用するだけなのに，従来の剤の区分で整理することができません。つまり，このリウマトレックスのような特殊な服用方法の医薬品については，無理に通常の剤により区分するのではなく，例外的な1剤の調剤管理料として解釈せざるを得ないと考えます。

したがって，①処方箋1のリウマトレックスだけが処方されていたケースについては，1剤8日分の調剤管理料（28点）として算定します。そして，②処方箋2のリウマトレックスのほかに分2朝夕食後および分1朝食後という異なる2剤の医薬品が同時に処方されていた場合には，リウマトレックスだけで1剤（8日分，28点）として算定し，別の2剤についてもそれぞれ調剤管理料を算定することができます（2剤14日分，56点）。すなわち，併せて3剤（84点）として算定するものと考えます。

Q107

ロンサーフ配合錠は，5日間服用した後に2日間休薬し，その後5日間服用する医薬品ですが，次のような処方例の場合，継続して服用するものとみなして10日分の調剤料を算定するのでしょうか。それとも，服用時期は異なるので，それぞれ5日分の調剤料を算定するのですか。

処方1　ロンサーフ配合錠 T20　2錠
　　　　ロンサーフ配合錠 T15　2錠
　　　　　1日2回　朝夕食後　5日分
　　　　　（4月2日から服用開始）
処方2　ロンサーフ配合錠 T20　2錠
　　　　ロンサーフ配合錠 T15　2錠
　　　　　1日2回　朝夕食後　5日分
　　　　　（4月9日から服用開始）

» A

内服薬の調剤管理料として**10日分（28点）を算定**してください。

ロンサーフ配合錠は，①治癒切除不能な進行・再発の結腸・直腸がん，②がん化学療法後に増悪した治癒切除不能な進行・再発の胃がん――について効能・効果を有する医薬品です。用法については，通常，朝食後および夕食後の1日2回，5日間連続で服用した後に2日間休薬し，これを2回繰り返した後14日間休薬するとされており，この28日間を1コースとして投与を繰り返します。

ご質問の事例は，当該医薬品が1コース処方された処方箋について調剤した場合の調剤管理料の算定に関するものです。この処方の場合，最初に服用する5日分と，2日間の休薬後に服用する5日分の医薬品名および用法・用量は，全く同一の内容であることから，調剤行為については「1調剤」とみなすべきでしょう。

したがって，この処方内容の調剤管理料については，5日分ごとにそれぞれ算定するのではなく，**実日数に応じた点数，すなわち10日分の内服薬として算定**することが適切です。

Q108 調剤管理料は，通知に示されているすべての項目に関する記載がないと算定は認められないのでしょうか。

» A

調剤管理料の算定要件（厚生労働省保険局医療課長通知）に挙げられている項目は，例示的なものです。**必ずしも，すべての項目について記載されていなければ算定できないというものではありません。**

患者や処方内容に応じて，管理すべき情報は異なります。次回以降の服薬指導・薬剤情報提供に必要と思われる内容をその都度的確に判断し，薬歴に記載してください。

Q 109 調剤管理料や服薬管理指導料は，患者から「管理は必要ない」と言われてしまった場合は算定できないのでしょうか。また，もし算定できないとしたら，薬歴には何も情報を記載しなくても構わないのでしょうか。

A

調剤管理料・服薬管理指導料に係る行為は，患者の求めに応じて実施するものではありません。薬剤師という立場から見て，患者が安全に医薬品を使用するために必要であると判断した場合には，薬剤師に求められている責務を果たすため，使用する薬剤に関する管理・指導を実施し，要件に示されている内容を満たしていれば調剤管理料・服薬管理指導料を算定してください。

薬剤情報提供や使用する薬剤に関する基本的な説明はもちろん，患者から重複投薬や薬物アレルギーなどに関する情報を収集したうえでの服薬指導は，患者が安全に医薬品を使用するうえで必要不可欠なことであり，薬剤師に課されている使命です。健康保険法に基づくルール（保険薬局及び保険薬剤師療養担当規則）や薬剤師法においても明確に規定されています（**表**）。そして，調剤管理料・服薬管理指導料として評価されている業務，すなわち，算定要件として示されている内容は，これらを明文化したものに過ぎません。

「調剤管理料」，「服薬管理指導料」という名称のため，患者から「自分で管理できる」と誤解を受けることがあるかもしれませんが，薬剤師が行うことは「管理」だけでなく，患者に安心して医薬品を使用してもらうために必要不可欠な行為であり，そして，同指導料はそれに対する点数であることを丁寧に説明し，理解を得ることが必要でしょう。また，薬歴の意義や目的，「かかりつけ薬局」，「かかりつけ薬剤師」を活用してもらうことの有効性など，薬剤師としての業務を理解してもらえるよう努めることも必要です。

なお，何らかの理由により調剤管理料・服薬管理指導料を算定しない場合であっても，薬歴には必要な情報を記載しておくことが必要です。算定の可否ということだけでなく，患者のためという視点から判断することが必要です。

表　薬剤師に求められている情報提供，薬歴管理

薬剤師法（昭和35年8月10日，法律第146号） （情報の提供及び指導） 第25条の2　薬剤師は，調剤した薬剤の適正な使用のため，販売又は授与の目的で調剤したときは，患者又は現にその看護に当たつている者に対し，必要な情報を提供し，及び必要な薬学的知見に基づく指導を行わなければならない。 保険薬局及び保険薬剤師療養担当規則（昭和32年4月30日，厚生省令第16号） （調剤の一般的方針） 第8条　保険薬局において健康保険の調剤に従事する保険薬剤師（以下「保険薬剤師」という。）は，保険医等の交付した処方箋に基いて，患者の療養上妥当適切に調剤並びに薬学的管理及び指導を行わなければならない。 2　保険薬剤師は，調剤を行う場合は，患者の服薬状況及び薬剤服用歴を確認しなければならない。 3　（略）

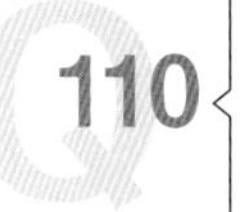

110 通知において，薬歴の記載事項として「疾患に関する情報」という項目がありますが，これは，患者自身が病名などを自分でわかっている場合でないと算定できないのでしょうか。

A

具体的な既往歴や合併症の情報がわからないからといって，必ずしも点数が算定できないということはありません。

算定要件に示されている調剤録（薬剤服用歴）への記録事項は，あくまで例示としての項目です（表）。大事なことは，処方内容あるいは患者に応じて必要なことを適切に確認，服薬指導することであって，そして，患者あるいは家族から得られたさまざまな情報を薬歴に記載しておき，次回以降の服薬指導に反映させることです。使用薬剤に応じて患者サイドから確認すべき内容は異なるでしょうから，患者により既往歴や合併症などの情報が得られなかったからといって，必ずしも算定要件を満たしていないということにはなりません。

また，情報の内容によっては，患者がはっきり覚えていない場合や，収集が困難な場合もしばしば見受けられ，必ずしも一度聞いた程度では確認できない

表　調剤録（薬剤服用歴）への記載事項

<薬学管理料>
通則
(4) 薬学管理等の実施に当たっては，薬剤師法第28条で規定される調剤録において情報の提供及び指導の内容の要点等の記入が義務づけられていることから，必要事項等が記録されている薬剤服用歴等を作成すること。薬剤服用歴等は同一患者についての全ての記録が必要に応じ直ちに参照できるよう患者ごとに保存及び管理するものであり，オンライン資格確認等システムを通じて取得した患者の診療情報，薬剤情報等を含めて，次の事項等を記載すること。
ア　患者の基礎情報（氏名，生年月日，性別，被保険者証の記号番号，住所，必要に応じて緊急連絡先）
イ　処方及び調剤内容等（処方した保険医療機関名，処方医氏名，処方日，調剤日，調剤した薬剤，処方内容に関する照会の要点等）
ウ　以下の患者情報並びに当該情報等を踏まえた薬学的管理及び指導の要点
(イ) 患者の体質（アレルギー歴，副作用歴等を含む。），薬学的管理に必要な患者の生活像及び後発医薬品の使用に関する患者の意向
(ロ) 疾患に関する情報（既往歴，合併症及び他科受診において加療中の疾患に関するものを含む。）
(ハ) 併用薬（要指導医薬品，一般用医薬品，医薬部外品及び健康食品を含む。）等の状況及び服用薬と相互作用が認められる飲食物の摂取状況
(ニ) 服薬状況（残薬の状況を含む。）
(ホ) 患者の服薬中の体調の変化（副作用が疑われる症状など）及び患者又はその家族等からの相談事項の要点
(ヘ) 手帳活用の有無（手帳を活用しなかった場合はその理由と患者への指導の有無。また，複数の手帳を所有しており1冊にまとめなかった場合は，その理由）
エ　今後の継続的な薬学的管理及び指導の留意点
オ　指導した保険薬剤師の氏名

（診療報酬の算定方法の一部改正に伴う実施上の留意事項について，令和6年3月5日，保医発0305第4号）

場合があるかもしれません。そのような場合には，一度確認できなかったからといって以後もわからないままにしておくのではなく，後日，わかったら教えてもらうようにするなど，常に情報収集を心がけておくようにすることが必要です。

Q111 調剤管理料や服薬管理指導料の算定時に薬歴へ記載することとされている服薬指導の内容は，できるだけ詳しく記載したほうがよいのでしょうか。

» A

「要点」を記載することが重要です。

薬剤師は，処方箋に基づいて調剤を行う（もしくは，行った）場合，①重複投薬や副作用の有無などに関する患者の服薬状況および過去の薬剤服用歴を確認するとともに，②患者または現にその看護にあたっている者（すなわち家族など）に対し，調剤した薬剤に関する情報提供および薬学的知見に基づく服薬指導を実施しなければなりません（保険薬局及び保険薬剤師療養担当規則第8条第2項，薬剤師法第25条の2第1項ほか）。

そして，調剤の際に得られた患者の各種情報や患者へ提供した情報および指導した内容などについては，患者ごとに作成された調剤録もしくは薬剤服用歴の記録（以下，調剤録・薬歴）に記載することが必要です（保険薬局及び保険薬剤師療養担当規則第10条，薬剤師法施行規則第16条）。

調剤録・薬歴への記載については正確性が重要であることは当然ですが，患者の基礎情報や処方内容などの情報は別として，処方医への疑義照会の際のやり取りの内容や，患者に提供した情報および指導の内容，患者とのやり取りの際の内容を，一言一句できるだけ詳細に記載しておくことが求められているわけではありません。

調剤録・薬歴は，薬剤師が実施した調剤に係るすべての情報，もしくは調剤結果の情報を格納しておくという重要な役割を有していると同時に，患者に薬剤を安全かつ適正に使用してもらうよう，**次回の来局時に確認または留意すべき事項や，次回以降の服薬指導や相談応需の際にすみやかに対応・活用するための有効なツールという役割**があります。すなわち「結果に関する情報を格納しておくこと」だけが主眼に置かれているわけではありません。

たとえば患者が調剤を求めて再来局した際，当該薬局の薬剤師が限られた時間の中で的確に情報収集や薬剤情報提供・服薬指導を行うためには，調剤録・薬歴に前回までの必要な情報の「要点」が簡潔に記載されていることが必要です。情報の要点が整理されていなければ，把握すべき情報の確認に手間もしくは時間がかかり，前回来局した際の指導内容や確認すべき事項を短時間で効率

表　調剤録・薬剤服用歴の記載について

<薬学管理料>
通則
(4) 薬学管理等の実施に当たっては，薬剤師法第28条で規定される調剤録において情報の提供及び指導の内容の要点等の記入が義務づけられていることから，必要事項等が記録されている薬剤服用歴等を作成すること。薬剤服用歴等は同一患者についての全ての記録が必要に応じ直ちに参照できるよう患者ごとに保存及び管理するものであり，オンライン資格確認等システムを通じて取得した患者の診療情報，薬剤情報等を含めて，次の事項等を記載すること。
ア　患者の基礎情報（氏名，生年月日，性別，被保険者証の記号番号，住所，必要に応じて緊急連絡先）
イ　処方及び調剤内容等（処方した保険医療機関名，処方医氏名，処方日，調剤日，調剤した薬剤，処方内容に関する照会の要点等）
ウ　以下の患者情報並びに当該情報等を踏まえた薬学的管理及び指導の要点
（イ）～（ヘ）　略
エ，オ　（略）

（診療報酬の算定方法の一部改正に伴う実施上の留意事項について，令和6年3月5日，保医発0305第4号）

的に把握することは非常に困難です。また，複数の薬剤師が従事している薬局の場合は，前回までとは別の薬剤師が対応することもあり得ます。

そのような場合に的確に対応するため，調剤録・薬歴には，調剤した際の服薬指導や患者とのやり取りの際に得られた情報の「要点」を記載することが求められています（表）。必要な情報は，できるだけ簡潔に記載しておくことが重要です。

Q112 ニコチネルやバイアグラなどの保険適用外（自費）の処方箋を調剤した場合や一般用医薬品など（OTC薬）に関する薬歴は，調剤録と同じように保険調剤分の薬歴と別々に管理しなければならないのでしょうか。

» A

薬剤服用歴（薬歴）については，保険調剤に関わるものとそれ以外とを区別して整備する必要はありません。むしろ，**患者の医薬品の適正使用のために**

は，１つの薬歴により管理すべきでしょう。

調剤録の記載・整備にあたっては，「保険薬局及び保険薬剤師療養担当規則」（第5条）において，健康保険に関わるもの（保険調剤録）とそれ以外は「区別して整備しなければならない」とされています。しかし，患者ごとに作成された薬歴には，患者が安全に医薬品を使用することができるよう，保険調剤に関わる事項だけでなく，要指導医薬品や一般用医薬品を含む併用薬の情報をはじめ，他科受診の有無，アレルギー歴・副作用歴などについても記録する必要があります。そのため，調剤管理料の算定要件としても，患者からそれらの事項について確認したうえで，必要に応じて薬歴に記載しておくことを求めています。

したがって，保険調剤録の取り扱いとは異なり，薬歴については，むしろ保険調剤とそれ以外とを区別せず，一元的に管理することが必要です。

重複投薬・相互作用等防止加算

Q113

重複投薬・相互作用等防止加算は，複数の異なる保険医療機関で処方箋を交付された患者でないと算定の対象とならないのでしょうか。また，薬剤の入れ替えは処方の変更として認められないのでしょうか。

» A

調剤管理料の加算点数である重複投薬・相互作用等防止加算は，**複数の異なる保険医療機関で処方箋を交付された患者の場合に限らず，①併用薬との重複投薬（薬理作用が類似する場合を含む），②併用薬，飲食物などとの相互作用，③残薬，④そのほか薬学的観点から必要と認める事項について，処方医に疑義照会を行い，処方変更が行われた場合に算定できます。**院内投薬と院外処方箋による投薬に係るものも対象となります。

また，平成28年3月までは，薬剤の追加や投与期間の延長は処方内容の変更として認められませんでしたが，現在は，薬学的観点に基づく処方変更であれば，追加や延長を問わず算定可能です。

Q 114

A診療所で発行された下記のような内容の処方箋を受け付けたのですが，その患者はすでにB診療所からムコダイン細粒を処方され，C薬局で調剤を受けており，現在服用中であることがわかりました。そこで，A診療所の医師に問い合わせを行った結果，ムコダイン錠は削除されることとなりました。
このように，別の保険薬局で調剤された医薬品との重複投薬の防止でも，重複投薬・相互作用等防止加算は算定できるのでしょうか。
また，このような場合，レセプトにはムコダイン錠を削除したことについてコメントは必要でしょうか。

A 診療所の処方箋の内容

PL 配合顆粒	3g
メジコン散 10%	1g
ムコダイン錠 250mg	3 錠
1日3回　毎食後	4日分

» A

重複投薬・相互作用等防止加算は，①併用薬との重複投薬（薬理作用が類似する場合も含む），②併用薬や飲食物などとの相互作用，③残薬，④そのほか薬学的観点から必要と認められる事項について，処方医に対して連絡・確認を行い，処方変更が行われた場合に算定します。**複数の処方箋同士だけでなく，1枚の処方箋であっても算定できます**（表）。

また，レセプト記載にあたっては，特に処方変更の内容を記載することまでは求められていません。したがって，レセプトにはムコダイン錠を削除したこ

表　算定対象となる重複投薬・相互作用等の防止パターン（残薬確認による処方変更の場合を除く）

	主なパターン	説　明
①	処方箋 ↔ 処方箋	ともに同じ保険薬局で処方箋を受付したケース
②	処方箋 ↔ 処方箋	別々の保険薬局で処方箋を受付したケース
③	処方箋 ↔ OTC薬，飲食物など	受付した処方箋が1枚のケース
④	処方箋 ↔ 院内投薬	受付した処方箋が1枚のケース

とについてのコメントは必要ありませんが，わかりにくいと判断される可能性がある場合などは，「摘要」欄を活用することも1つの有効な方法でしょう。

Q115

重複投薬・相互作用等防止加算および在宅患者重複投薬・相互作用等防止管理料は，重複投薬や相互作用の防止だけでなく，患者の薬歴に基づいてアレルギー歴や副作用歴について処方医へ疑義照会を行い，処方変更が行われた場合にも算定対象となりますか。また，それ以外のケースはどうでしょう。

» A

重複投薬，相互作用，残薬のほか，**「薬学的観点から必要と認める事項」に関する内容も対象となります。**

重複投薬・相互作用等防止加算および在宅患者重複投薬・相互作用等防止管理料は，薬歴または患者・家族などからの情報に基づいて，併用薬との重複投薬や相互作用，残薬などの内容について，処方医へ疑義照会を行い，その結果，処方変更が行われた場合に算定できます。

これら点数の具体的な評価範囲については，①併用薬との重複投薬（薬理作用が類似する場合を含む），②併用薬，飲食物などとの相互作用，③残薬，④そのほか薬学的観点から必要と認める事項――に関する内容と明示されています（**表**）。このうち，④の「薬学的観点から必要と認める事項」に該当する主なケースとしては，例えば過去の副作用やアレルギー歴に係る疑義照会などが挙げられますが，このほかにも算定対象として認められるケースはいくつか考えられます。

処方医による単なる事務的な記載ミスに関する疑義照会は算定対象として想定されていませんが，薬剤師が「薬学的観点から必要」と認めた事項について疑義照会を行い，その結果として処方変更が行われたのであれば，算定対象になり得ると理解して差し支えありません。

表　重複投薬・相互作用等防止加算，在宅患者重複投薬・相互作用等防止管理料の対象範囲

> 区分10の2　調剤管理料
> 1　調剤管理料
> (9) 重複投薬・相互作用等防止加算
> ア　重複投薬・相互作用等防止加算は，薬剤服用歴等の記録又は患者及びその家族等からの情報等に基づき，処方医に対して連絡・確認を行い，処方の変更が行われた場合に処方箋受付1回につき算定する。ただし，複数の項目に該当した場合であっても，重複して算定することはできない。なお，調剤管理料を算定していない場合は，当該加算は算定できない。また，当該加算を算定する場合においては，残薬及び重複投薬が生じる理由を分析するとともに，処方医に対して連絡・確認する際に必要に応じてその理由を処方医に情報提供すること。
> イ「イ　残薬調整に係るもの以外の場合」は，次に掲げる内容について，処方医に対して連絡・確認を行い，処方の変更が行われた場合に算定する。
> (イ) 併用薬との重複投薬（薬理作用が類似する場合を含む。）
> (ロ) 併用薬，飲食物等との相互作用
> (ハ) そのほか薬学的観点から必要と認める事項

（診療報酬の算定方法の一部改正に伴う実施上の留意事項について，令和6年3月5日，保医発0305第4号）

Q116

疑義照会により処方箋の内容に変更が生じると，病院から，変更後の内容を反映した新しい処方箋が発行され，変更前の処方箋と差し替えるよう求められることがあります。その場合でも，薬歴に疑義照会の内容を記録し，レセプトにはその旨のコメントを入れておけば，重複投薬・相互作用等防止加算を算定することはできますか。

» A

重複投薬・相互作用等防止加算は算定できますが，**保険請求にあたっては，その根拠となる情報が不可欠です。**

処方箋による調剤の際に薬剤師が行う疑義照会や，それに係る処方医からの回答内容を処方箋および調剤録に記入することは，法令上，明確に義務付けられている行為です（表）。さらに保険調剤においては，患者の薬剤服用歴の記録（薬歴）にも記入しておかなければならないことになっています。

法令上そのような規定があることから，疑義照会により処方変更が生じて

表　疑義照会に関する法令根拠

> 薬剤師法（昭和35年8月10日，法律第146号）
>
> （処方せん中の疑義）
>
> 第24条　薬剤師は，処方せん中に疑わしい点があるときは，その処方せんを交付した医師，歯科医師又は獣医師に問い合わせて，その疑わしい点を確かめた後でなければ，これによつて調剤してはならない。
>
> 薬剤師法施行規則（昭和36年2月1日，厚生省令第5号）
>
> （処方せんの記入事項）
>
> 第15条　法第26条の規定により処方せんに記入しなければならない事項は，調剤済みの旨又は調剤量及び調剤年月日のほか，次のとおりとする。
>
> 1　（略）
>
> 2　法第23条第2項の規定により医師，歯科医師又は獣医師の同意を得て処方せんに記載された医薬品を変更して調剤した場合には，その変更の内容
>
> 3　法第24条の規定により医師，歯科医師又は獣医師に疑わしい点を確かめた場合には，その回答の内容
>
> （調剤録の記入事項）
>
> 第16条　法第28条第2項の規定により調剤録に記入しなければならない事項は，次のとおりとする。
>
> 1～8　（略）
>
> 9　前条第2号及び第3号に掲げる事項

も，疑義照会に関する情報が記録されている処方箋を変更後の内容を反映した新たな処方箋と差し替える必要はありませんが，処方箋を交付した保険医療機関の意向や以前の慣例がいまだに残っているような場合には，変更前後の処方箋を差し替えるよう依頼されることがあるようです。

しかし，変更内容を反映した新たな処方箋と当初の処方箋を差し替えてしまうと，調剤を行った保険薬局において疑義照会を行ったことの情報や記録（証拠）がなくなってしまいますので，保険請求上や法令上の問題が生じる可能性が考えられます。

保険請求にあたっては，その根拠である処方変更に係る記録が不可欠です。そのためにも処方箋の差し替えは避けるべきですが，やむを得ず処方箋を差し替えなければならないということであれば，薬歴への記録だけでなく，保険請求におけるトラブル防止のためにも，疑義照会に関する情報が記入されている差し替え前の処方箋の写しを保存しておくなどの工夫が必要でしょう。ただし，調剤レセプトを提出する際に，処方箋の差し替えを行った旨のコメントを

記入する必要はありません。

Q117 **内服薬が8種類30日分の処方箋の受付時に，患者から残薬があると申し出があり処方医に連絡したところ，5種類について処方日数が変更されました。また，飲み残しが多いので処方医と相談した結果，併せて一包化も行うことになりました。処方医から今回の調整内容を文書により別途提供してほしいとの依頼があったので，トレーシングレポートとして処方変更内容とともに患者の服薬状況に関する情報を提供しましたが，この場合，重複投薬・相互作用等防止加算と服薬情報等提供料を合わせて算定することはできますか。**

» A

算定できます。

重複投薬・相互作用等防止加算は，調剤管理料の加算の1つで，併用薬との重複投薬（薬理作用が類似する場合を含む）や併用薬・飲食物等との相互作用などを防止するため，または残薬調整のために，処方医に疑義照会を行い，処方変更が行われた場合に算定します。

また，服薬情報等提供料は，患者の服用薬や服薬状況に関する情報などを把握し，処方医または患者に情報提供することにより，処方設計および服薬の継続・中断の判断の参考とするなど，医師と薬剤師の連携のもとで医薬品の適正使用の推進を目的とするものです。当該点数は現在，服薬情報等提供料1～3に整理されており，このうち服薬情報等提供料1は，処方医の求めにより，患者の服薬状況などに関する情報提供を行った場合のほか，患者の服用薬の残薬に関する情報，分割調剤時における服薬期間中の体調の変化などに関する情報，入院前の患者の服用薬に関する情報を提供した場合に算定するものです。

前述の通り，重複投薬・相互作用等防止加算および服薬情報等提供料には，いずれも残薬にかかる対応は含まれていますが，評価されている内容はそれぞれ異なるものであり，そのため算定要件においても併算定は制限されていません。したがって，残薬調整にかかる処方日数の変更に対して重複投薬・相互作用等防止加算，患者の服薬状況などに関する処方医への情報提供に対して服薬情報等提供料1を合わせて算定することは可能です。

Q 118

調剤管理料の重複投薬・相互作用等防止加算は，「残薬調整に係るもの以外」の場合として，次のケースが該当するとされています。

イ　併用薬との重複投薬（薬理作用が類似する場合を含む。）
ロ　併用薬，飲食物等との相互作用
ハ　そのほか薬学的観点から必要と認める事項

処方医の単純な記載ミスに伴って処方変更が行われた場合は，ハの要件に該当しないのでしょうか。そのようなケースでも，薬剤師による薬学的視点がないと気付かない場合や，健康被害につながりかねないような事例の場合は該当すると思うのですが，具体的にどのような処方変更であれば算定対象として考えられるのですか。

» A

薬剤師が「薬学的観点から必要と認める」疑義照会であり，その結果として処方変更が行われたのであれば，算定要件に該当するものと解釈できます。疑義照会および処方変更に至る背景や状況などを考慮せず，変更内容という結果だけをみて当該要件の適否を判断するのは難しいことから，具体的な処方内容を用いて事例を示すことは適切ではないでしょう。

調剤管理料の重複投薬・相互作用等防止加算は，①残薬調整に係るもの以外の場合（40点），②残薬調整に係るものの場合（20点）――について，それぞれ評価が設けられています。残薬調整以外の場合（①）は，**「イ　併用薬との重複投薬（薬理作用が類似する場合を含む。）」，「ロ　併用薬・飲食物などとの相互作用」，「ハ　そのほか薬学的観点から必要と認める事項」**のいずれかの内容について，処方医へ連絡・確認（疑義照会）を行い，かつ処方変更が行われた場合に算定することが可能です（**表**）。

このうち，薬剤師が「ハ　そのほか薬学的観点から必要と認める事項」については，通知などにおいて具体的事例が示されているわけではありませんが，例えば承認内容とは異なる処方指示や，過去の副作用・アレルギー歴などに係る疑義照会が想定され，ほかにも該当するケースはいくつかあると考えられます。

表　重複投薬・相互作用等防止加算（残薬調整以外の場合）の対象内容

区分10の2　調剤管理料
1　調剤管理料
(9) 重複投薬・相互作用等防止加算
ア　重複投薬・相互作用等防止加算は，薬剤服用歴等又は患者及びその家族等からの情報等に基づき，処方医に対して連絡・確認を行い，処方の変更が行われた場合に処方箋受付1回につき算定する。ただし，複数の項目に該当した場合であっても，重複して算定することはできない。なお，調剤管理料を算定していない場合は，当該加算は算定できない。また，当該加算を算定する場合においては，残薬及び重複投薬が生じる理由を分析するとともに，処方医に対して連絡・確認する際に必要に応じてその理由を処方医に情報提供すること。
イ　「イ残薬調整に係るもの以外の場合」は，次に掲げる内容について，**処方医に対して連絡・確認を行い，処方の変更が行われた場合に算定**する。
　イ　併用薬との重複投薬（薬理作用が類似する場合を含む。）
　ロ　併用薬，飲食物等との相互作用
　ハ　**そのほか薬学的観点から必要と認める事項**
ウ　（略）
エ　重複投薬・相互作用等防止加算の対象となる事項について，処方医に連絡・確認を行った内容の要点，変更内容を薬剤服用歴等に記載する。
オ，カ　（略）

（診療報酬の算定方法の一部改正に伴う実施上の留意事項について，令和6年3月5日保医発0305第4号）

当該処方箋の調剤を行う薬剤師が，明らかに処方医による記載ミスであると認められるような場合には，「薬学的観点から必要と認める事項」とは言い難いことから，算定要件には該当しないものとして取り扱うべきでしょう。

しかし，処方医による記載ミスかどうか見極めることが困難であるような場合には，処方医へ疑義照会を行った内容および結果をもとに，「薬学的観点から必要と認める事項」に該当するケースであるか否かについて検討したうえで，算定要件の適否を判断してください。

服薬管理指導料

令和6年度改定による変更点

Q 119 服薬管理指導料は，どのように変更されたのですか。

» A

高齢者施設における薬学的管理に係る評価として，介護保険施設における適切な薬剤提供や服薬管理などを推進するため，短期入所を含めた介護老人福祉施設入所者に係る薬学管理について見直されました（服薬管理指導料3）。

また，薬局薬剤師の業務実態および多職種連携のニーズに応じた薬学管理料として，薬剤師による患者の処方状況に応じた服薬指導の推進とともに，これら業務の合理化を行う観点から，特定薬剤管理指導加算について，業務実態に応じた要件および評価の見直しが行われました（特定薬剤管理指導加算1，同加算3）。

このほか，薬学的なフォローアップについて，薬剤師による充実した薬学管理を推進し，質の高い薬物療法を提供できるようにするため，地域における医療機関と連携して行う調剤後の薬学管理に係る評価として見直されました（調剤後薬剤管理指導加算→調剤後薬剤管理指導料，表）。

1．服薬管理指導料3

服薬管理指導料のうち，服薬管理指導料3は「特別養護老人ホームに入所している患者に訪問して行った場合」の評価として設けられていましたが，①短期入所生活介護（ショートステイ）などの利用者についても対象患者に含まれることを明確化するとともに，②介護医療院・介護老人保健施設に入所中の患者であって，当該施設以外の医師が交付した処方箋を調剤し，当該薬局の薬剤師が訪問して施設職員と連携して服薬指導などを実施した場合も算定できるよう見直されました。

表　服薬管理指導料の主な変更点

改定前（令和6年5月31日まで）	改定後（令和6年6月1日から）
服薬管理指導料 ■通常（対面）　45点，59点 ■特別養護老人ホーム入所者　45点 ■情報通信機器を使用（オンライン）　45点，59点	服薬管理指導料 ■通常（対面）　45点，59点 ■介護老人福祉施設等入所者（月4回）　45点 ■情報通信機器を使用（オンライン）　45点，59点
： 特定薬剤管理指導加算1　10点 特定薬剤管理指導加算2〈略〉 （新設） ： ： ：	： 特定薬剤管理指導加算1 対象薬が新たに処方　10点 薬剤師が必要を認めて指導　5点 特定薬剤管理指導加算2〈略〉 特定薬剤管理指導加算3 対象薬の初回処方時　5点 ▶RMPに基づく指導，医薬品の選択に係る説明・指導 ： ：
調剤後薬剤管理指導加算（月1回）　60点 ▶地域支援体制加算を行っている保険薬局 ▶糖尿病患者，インスリン製剤などの新たな処方や処方変更	調剤後薬剤管理指導料（月1回） 糖尿病患者　60点 慢性心不全患者　60点 ▶地域支援体制加算を行っている保険薬局 ▶糖尿病患者，糖尿病用剤の新たな処方または投薬内容の変更 ▶慢性心不全患者，心疾患による入院経験あり

また，これまで算定回数の上限は設けられていませんでしたが，令和6年6月以降は「月4回まで」に制限されています。所定点数（45点）は変更ありません。

2. 特定薬剤管理指導加算1

服薬管理指導料の加算項目である特定薬剤管理指導加算1について，ハイリスク薬などの特に重点的な服薬指導が必要な場合における業務の実態を踏まえ，算定対象となる時点などの見直し，明確化が行われました。

これまで所定点数は一律10点と設定されていましたが，令和6年6月以降は，①ハイリスク薬が新たに処方され，必要な指導を行った場合には10点，②ハイリスク薬に係る用法・用量の変更，患者の副作用の発現状況の変化などに基づいて保険薬剤師が必要と認めて指導を行った場合は5点を算定するものとして，メリハリのある評価となるよう見直されました。

3．特定薬剤管理指導加算３（新設）

調剤に係る服薬指導を行う際に，患者への重点的な説明・指導が必要となる場合の評価として，「特定薬剤管理指導加算3」（所定点数5点）が新設されました。

算定対象となる具体的ケースとしては，①特に安全性に関する情報活用が必要となる，医薬品リスク管理計画（RMP）に基づき説明資料を活用した服薬指導を行った場合，または，②長期収載品に係る選定療養（令和6年10月から実施）の対象品目が処方された患者へ必要な説明を行った場合が該当し，対象薬が最初に処方された1回に限り，算定することが可能です。

4．調剤後薬剤管理指導加算→調剤後薬剤管理指導料（新設）

調剤後薬剤管理指導加算（服薬管理指導料）について，当該点数の評価の対象範囲を，これまでの糖尿病薬から慢性心不全患者を含めたものに拡大するとともに，保険医療機関と保険薬局が連携して糖尿病患者，慢性心不全患者の治療薬の適正使用を推進する観点から，評価体系の見直しが行われました。

服薬管理指導料の加算項目は廃止され，「調剤後薬剤管理指導料」が新設されました。所定点数（60点，月1回まで算定可）は変更ありません。

また，調剤後薬剤管理指導料が対象とする業務は，かかりつけ薬剤師が通常行う業務の範囲と異なることから，かかりつけ薬剤師指導料の算定患者へ実施した場合にも算定可能です。

服薬管理指導料

Q120 服薬管理指導料は，初めて処方箋を持ってきた患者についても算定できるのでしょうか。

» A

算定できます。

薬剤服用歴管理指導料の算定要件では，「**患者ごとに作成した薬剤服用歴等に基づいて**，処方された薬剤の重複投薬，相互作用，薬物アレルギー等を確認したうえで，次に掲げる事項その他の事項を（中略）情報提供し，薬剤の服用

表　服薬管理指導料の初回算定

区分10の３　服薬管理指導料 １　通則 (1) 服薬管理指導料は，同一患者の１回目の処方箋受付時から算定できる。 (2)，(3)（略）

（診療報酬の算定方法の一部改正に伴う実施上の留意事項について，令和６年３月５日，保医発0305第４号）

に関し，基本的な説明を患者又はその家族等に行うこと」とされています。

この「患者ごとに作成した薬剤服用歴等に基づいて」という部分から，初回の処方箋受付時には，服薬管理指導料を算定できないかもしれないとの疑問を持たれたのではないかと推測されます。

しかし，初回の処方箋受付時であっても，アレルギー歴やこれまでに服用した医薬品についての副作用歴などをはじめ，併用薬や他科受診の有無などを確認することは，患者への服薬指導を実施するうえで必要不可欠です。むしろ，初回にきちんと患者からいろいろな情報を収集・確認しておくことの方が，大変な作業であるとともに，非常に大切なことであるといえます。したがって，薬歴を新規作成のうえ，患者から必要な情報を収集し，薬剤の服用などに関する基本的な説明および指導を実施していれば，初回の処方箋受付時であっても服薬管理指導料を算定することができます（**表**）。

ただし，服薬管理指導料の算定にあたっては，算定要件で定められている内容を，患者ごとに作成された薬歴に記録しなければなりません。次回以降の調剤，服薬指導などに反映するためにも，実施した業務の内容について，きちんと要点を記録してください。

Q121　患者の手帳とは，どういうものなのでしょうか。

» A

服薬管理指導料の要件で求めている「患者の手帳」とは，①**経時的に薬剤の記録ができ**，かつ，②**表**に掲げる4つの事項を記録する欄がある**薬剤の記録用**

表　服薬管理指導料における「患者の手帳」に必要な記録欄

①患者の氏名，生年月日，連絡先等患者に関する記録
②患者のアレルギー歴，副作用歴等薬物療法の基礎となる記録
③患者の主な既往歴等疾患に関する記録
④患者が日常的に利用する保険薬局の名称，保険薬局又は保険薬剤師の連絡先等

（診療報酬の算定方法の一部改正に伴う実施上の留意事項について，令和6年3月5日，保医発0305第4号）

の手帳であることとされています。

Q122

前回の来局から3カ月以内に来局した患者がお薬手帳を忘れたため，処方内容や注意すべき事項を記載したシールを交付したのですが，服薬管理指導料はどちらの点数（45点または59点）を算定すればよいのでしょうか。

» A

59点を算定します。

服薬管理指導料は，お薬手帳による情報提供の実施を含めた評価を基本とするものですが（59点），原則3カ月以内に処方箋を持参した患者の場合は45点を算定します（**表**）。

お薬手帳による情報提供については，保険薬剤師が，お薬手帳に処方内容や注意すべき事項などの必要事項を「記載したか否か」で判断します。

ご質問のケースでは，患者がお薬手帳を忘れてしまったために必要事項を記載したシールを交付したとのことですが，残念ながら，本来はお薬手帳に記載すべき内容をシールに印字もしくは記載して交付しただけでは，「保険薬剤師が，お薬手帳に必要事項を記載した」と解釈することはできません。

そのような場合には，服薬管理指導料は59点を算定してください。

表　服薬管理指導料について

区分10の3　服薬管理指導料
1　原則3月以内に再度処方箋を持参した患者に対して行った場合　45点
2　1の患者以外の患者に対して行った場合　59点
3，4　（略）
注1　1及び2については，患者に対して，次に掲げる指導等の全てを行った場合に，処方箋受付1回につき所定点数を算定する。ただし，1の患者であって手帳を持参していないものに対して，次に掲げる指導等の全てを行った場合は，2により算定する。（略）
イ，ロ　（略）
ハ　手帳を用いる場合は，調剤日，投薬に係る薬剤の名称，用法，用量その他服用に際して注意すべき事項を手帳に記載すること。
（以下，略）

（診療報酬の算定方法の一部を改正する告示，令和6年3月5日，厚生労働省告示第57号）

Q123

服薬管理指導料は，3カ月以内の再来局（処方箋の持参）の患者についてお薬手帳による情報提供を行った場合は45点を算定しますが，前回来局時に「お薬手帳は不要」との申し出があった患者であっても，今回から患者の希望によりお薬手帳による情報提供を行った場合は，「原則3月以内に処方箋を持参した患者」として45点を適用することは可能でしょうか。

» A

差し支えありません。

服薬管理指導料（45点）で求められている要件は，「3月以内に再度処方箋を持参した患者」に該当することであり，かつ，その患者に対し，お薬手帳による情報提供をはじめ必要な指導などを行った場合に算定します。

服薬管理指導料の算定にあたっては，前回処方箋を持参した際に「お薬手帳による情報提供を行ったか否か」は問われていません。

Q124

今回の処方箋と前回の処方箋の受付日の間隔は3カ月以内ですが，今回と前回で患者が加入している保険が変更されていました。当薬局は調剤基本料1に該当し，お薬手帳による情報提供は行いました。そのような場合，服薬管理指導料は何点を算定すべきでしょうか。

» A

服薬管理指導料（3月以内に処方箋を持参した患者）として45点を算定します。

服薬管理指導料は，患者のお薬手帳により，過去の服薬歴や現在服薬中の内容を確認するとともに，調剤した薬剤について必要な指導および情報提供を行った場合に算定するものです。その際，①3カ月以内の再来局の場合は45点，②再来局の間隔が3カ月超の場合は59点，③患者が介護老人福祉施設などの入所者の場合は45点を算定します（表1，2）。

ただし，調剤した薬剤について必要な指導および情報提供を行ったとしても，お薬手帳を持参していない，すなわち，過去の服薬歴や現在服薬中の内容が確認できない患者の場合は，服薬管理指導料の「『注1』のただし書」に該当するものとして59点を算定します。

ご質問のケースは，調剤基本料1の保険薬局でお薬手帳による服薬歴の確認および薬剤情報提供を行っていますので，前述の①（3カ月以内の再来局）または②（3カ月超の再来局）のどちらを適用するのかということですが，服薬管理指導料の要件の「3月以内に処方箋を持参した患者」の考え方については，**必ずしも患者の加入保険が同一の場合だけを想定しているわけではありません。**

したがって，服薬管理指導料（3月以内に処方箋を持参した患者）として45点を算定してください。

表1　服薬管理指導料

区分 10 の 3　服薬管理指導料
　1　原則 3 月以内に再度処方箋を持参した患者に対して行った場合　45 点
　2　1 の患者以外の患者に対して行った場合　59 点
　3　介護老人福祉施設等に入居している患者に訪問して行った場合　45 点
　4　（略）
注 1　1 及び 2 については，患者に対して，次に掲げる指導等の全てを行った場合に，処方箋受付 1 回につき所定点数を算定する。ただし，1 の患者であって手帳を持参していないものに対して，次に掲げる指導等の全てを行った場合は，2 により算定する。
　イ～へ　（略）

（診療報酬の算定方法の一部を改正する告示，令和6年3月5日，厚生労働省告示第57号）

表2　服薬管理指導料に係る留意事項

区分 10 の 3　服薬管理指導料
2　服薬管理指導料「1」及び「2」
（1）　服薬管理指導料「1」及び「2」は，保険薬剤師が，患者の薬剤服用歴等及び服用中の医薬品等について確認した上で，(2) の「薬剤の服用に関する基本的な説明」及び (3) の「患者への薬剤の服用等に関する必要な指導」の全てを対面により行った場合に，以下の区分により算定する。
　ア　服薬管理指導料「1」
　　3 月以内に再度処方箋を持参した患者であって，手帳を持参したもの
　イ　服薬管理指導料「2」
　　以下のいずれかに該当する患者
　　（イ）　初めて処方箋を持参した患者
　　（ロ）　3 月を超えて再度処方箋を持参した患者
　　（ハ）　3 月以内に再度処方箋を持参した患者であって，手帳を持参していないもの

（診療報酬の算定方法の一部改正に伴う実施上の留意事項について，令和6年3月5日，保医発0305第4号）

Q125

服薬管理指導料の算定要件として，薬剤情報提供文書により「後発医薬品に関する情報」を患者に提供することになっていますが，この情報は1枚の文書で提供しなければならないのでしょうか。それとも，患者にとってわかりやすい内容になっていれば，別紙でも構わないのでしょうか。

» A

服薬管理指導料の算定要件の1つである「調剤した薬剤に対する後発医薬品に関する情報」は，先発医薬品が調剤された患者において，次回以降の処方箋受付の際に後発医薬品への変更を検討してもらうことができるように，それに該当する後発医薬品の名称や価格の情報などを提供するものです。

すでに保険者においては，後発医薬品の使用促進策の一環として，投与されている先発医薬品に該当する後発医薬品の情報を通知するなど，加入者に対して理解を求めているケースもあります。しかし，保険者による通知だけではタイムラグが生じてしまうという問題や，専門家から勧められることが効果的であるという調査結果が得られた点などを踏まえて，平成24年4月からは保険薬局においても同様の情報提供を行っていくことになっています。

患者への情報提供にあたっては，薬剤情報提供文書を活用して必要な情報を追記することを想定していますが，**必ずしも同一の用紙にすべての情報を収めなければならないというわけではありません。患者にとってわかりやすい内容になっていれば，別紙による情報提供の方法であっても特段問題はありません。**

Q126

服薬管理指導料の算定要件である「後発医薬品に関する情報」について，調剤した医薬品が先発医薬品に該当しない場合には，どのような内容を提供すればよいのでしょうか。

» A

服薬管理指導料の算定要件である「調剤した薬剤に対する後発医薬品に関する情報」は，調剤した先発医薬品（もしくは，先発医薬品に準じたものを含む。以下，同じ）に対する後発医薬品がある場合に（原則として，調剤した先発医薬品と同一剤形・同一規格の後発医薬品が薬価収載されている場合に限られると解釈して差し支えありません），自局で備蓄している後発医薬品の名称や価格などに関する情報提供を求めているものです。

しかし，先発医薬品であっても後発医薬品が薬価収載されていない場合や，すでに後発医薬品に切り替わっている場合などは，先発医薬品と後発医薬品を比較することができないため，**調剤した先発医薬品に対する後発医薬品が存在しない（薬価基準に収載されていない）ことや，調剤した医薬品はすでに後発医薬品であることなどを「後発医薬品に関する情報」として提供してください**（表）。

また，「後発医薬品に関する情報」に関しては，「可能であれば一般的名称も併せて記載することが望ましい」とされています。

表　「後発医薬品に関する情報」について

	調剤した医薬品	情報提供すべき主な内容
①	「先発医薬品」（もしくは「先発医薬品に準じたもの」）であり，それに対する同一剤形・同一規格の後発医薬品が薬価収載されている	・後発医薬品が薬価収載されていること ・該当する後発医薬品のうち，自局で備蓄している後発医薬品の名称と価格に関する情報（ただし，いずれの後発医薬品も備蓄していない場合には，後発医薬品の備蓄がない旨でも可）
②	「先発医薬品」であるが，それに対する同一剤形・同一規格の後発医薬品は薬価収載されていない	・先発医薬品であるが，後発医薬品は存在しないこと 注）含量規格が異なる後発医薬品または類似する別剤形の後発医薬品がある場合に，その情報を提供することは差し支えない
③	「後発医薬品」である	・後発医薬品であること 注）ほかに該当する後発医薬品がある場合に，その情報を提供することは差し支えない
④	いずれにも該当しない	・漢方製剤（または生薬）であり，後発医薬品は存在しないこと ・長年にわたり使用されている医薬品であること　など

※「後発医薬品に関する情報」の提供にあたっては，「可能であれば一般的名称も併せて記載することが望ましい」とされていることにも留意が必要。

※医薬品は「先発医薬品」，「後発医薬品」，「その他医薬品」に分類される。現在は，先発医薬品と後発医薬品は区別して薬事承認されているが，「その他医薬品」とは，このような区別がない頃に薬事承認された医薬品をいう。

※「先発医薬品に準じたもの」とは，「先発医薬品」ではなく「その他医薬品」に分類され，昭和42年以前に承認・薬価収載された医薬品のうち，価格差のある後発医薬品があるものをいう。

なお，医薬品の品名別の分類（先発医薬品／後発医薬品の別など）については，厚生労働省より「使用薬剤の薬価（薬価基準）に収載されている医薬品について」が公表されています。当該情報は適宜更新されますが，厚生労働省のホームページからも入手可能ですので，必要に応じて参考とされるようお願いします。

Q127

お薬手帳には，調剤した薬剤に関する情報のみ記載すれば大丈夫ですか。調剤した薬剤以外の併用薬，すなわち要指導医薬品や一般用医薬品などに関する情報も記録しておくべきでしょうか。また，手帳の中には，薬剤に関すること以外の情報が記録されていても構わないですか。

» A

お薬手帳には，調剤した薬剤に関する情報に限らず，**要指導医薬品や一般用医薬品などを含めた併用薬に関する情報も記録されていることが大事です。**また，医療機関での検査値などの情報が記載されていても差し支えありません。

服薬管理指導料の算定要件の中で，薬剤情報提供の際に使用する手帳については，①経時的に薬剤の記録が記入でき，かつ，②所定の事項を記録する欄がある「薬剤の記録用の手帳」とされています（**表1**）。しかし，お薬手帳とは，患者が所有し，そして患者自身に活用してもらうためのツールであり，薬剤師や医師などの医療提供者が確認・記載するためだけのものではありません。

また，患者によっては，調剤した薬剤だけでなく，要指導医薬品や一般用医薬品などを薬局やドラッグストアで購入して使用することもあるでしょう。調剤を受けた薬局において要指導医薬品などを購入した場合には，その薬局の薬剤師がお薬手帳にその医薬品の名称や購入日などの情報を記載すればよいのですが，必ずしも調剤を受けた薬局で購入するとは限りません。そのような場合には，**患者自身で購入した医薬品名称や日付などを記載してもらうよう，普段から患者にアドバイスしておくことが大事**です。そして，薬剤師が，調剤した薬剤以外の併用薬などに関する情報を把握した場合には，薬歴にも忘れずに記載しておくことが必要です（**表2**）。

さらに最近では，医療機関で受けた検査値などの情報がお薬手帳に記載され

表1　薬剤情報提供に用いる手帳の要件

区分10の3　服薬管理指導料
2　服薬管理指導料「1」及び「2」
(5)　指導等に係る留意点
(2)から(4)までの業務を行うに当たっては，以下の点に留意すること。
ア　(略)
イ　手帳
(イ)　「手帳」とは，経時的に薬剤の記録が記入でき，かつ次の①から④までに掲げる事項を記録する欄がある薬剤の記録用の手帳をいう。
①　患者の氏名，生年月日，連絡先等患者に関する記録
②　患者のアレルギー歴，副作用歴等薬物療法の基礎となる記録
③　患者の主な既往歴等疾患に関する記録
④　患者が日常的に利用する保険薬局の名称，保険薬局又は保険薬剤師の連絡先等
①から③までの手帳の欄については，保険薬局において適切に記載されていることを確認する。手帳を有効に活用する観点から，記載されていない場合には，患者に聴取の上記入するか，患者本人による記入を指導する。④については，当該保険薬局と他の保険薬局又は保険医療機関等の間で円滑に連携が行えるよう，患者が当該薬局を日常的に利用している場合には，当該薬局が手帳に記入し，患者が他の保険薬局を日常的に利用している場合には，その名称及び保険薬局又は保険薬剤師の連絡先等を手帳に記載するよう患者に促すこと。

（診療報酬の算定方法の一部改正に伴う実施上の留意事項について，令和6年3月5日，保医発0305第4号）

表2　調剤録（薬剤服用歴）への記載事項

<薬学管理料>
通則
(4)　薬学管理等の実施に当たっては，薬剤師法第28条で規定される調剤録において情報の提供及び指導の内容の要点等の記入が義務づけられていることから，必要事項等が記録されている薬剤服用歴等を作成すること。薬剤服用歴等は同一患者についての全ての記録が必要に応じ直ちに参照できるよう患者ごとに保存及び管理するものであり，オンライン資格確認等システムを通じて取得した患者の診療情報，薬剤情報等を含めて，次の事項等を記載すること。
ア，イ　(略)
ウ　以下の患者情報並びに当該情報等を踏まえた薬学的管理及び指導の要点
(イ)，(ロ)　(略)
(ハ) 併用薬(要指導医薬品，一般用医薬品，医薬部外品及び健康食品を含む。)等の状況及び服用薬と相互作用が認められる飲食物の摂取状況
(ニ)～(ヘ)　(略)
エ，オ　(略)

（診療報酬の算定方法の一部改正に伴う実施上の留意事項について，令和6年3月5日，保医発0305第4号）

ることも増えてきました。また，薬剤を使用する際に気になることや疑問などが生じた場合には，その都度忘れずに，患者自身でその内容を手帳に記載しておいてもらうことも重要です。

お薬手帳は，「患者⇔薬剤師」もしくは「患者⇔医師」，そして「薬剤師⇔医師」といった，患者を含めた関係者間での簡便かつ有効な連携ツールの1つです。患者がより安心して薬剤を使用することができるよう，お薬手帳の積極的かつ有効な活用が求められます。

特定薬剤管理指導加算

Q128 特定薬剤管理指導加算1は，対象となるすべての医薬品について薬学的管理・指導を行うこととされていますが，いつも同じ処方内容の患者の場合，同じような指導内容になってしまいがちです。患者の状況などに応じて，その都度，指導内容に違いがあっても構わないのでしょうか。

» A

差し支えありません。

特定薬剤管理指導加算1は，服薬管理指導料として行う指導に加えて，「特に安全管理が必要な医薬品」について，①新たに処方された場合（10点），または②用法・用量の変更，患者の副作用の発現状況などに基づき薬剤師が必要と認めた場合（5点）に指導を行ったことを評価する点数です。「特に安全管理が必要な医薬品」に該当するものは，抗悪性腫瘍剤，免疫抑制剤，不整脈用剤，抗てんかん剤，血液凝固阻止剤，ジギタリス製剤，テオフィリン製剤，カリウム製剤，精神神経用剤，糖尿病用剤，膵臓ホルモン剤，抗HIV薬とされています。

対象となる医薬品が複数処方されていた場合，要件では「保険薬剤師が必要と認める薬学的管理及び指導を行う」とされていることを考えると，繰り返し同じ内容の処方箋を受け付けている患者であったとしても，対象となるすべての医薬品について指導を行うことが求められていると解釈すべきでしょう。

しかし，ケースによっては，あまり1度に多くの事項を説明しすぎると，大

表　特定薬剤管理指導加算1の算定要件

区分10の3　服薬管理指導料
6　特定薬剤管理指導加算1
(1)　特定薬剤管理指導加算1は，服薬管理指導料を算定するに当たって行った薬剤の管理及び指導等に加えて，特に安全管理が必要な医薬品が処方された患者又はその家族等に当該薬剤が特に安全管理が必要な医薬品である旨を伝え，当該薬剤についてこれまでの指導内容等も踏まえ適切な指導を行った場合に算定する。(以下，省略)
(2)「イ」については，新たに当該医薬品が処方された場合に限り，算定することができる。
(3)「ロ」については，次のいずれかに該当する患者に対して指導を行った場合をいう。
ア　特に安全管理が必要な医薬品の用法又は用量の変更に伴い保険薬剤師が必要と認めて指導を行った患者
イ　患者の副作用の発現状況，服薬状況等の変化に基づき保険薬剤師が必要と認めて指導を行った患者

(診療報酬の算定方法の一部改正に伴う実施上の留意事項について，令和6年3月5日，保医発0305第4号)

事なことを正しく理解してもらえないケースもあるのではないでしょうか。**患者の状況や処方内容などに応じて，調剤の都度，指導内容の違いや濃淡はあり得る**と思われますし，またその逆に，あえて同じ内容であったとしても繰り返し説明することが必要なこともあると考えます。

そのようなことから，**算定要件では「これまでの指導内容等も踏まえ」適切な指導を行うよう求めています**(表)。

Q129　特定薬剤管理指導加算1の算定対象の医薬品については，「抗悪性腫瘍剤」や「免疫抑制剤」などと示されており，具体的な品目名ではありません。該当する品目名が確認できる一覧表のようなものはないのでしょうか。

» A

厚生労働省保険局が管理・提供しているホームページの中で，特定薬剤管理指導加算1の算定対象となる医薬品名の一覧に関する情報が掲載されていま

す。

特定薬剤管理指導加算1は，服薬管理指導料の加算として設けられ，同指導料として実施した服薬指導などに加えて，患者またはその家族などに当該薬剤が「特に安全管理が必要な医薬品」である旨を伝えるとともに，当該薬剤について適切な指導を行ったことを評価したものです。

ここでいう「特に安全管理が必要な医薬品」とは，①抗悪性腫瘍剤，②免疫抑制剤，③不整脈用剤，④抗てんかん剤，⑤血液凝固阻止剤（内服薬に限る），⑥ジギタリス製剤，⑦テオフィリン製剤，⑧カリウム製剤（注射薬に限る），⑨精神神経用剤，⑩糖尿病用剤，⑪膵臓ホルモン剤，⑫抗HIV薬――が対象とされており，それに該当する薬価基準収載名称，すなわち，具体的な医薬品の品目名が示されているわけではありません（**表1**）。

そのため，実際にどの医薬品が該当するのかわかりにくいといった現場からの指摘があったことなどを踏まえ，厚生労働省は，平成28年度調剤報酬改定

表1　特定薬剤管理指導加算1の算定対象（特に安全管理が必要な医薬品）

区分10の3　服薬管理指導料
6　特定薬剤管理指導加算1
(1) 特定薬剤管理指導加算1は，服薬管理指導料を算定するに当たって行った薬剤の管理及び指導等に加えて，特に安全管理が必要な医薬品が処方された患者又はその家族等に当該薬剤が**特に安全管理が必要な医薬品**である旨を伝え，当該薬剤についてこれまでの指導内容等も踏まえ適切な指導を行った場合に算定する。(以下，略)
(2)「イ」については，新たに当該医薬品が処方された場合に限り，算定することができる。
(3)「ロ」については，次のいずれかに該当する患者に対して指導を行った場合をいう。
　ア　特に安全管理が必要な医薬品の用法又は用量の変更に伴い保険薬剤師が必要と認めて指導を行った患者
　イ　患者の副作用の発現状況，服薬状況等の変化に基づき保険薬剤師が必要と認めて指導を行った患者
(4) 特に安全管理が必要な医薬品とは，**抗悪性腫瘍剤，免疫抑制剤，不整脈用剤，抗てんかん剤，血液凝固阻止剤(内服薬に限る。)，ジギタリス製剤，テオフィリン製剤，カリウム製剤(注射薬に限る。)，精神神経用剤，糖尿病用剤，膵臓ホルモン剤及び抗HIV薬**をいう。なお，具体的な対象薬剤については，その一覧を厚生労働省のホームページに掲載している。
(5)，(6)（略）

（診療報酬の算定方法の一部改正に伴う実施上の留意事項について，令和6年3月5日，保医発0305第4号）

表2　特定薬剤管理指導加算1の対象薬剤の一覧（イメージ）

医薬品コード	漢字名称	カナ名称	剤形	薬価基準コード	基本漢字名称	算定対象となる薬剤*
:	:	:	:	:	:	:
611120015	ダルメートカプセル15 15mg	(略)	内	1124002M2022	(略)	
620003589	ネルボン散1%	(略)	内	1124003B1070	(略)	○
620004589	ベンザリン細粒1%	(略)	内	1124003C1092	(略)	○
:	:	:	:	:	:	:

*医薬品マスターをもとに，加算の対象となる薬剤に○印（一部効能により対象となる場合も含む）
注「診療報酬情報提供サービス」（厚生労働省保険局が運用）の薬剤分類情報閲覧システムにおいて，「特定薬剤管理指導加算等の算定対象となる薬剤一覧」として掲載（https://www.iryohoken.go.jp/shinryohoshu/）

服薬管理指導料

表3　複数の効能を有する医薬品の算定

【特定薬剤管理指導加算1】
（問32）薬効分類上の「腫瘍用薬」，「不整脈用剤」，「抗てんかん剤」に該当するが他の効能も有する薬剤については，それぞれ，「悪性腫瘍」，「不整脈」，「てんかん」の目的で処方され，必要な指導等を実施した場合に限り算定可能と理解してよいか。
（答）貴見のとおり。
なお，対象薬剤の一覧については，厚生労働省のホームページ（https://shinryohoshu.mhlw.go.jp/shinryohoshu/）に掲載している。

〔疑義解釈資料の送付について（その1）別添4，平成28年3月31日事務連絡，厚生労働省保険局医療課，令和2年度改定を踏まえ一部改変〕

の際に合わせて該当医薬品の一覧を作成し，その情報を公表しています。同情報は，厚生労働省保険局が運用するホームページに掲載されています（**表2**）。

ただし，その一覧において，特定薬剤管理指導加算の算定対象の医薬品に該当すると整理されていても，効能について複数の適用を有する医薬品である場合には，前述の①～⑫のいずれかの目的で処方され，かつ，調剤したうえで「特に安全管理が必要な医薬品」として必要な指導などを実施した場合に限り，同加算を算定することができますので，注意が必要です（**表3**）。

Q130 抗悪性腫瘍剤および制吐剤などの支持療法に係る薬剤の薬学的管理・指導について，同一患者に特定薬剤管理指導加算1と2を併算定することは認められていないと聞きましたが，処方箋の受付時点が異なる場合はそれぞれ算定できますか。それとも，受付時点が異なる場合でも算定できないのでしょうか。

» A

同一患者に特定薬剤管理指導加算1・2を併算定することは認められていませんが，受付時点が異なる複数の処方箋であり，かつ，同一月の取り扱いでない場合には，どちらも算定できるケースはあり得るものと考えます。

「特定薬剤管理指導加算1」(以下，加算1) は，厚生労働大臣が定める特に安全管理が必要な医薬品 (**抗悪性腫瘍剤**，免疫抑制剤，不整脈用剤，抗てんかん剤など12種) を対象として，日本薬剤師会作成の「薬局におけるハイリスク薬の薬学的管理指導に関する業務ガイドライン (第2版)」などを参照し，当該患者に必要な薬学的管理・指導を実施したことを評価するもので，**処方箋受付につき1回算定**できます (10点または5点)。

一方，「特定薬剤管理指導加算2」(以下，加算2) は，当該患者のレジメン (治療内容) などを確認し，患者が注射または投薬されている**抗悪性腫瘍剤および制吐剤などの支持療法に係る薬剤**に関して，電話などにより服用状況や服薬中の体調の変化 (副作用が疑われる症状など) の有無の確認とともに，当該保険医療機関へ文書による情報提供を行うことを要件とするもので，**月1回に限り算定**できます (100点)。

加算1および加算2で評価されている業務は，その目的や算定要件はそれぞれ異なりますが，抗悪性腫瘍剤に係る薬学的管理・指導を実施した場合には，いずれも算定対象となり得るものです。同一の抗悪性腫瘍剤および制吐剤などの支持療法に係る薬剤に関して管理・指導を行った場合で，どちらの加算も算定できるケースについて考えてみます。

ケース1　特定薬剤管理指導加算1を算定している患者

▶月の初旬に，抗悪性腫瘍剤Aを処方箋により調剤。薬学的管理・指導を実施して**加算1**を算定した。加算2については，その時点で算定要件を満たしていなかったため算定せず。

▶同一月の下旬に，初旬と同じ薬剤Aを処方箋により調剤。この時点では加算2の算定要件を満たすことが確認できたので，加算2を算定しようと考えるが，それは可能か。

この場合，同一の抗悪性腫瘍剤・制吐剤などの支持療法に係る薬剤であるため，受付時点が異なるか否かに関係なく，同一月に加算1・加算2をともに算定することはできません（表の「問1」）。

ただし，月の初旬の時点では加算2の算定要件を満たしていなかったが，その後，加算2の要件を満たす条件が整ったということであるならば，①当月は加算1のみ算定（2回）して，翌月以降の処方箋について加算2を算定する，または，②月の初旬に算定した加算1は取り消したうえで，当月下旬に加算2を算定（1回）することが考えられます。

表　特定薬剤管理指導加算1・2の併算定の取り扱い

問1　医科点数表の区分番号「B001-2-12」の注6に規定する連携充実加算を届け出ている保険医療機関において抗悪性腫瘍剤を投与された患者に対して，抗悪性腫瘍剤及び制吐剤等の支持療法に係る薬剤を対象として特定薬剤管理指導加算1を算定した場合であって，当該薬剤に関し，電話等によりその服用状況，服薬中の体調の変化（副作用が疑われる症状など）の有無等について当該患者又はその家族等に確認し，確認結果を踏まえ，当該保険医療機関に必要な情報を文書により提供すること等の特定薬剤管理指導加算2の算定要件を満たした場合，次回の服薬管理指導料の算定時に，特定薬剤管理指導加算2を算定することは可能か。

（答）**特定薬剤管理指導加算1と同一月内での算定は不可。**なお，特定薬剤管理指導加算1の算定に係る薬剤以外の抗悪性腫瘍剤及び制吐剤等の支持療法に係る薬剤を対象として，特定薬剤管理指導加算2に係る業務を行った場合は，次回の服薬管理指導料の算定時に，特定薬剤管理指導加算2の算定要件を満たせば算定可。

問2　特定薬剤管理指導加算2を算定した患者に対して，当該算定に係る抗悪性腫瘍剤及び制吐剤等の支持療法に係る薬剤を対象として，特定薬剤管理指導加算1を算定することは可能か。

（答）**特定薬剤管理指導加算2と同一月内での算定は不可。**なお，特定薬剤管理指導加算2の算定に係る抗悪性腫瘍剤及び制吐剤等の支持療法に係る薬剤以外の薬剤を対象として，特定薬剤管理指導加算1に係る業務を行い，算定要件を満たせば算定可。

〔疑義解釈資料の送付について（その18），令和4年7月13日事務連絡，厚生労働省保険局医療課より一部抜粋〕

もちろん同一月であっても，別の抗悪性腫瘍剤および制吐剤などの支持療法に係る薬剤について薬学的管理・指導を行った場合には，算定要件を満たせば加算2を算定することは可能です。

ケース2　特定薬剤管理指導加算2を算定している患者

▶月の初旬に，抗悪性腫瘍剤Bを処方箋により調剤。薬学的管理・指導を実施して**加算2**を算定。

▶同一月の下旬に，初旬と同じ薬剤Bを処方箋により調剤。加算2は月1回しか算定できないが，受付時点が異なるので加算1を算定することは可能か。

ケース1と同様，同一の抗悪性腫瘍剤・制吐剤などの支持療法に係る薬剤が対象であるため，同一月に加算1と加算2をともに算定することは認められません（表中の「問2」）。したがって，同一月の下旬に加算1を算定することはできません。

また，すでに加算2を算定している場合，同加算の趣旨や算定要件などを踏まえれば，翌月以降についても引き続き加算2を適用すべきであると考えますが，何らかの理由により加算2ではなく加算1を算定するよう見直すということならば，翌月以降の処方箋について加算1を算定することは可能でしょう。

もちろん同一月であっても，別の抗悪性腫瘍剤および制吐剤などの支持療法に係る薬剤について薬学的管理・指導を行った場合は，算定要件を満たせば加算1を算定することは問題ありません。

Q131 特定薬剤管理指導加算2の施設基準では，当該保険薬局の薬剤師が，保険医療機関の実施する研修会に参加していることが要件とされていますが，対面形式の研修でなければいけないのでしょうか。

» A

リアルタイムであり，画像を介したコミュニケーションが可能な通信機器を用いて実施される研修会の参加も認められています。

表1　新型コロナウイルス感染症の感染拡大を踏まえた「臨時的」な取り扱い

問4　特定薬剤管理指導加算2の施設基準の要件における「保険医療機関が実施する抗悪性腫瘍剤の化学療法に係る研修会」について，保険医療機関において，新型コロナウイルス感染症の影響により，当該研修会を対面で実施することが困難であることから，情報通信機器を用いて実施された場合であっても当該研修会に該当するか。

（答）新型コロナウイルス感染症に係る臨時的な取扱いとして，リアルタイムでの画像を介したコミュニケーションが可能な情報通信機器を用いて実施された研修会であれば，該当する。

〔新型コロナウイルス感染症に係る診療報酬上の臨時的な取扱いについて（その26），令和2年8月31日，事務連絡，厚生労働省保険局医療課〕

表2　新型コロナウイルス感染症の類型変更に伴う「通常時」の取り扱い

問12　特定薬剤管理指導加算2の施設基準において，「保険医療機関が実施する抗悪性腫瘍剤の化学療法に係る研修会」に保険薬局に勤務する常勤の保険薬剤師が年1回以上参加することが求められているが，当該研修会はリアルタイムでの画像を介したコミュニケーション（ビデオ通話）が可能な機器を用いて実施されるものでも差し支えないか。

（答）よい。

〔「新型コロナウイルス感染症の感染症法上の位置づけの変更に伴う新型コロナウイルス感染症に係る診療報酬上の臨時的な取扱いについて」にかかる疑義解釈資料の送付について，令和5年4月17日，事務連絡，厚生労働省保険局医療課〕

服薬管理指導料の特定薬剤管理指導加算2は，厚生労働大臣が定める施設基準に位置付けられているものです。この基準の1つとして「保険医療機関が実施する抗悪性腫瘍剤の化学療法に係る研修会に当該保険薬局に勤務する常勤の保険薬剤師が年1回以上参加していること」という要件が設けられています。

当該要件は当初，対面形式で研修会へ参加することを想定していましたが，その後，新型コロナウイルス感染症の感染拡大の影響により，対面形式での参加が困難な状況が続いたため，「臨時的な取り扱い」として対面形式以外の方法で研修会に参加した場合も要件を満たすことが認められていました（**表1**）。

そして，令和5年5月8日から新型コロナウイルス感染症の感染症法上の位置付けが2類相当から5類へ変更となることを踏まえ，**通常時の取り扱い**として，対面形式以外の実施方法による研修会への参加，具体的には「リアルタイムでの画像を介したコミュニケーション（ビデオ通話）が可能な機器を用いて実施されるものでも差し支えない」ことがあらためて示されました（**表2**）。

乳幼児服薬指導加算

Q 132 **患者が6歳未満の乳幼児の場合に，お薬手帳を忘れたために服薬管理指導料として59点を算定したのですが，お薬手帳に貼付するシール等を交付すれば乳幼児服薬指導加算は算定できるのでしょうか。**

» A

算定できます。

服薬管理指導料の加算の1つである乳幼児服薬指導加算は，6歳未満の乳幼児の患者を対象として，「体重，適切な剤形その他必要な事項等の確認を行ったうえで，患者の家族等に対して適切な服薬方法，誤飲防止等の必要な服薬指導を行った場合」に算定します（表）。

そして，その際の「確認内容および指導の要点」については，患者ごとに作成した薬剤服用歴の記録（薬歴）のほか，患者のお薬手帳にも記載します。

お薬手帳による情報提供を行わなかった患者については服薬管理指導料として59点を算定しますが，**患者の家族等に「必要な服薬指導」を行い，薬歴に「確認内容や指導の要点」を記載するとともに，お薬手帳に貼付するためのシールなどを交付した場合には，乳幼児服薬指導加算を算定することが認められています。**

表　乳幼児服薬指導加算

区分10の3　服薬管理指導料
9　乳幼児服薬指導加算
(1)　乳幼児服薬指導加算は，乳幼児に係る処方箋の受付の際に，年齢，体重，適切な剤形その他必要な事項等の確認を行った上で，患者の家族等に対して適切な服薬方法，誤飲防止等の必要な服薬指導を行った場合に算定する。
(2)　乳幼児服薬指導加算を算定した処方箋中の薬剤の服用期間中に，患者の家族等から電話等により当該処方薬剤に係る問い合わせがあった場合には，適切な対応及び指導等を行うこと。

（診療報酬の算定方法の一部改正に伴う実施上の留意事項について，令和6年3月5日，保医発0305第4号）

ただし，シールなどを交付した患者が次回以降にお薬手帳を持参した場合は，該当シールなどが貼付されていることを確認してください。

Q 133 乳幼児服薬指導加算は，内服薬以外でも算定できますか。また，医薬品の内容や種類などによって算定の可否に違いはあるのでしょうか。

» A

内服薬以外の剤形についても算定は可能です。また，医薬品の内容や種類の違いによって算定の可否を判断するものではありません。

乳幼児服薬指導加算は，服薬管理指導料の加算項目として設けられているもので，6歳未満の乳幼児患者に係る調剤の際に，患者または家族などに対し，当該薬剤の適切な服薬（使用）方法や誤飲防止などについて必要な指導を行った場合に算定します（**表1, 2**）。また，患者または家族からの当該薬剤の使用方法などに関する問い合わせに対して，適切に対応および指導を行うことも要件の1つです（表2）。

項目の名称に「服薬」とあることから，乳幼児服薬指導加算は内服薬に限定した点数と誤解されるかもしれませんが，対象となる剤形を限定した評価ではありませんので，内服薬以外についても算定可能です。

また，薬剤や患者によって指導内容は異なると思いますが，乳幼児服薬指導加算は**指導内容の濃淡などで算定の可否を判断するものではありません。**患者の体重，適切な剤形その他必要な事項などを確認したうえで，適切な服薬方法や誤飲防止などに関する指導を行うとともに，その内容や要点を薬歴およびお

表1　乳幼児服薬指導加算（点数表）

区分10の3　服薬管理指導料
注8　6歳未満の乳幼児に係る調剤に際して必要な情報等を直接患者又はその家族等に確認した上で，当該患者又はその家族等に対し，服用に関して必要な指導を行い，かつ，当該指導の内容等を手帳に記載した場合には，乳幼児服薬指導加算として，12点を所定点数に加算する。

（診療報酬の算定方法の一部を改正する告示，令和6年3月5日，厚生労働省告示第57号）

表2　乳幼児服薬指導加算（通知）

> 区分10の3　服薬管理指導料
> 9　乳幼児服薬指導加算
> (1)　乳幼児服薬指導加算は，乳幼児に係る処方箋の受付の際に，年齢，体重，適切な剤形その他必要な事項等の確認を行った上で，患者の家族等に対して適切な服薬方法，誤飲防止等の必要な服薬指導を行った場合に算定する。
> (2)　乳幼児服薬指導加算を算定した処方箋中の薬剤の服用期間中に，患者の家族等から電話等により当該処方薬剤に係る問い合わせがあった場合には，適切な対応及び指導等を行うこと。

（診療報酬の算定方法の一部改正に伴う実施上の留意事項について，令和6年3月5日，保医発0305第4号）

薬手帳に記載することで算定できます。

吸入薬指導加算

Q 134

吸入薬指導加算を算定するタイミングについて教えてください。吸入薬指導加算の算定要件では，患者への吸入指導の内容や患者の吸入手技の理解度などについて，文書により保険医療機関へ情報提供を行うこととされています。すなわち，算定のタイミングは，患者への指導時ではなく，保険医療機関へ情報提供を行った後になるのですか。また，保険医療機関への情報提供はお薬手帳でも可能とされていますが，患者が次回の受診時に手帳を忘れるケースがあることを考えると，患者が処方医に手帳を提示したことを確認したうえで算定できると解釈すべきでしょうか。

» A

患者へ吸入指導を行ったタイミングで算定して差し支えありません。

服歴管理指導料の加算として設けられている吸入薬指導加算は，喘息または慢性閉塞性肺疾患（COPD）の患者に対し，当該患者が吸入薬を適切に使用して，治療効果の向上や副作用の回避につながるよう，保険薬局の薬剤師が必要な指導を行ったことを評価するものです。

算定にあたっては，保険医療機関からの求め，または，患者・家族などからの求めに応じ（患者などの求めの場合は，処方医の了解を得たとき），患者の同意を得て実施することを前提として，①患者に対して，文書および練習用吸入器などを使って吸入手技の指導を行って，患者が正しい手順で吸入薬を使用できることなどを確認すること，かつ，②その結果について，文書により保険医療機関へ情報提供を行うことが要件とされています〔**表**の（1）〕。3月に1回に限り算定できます。

当該要件のなかには算定のタイミングに関する記述は見当たりませんが，「次回以降の来局時」に再度確認・指導することまでは求められていないこと

表　吸入薬指導加算の算定要件

区分10の3　服歴管理指導料
11　吸入薬指導加算
（1）　吸入薬指導加算は，喘息又は慢性閉塞性肺疾患の患者が吸入薬を適切に使用し，治療効果の向上や副作用の回避に繋がるよう，以下のア及びイを行った場合に3月に1回に限り算定する。ただし，当該患者に対し他の吸入薬が処方された場合であって，必要な吸入指導等を別に行ったときには，前回の吸入薬指導加算の算定から3月以内であっても算定できる。
ア　文書及び練習用吸入器等を用いて，吸入手技の指導を行い，患者が正しい手順で吸入薬が使用されているか否かなどの確認等を行うこと。
イ　保険医療機関に対し，文書による吸入指導の結果等に関する情報提供を行うこと。
（2）　当該加算に係る指導は以下のア又はイの場合に，患者の同意を得て行うものであること。
ア　保険医療機関からの求めがあった場合
イ　患者若しくはその家族等の求めがあった場合等，吸入指導の必要性が認められる場合であって，医師の了解を得たとき
（3）　当該加算に係る吸入指導を行うに当たっては，日本アレルギー学会が作成する「アレルギー総合ガイドライン」等を参照して行うこと。
（4）　（1）の「吸入指導の結果等を文書により情報提供を行うこと」とは，吸入指導の内容や患者の吸入手技の理解度等について，保険医療機関に情報提供することであり，文書の他，手帳により情報提供することでも差し支えない。ただし，患者への吸入指導等を行った結果，患者の当該吸入薬の使用について疑義等がある場合には，処方医に対して必要な照会を行うこと。
（5），（6）（略）

（診療報酬の算定方法の一部改正に伴う実施上の留意事項について，令和6年3月5日，保医発0305第4号）

を考えれば，**患者への吸入指導を行ったタイミングで算定することができると解釈して差し支えありません。**ただし，吸入指導の内容に関する保険薬局から保険医療機関への情報提供については，速やかに行うことが肝要です。

また，保険医療機関への情報提供については，文書のほか，患者のお薬手帳による方法でも差し支えないこととされています〔表の（4)〕。その場合には，患者に対し，次回の受診時に処方医へ必ずお薬手帳を提示するよう伝えることが必要です。ただ，患者が次回の受診時にお薬手帳の持参・提示を忘れてしまう心配が認められるようであれば，文書による情報提供とするなど，確実に保険医療機関へ提供することができる方法を検討することが必要ではないでしょうか。

かかりつけ薬剤師指導料，かかりつけ薬剤師包括管理料

令和6年度改定による変更点

Q135 かかりつけ薬剤師指導料は，どのように変更されたのですか。

A

特定薬剤管理指導加算について見直されました。また，かかりつけ薬剤師の業務を推進するため，かかりつけ薬剤師指導料と個別に評価されている薬学的管理の業務，算定している薬剤師の業務実態などを踏まえ，かかりつけ薬剤師が算定できる評価と，かかりつけ薬剤師としての要件が見直されました（吸入薬指導加算）。

さらに，服薬情報の一元的・継続的把握の推進の観点から，より一層の同一薬局の利用を進めるため，かかりつけ薬剤師指導料・かかりつけ薬剤師包括管理料を算定する患者について，かかりつけ薬剤師以外がやむを得ず対応する場合の要件が見直されました（服薬管理指導料の特例ほか）（表）。

表　かかりつけ薬剤師指導料の主な変更点

改定前（令和6年5月31日まで）	改定後（令和6年6月1日から）
かかりつけ薬剤師指導料	かかりつけ薬剤師指導料
特定薬剤管理指導加算1　10点	特定薬剤管理指導加算1 対象薬が新たに処方　10点 薬剤師が必要を認めて指導　5点
特定薬剤管理指導加算2　〈略〉	特定薬剤管理指導加算2　〈略〉
	特定薬剤管理指導加算3 対象薬の初回処方時　5点 ▶RMPに基づく指導，医薬品の選択に係る説明・指導 ：
	新設 吸入薬指導加算（3月に1回）　30点 ▶喘息患者，慢性閉塞性肺疾患患者

1．特定薬剤管理指導加算１，特定薬剤管理指導加算３（新設）

かかりつけ薬剤師指導料における特定薬剤管理指導加算について，**服薬管理指導料の場合と同様の見直し**が行われました（加算1の見直し，加算3の新設）。

2．吸入薬指導加算（新設）

吸入薬指導加算については，これまで服薬管理指導料の加算項目として設けられており，かかりつけ薬剤師指導料には加算による評価がありませんでした。

しかし，吸入薬に係る情報提供・服薬指導は，かかりつけ薬剤師が通常行う業務の内容とは異なることから，**かかりつけ薬剤師指導料を算定している患者へ吸入指導を実施した場合にも「吸入指導加算」を算定できる**よう項目が新設されました。

所定点数（30点，3月に1回まで算定可）や算定要件は，服薬管理指導料における吸入薬指導加算と同じです。

3．その他（服薬管理指導料の特例ほか）

①休日・夜間を含む時間帯の相談対応

かかりつけ薬剤師指導料・かかりつけ薬剤師包括管理料における「かかりつけ薬剤師」としての24時間対応に係る要件について，休日・夜間などのやむを得ない場合には「かかりつけ薬剤師」以外の保険薬剤師が対応することでも差し支えないこと，すなわち，薬局単位での対応でも可能となるよう，保険薬剤師の勤務状況や患者への対応実態に合わせて見直されました。

②かかりつけ薬剤師が対応できない場合の取り扱い

かかりつけ薬剤師指導料・かかりつけ薬剤師包括管理料を算定する患者について，かかりつけ薬剤師が不在などの理由から，やむを得ずかかりつけ薬剤師以外が対応する場合の要件が見直されました。

具体的には，患者の同意を得たうえで，当該保険薬局に勤務する複数の常勤の保険薬剤師（かかりつけ薬剤師指導料・かかりつけ薬剤師包括管理料に係る施設基準を満たす保険薬剤師）が対応した場合に，服薬管理指導料の特例を算定できます。

かかりつけ薬剤師指導料，かかりつけ薬剤師包括管理料

Q136 かかりつけ薬剤師指導料，かかりつけ薬剤師包括管理料は，どのような点数ですか。

» A

「かかりつけ薬剤師指導料」および「かかりつけ薬剤師包括管理料」は，患者が選択した保険薬剤師（かかりつけ薬剤師）が，保険医と連携して患者の服薬状況を一元的・継続的に把握したうえで，患者に対して服薬指導などを実施した場合に算定できます（**表1**）。

同点数は，施設基準として位置付けられており，算定にあたっては，あらかじめ地方厚生（支）局長あてに届出を行っておくことが必要です。

かかりつけ薬剤師の人的要件としては，**保険薬剤師として3年以上の薬局勤務経験**があり，**当該薬局に週32時間以上勤務（育児・介護休業法に定める短時間勤務の場合は，週24時間以上かつ週4日以上を含む）・1年以上在籍（勤務）**しているほか，**薬剤師認定制度認証機構が認証している研修認定制度等の研修認定を取得していることなど**が条件とされています（**表2**）。

表1　かかりつけ薬剤師指導料，かかりつけ薬剤師包括管理料

項目	点数
(1) かかりつけ薬剤師指導料	76点
①麻薬管理指導加算	22点
②特定薬剤管理指導加算1	10点，5点
③特定薬剤管理指導加算2	100点
④特定薬剤管理指導加算3	5点
⑤乳幼児服薬指導加算	12点
⑥小児特定加算	350点
⑦吸入薬指導加算	30点
(2) かかりつけ薬剤師包括管理料	291点
・薬剤料，特定保険医療材料料，時間外加算などは算定可（それ以外は包括評価のため算定不可）	
・（認知症）地域包括診察料／加算（医科点数）の算定患者が対象	

注）上記（1）または（2）を算定した場合は，服薬管理指導料は算定不可

表2　かかりつけ薬剤師指導料，かかりつけ薬剤師包括管理料の主な要件

かかりつけ薬剤師指導料	かかりつけ薬剤師包括管理料
(1) 患者の同意（署名） (2) 患者の同意後，次回来局時より算定可 (3) 当該患者に1人の保険薬剤師のみ算定可 (4) 十分な経験等を有する薬剤師 ①薬剤師として3年以上の薬局勤務経験 ②当該薬局に週32時間以上勤務（育児・介護休業法に定める短時間勤務の場合は，週24時間以上かつ週4日以上を含む） ③当該薬局に継続して1年以上在籍（勤務） ④研修認定を取得 ⑤患者のプライバシーへの配慮 ⑥医療に係る地域活動の取り組み (5) お薬手帳等に，担当薬剤師（かかりつけ薬剤師）の氏名・薬局名称などを記載 (6) 担当薬剤師以外が服薬指導等を実施した場合は算定不可 (7) 患者が受診している医療機関の情報把握 (8) 調剤後の服薬状況の把握・指導，保険医への情報提供と必要に応じて処方提案 (9) 24時間相談応需体制の確保 (10) ブラウンバッグ運動の取り組み	(1) 患者の同意（署名） (2) 患者の同意後，次回来局時より算定可 (3) 当該患者に1人の保険薬剤師のみ算定可 (4) 十分な経験等を有する薬剤師 ①薬剤師として3年以上の薬局勤務経験 ②当該薬局に週32時間以上勤務（育児・介護休業法に定める短時間勤務の場合は，週24時間以上かつ週4日以上を含む） ③当該薬局に継続して1年以上在籍（勤務） ④研修認定を取得 ⑤患者のプライバシーへの配慮 ⑥医療に係る地域活動の取り組み (5) お薬手帳等に，担当薬剤師（かかりつけ薬剤師）の氏名・薬局名称などを記載 (6) 担当薬剤師以外が服薬指導等を実施した場合は算定不可 (7) 患者が受診している医療機関の情報把握 (8) 調剤後の服薬状況の把握・指導，保険医への情報提供と必要に応じて処方提案 (9) 24時間相談応需体制の確保 (10) ブラウンバッグ運動の取り組み ↑ (1)～(10)までの要件はかかりつけ薬剤師指導料と同じ (11) (認知症) 地域包括診療料／加算の算定患者

また，「かかりつけ薬剤師包括管理料」は，医科点数における（認知症）地域包括診療料もしくは同加算の算定患者を対象としています。そして，同点数は調剤基本料や薬剤調製料などを包括した制度設計となっており，すなわち，薬剤料，特定保険医療材料料，時間外加算など以外の点数については併算定することができません。

137

A薬局で「かかりつけ薬剤師指導料」を算定されている患者が別の日にB薬局で調剤を受けた場合，B薬局における薬学管理料の算定はどうすればよいですか。また，同一患者に対してA薬局とB薬局の双方で「かかりつけ薬剤師指導料」を算定したら，保険請求はどのような取り扱いになるのでしょうか。

»A

B薬局では服薬管理指導料を算定することが可能です。また，1人の患者に対して，同一月に複数の保険薬局から「かかりつけ薬剤師指導料」の保険請求が行われた場合は，いずれのレセプトも算定要件を満たしていないと判断されてしまいます。

かかりつけ薬剤師指導料（かかりつけ薬剤師包括管理料を含む。以下，同じ）は，服薬管理指導料として実施する服薬指導だけでなく，患者が選択した「かかりつけ薬剤師」が保険医と連携して患者の服薬状況を一元的・継続的に把握することを評価したものです。

患者によって「かかりつけ薬剤師」をもつことの必要性や考え方は異なりますので，保険薬局の利用の仕方もさまざまです。しかし，保険調剤という限られた中での評価である以上は一定程度の算定制限を設ける必要があることから，かかりつけ薬剤師指導料の要件としては，1人の患者に対し，1カ所の保険薬局かつ1人の保険薬剤師のみ算定できることとされています（**表1**）。

かかりつけ薬剤師指導料の重要なポイントは，「保険医と連携した患者の服薬状況の一元的・継続的な把握」であり，その機能を1カ所の保険薬局・1人の保険薬剤師に「かかりつけ」として担ってもらうという考え方です。

ただし，この趣旨は，患者に対して，かかりつけ薬剤師指導料を算定している保険薬局以外で調剤を受けることを制限するもの，もしくは「かかりつけ」ではない保険薬局を利用しないよう求めているわけではありません。そのため，ご質問のケースのように，すでに別の保険薬局（A薬局）でかかりつけ薬剤師指導料が算定されている患者から調剤の求めがあった場合は，その保険薬局（B薬局）では服薬管理指導料を算定できるよう整理されています。

しかし，「かかりつけ薬剤師」には，仮に担当の患者が「かかりつけ」以外の保険薬局で調剤を受けた場合でも，その患者の服薬状況に関する情報を集約し，

表1　かかりつけ薬剤師指導料，かかりつけ薬剤師包括管理料の算定制限

区分13の2　かかりつけ薬剤師指導料
(3)　同意取得は，当該薬局に複数回来局している患者に行うこととし，患者の同意を得た後，次回の処方箋受付時以降に算定できる。なお，1人の患者に対して，1か所の保険薬局における1人の保険薬剤師のみについてかかりつけ薬剤師指導料を算定できるものであり，同一月内は同一の保険薬剤師について算定すること。

区分13の3　かかりつけ薬剤師包括管理料
(4)　かかりつけ薬剤師包括管理料の算定に当たっては，「13の2」かかりつけ薬剤師指導料の(2)から(7)まで，(9)及び(11)を準用する。この場合において，「かかりつけ薬剤師指導料」は「かかりつけ薬剤師包括管理料」と読み替える。

（診療報酬の算定方法の一部改正に伴う実施上の留意事項について，令和6年3月5日，保医発0305第4号）

表2　「かかりつけ」以外の保険薬局で調剤を受けた場合の情報収集

区分13の2　かかりつけ薬剤師指導料
(6)　かかりつけ薬剤師は，担当患者に対して，以下の服薬指導等を行う。
カ　患者が他の保険薬局等で調剤を受けた場合は，その服用薬等の情報を入手し，薬剤服用歴等に記載すること。

（診療報酬の算定方法の一部改正に伴う実施上の留意事項について，令和6年3月5日，保医発0305第4号）

一元的・継続的に把握しておく責務があります。かかりつけ薬剤師指導料の算定要件では，患者がほかの保険薬局などで調剤を受けた場合には「その服用薬等の情報を入手し，薬剤服用歴の記録に記載すること」とされています（**表2**）。

一方，かかりつけ薬剤師指導料を算定していない保険薬局としても，患者の「かかりつけ薬剤師」の業務に協力することが必要です。「かかりつけ」以外の薬局で実施した調剤などに関する情報を「かかりつけ薬剤師」が的確に把握できるよう，対象患者にはお薬手帳への記載や薬剤情報提供文書の提供だけでなく，それらの情報を「かかりつけ薬剤師」に必ず伝えるよう指導することなどが求められます。

また，患者もしくはお薬手帳から確認できなかったなどの理由により，**1人の患者について同一月に複数の保険薬局（A薬局およびB薬局）でかかりつけ薬剤師指導料が算定されてしまった場合には，最初の算定日が有効（いわゆる早い者勝ち）となるのではなく，いずれも「要件を満たしていない」と判断さ**れることになりますので注意してください。

Q 138 かかりつけ薬剤師指導料の施設基準については，保険薬剤師の勤務時間に関する要件がありますが，非常勤の場合でも届出は可能でしょうか。

» A

可能です。

調剤報酬点数の薬学管理料の項目である「かかりつけ薬剤師指導料」および「かかりつけ薬剤師包括管理料」は，厚生労働大臣の定める施設基準に位置付けられているものです（表1）。具体的な要件としては，保険薬剤師としての経験年数のほか，勤務時間，資質向上のための取り組みや医療に係る地域活動への参画の有無などに関する基準が設けられています。このうち，保険薬剤師の勤務時間については「当該保険薬局に週32時間以上勤務している」とされていますが，**雇用形態の違いによって届出の可否を判断するよう求めているわけではありません**（表2）。

したがって，患者視点での「かかりつけ薬剤師」の責務・役割ということを考慮すれば，一定以上の勤務時間数による基準設定は必要なことですが，当該基準を満たしていれば，常勤・非常勤の違いに関係なく「かかりつけ薬剤師指導料」，「かかりつけ薬剤師包括管理料」の届出・算定は可能です。ただし，地方厚生局へ当該点数に係る届出を行う際には，所定の様式に常勤・非常勤の区分を記載するよう求められていますので，記入漏れのないよう注意してください。

表1　かかりつけ薬剤師指導料・かかりつけ薬剤師包括管理料の届出要件（告示）

第15　調剤
　11　かかりつけ薬剤師指導料又はかかりつけ薬剤師包括管理料の施設基準
　　当該指導等を行うにつき十分な経験等を有する薬剤師が配置されていること。

（特掲診療料の施設基準等，平成20年厚生労働省告示第63号）

表2　かかりつけ薬剤師指導料・かかりつけ薬剤師包括管理料の届出要件（通知）

第100　かかりつけ薬剤師指導料及びかかりつけ薬剤師包括管理料 1　かかりつけ薬剤師指導料及びかかりつけ薬剤師包括管理料に関する施設基準 以下の要件を全て満たす保険薬剤師が配置されていること。 (1)　以下に掲げる勤務経験等を有していること。 ア　施設基準の届出時点において，保険薬剤師として3年以上の薬局勤務経験がある。なお，保険医療機関の薬剤師としての勤務経験を1年以上有する場合，1年を上限として保険薬剤師としての勤務経験の期間に含めることができる。 イ　当該保険薬局に週32時間以上（32時間以上勤務する他の保険薬剤師を届け出た保険薬局において，保険薬剤師について育児・介護休業法第23条第1項若しくは第3項又は第24条の規定による措置が講じられ，当該労働者の所定労働時間が短縮された場合にあっては週24時間以上かつ週4日以上である場合を含む。）勤務している。 ウ　施設基準の届出時点において，当該保険薬局に継続して1年以上在籍している。 (2)　薬剤師認定制度認証機構が認証している研修認定制度等の研修認定を取得していること。 (3)　医療に係る地域活動の取組に参画していること。 (4)　薬学管理等の内容が他の患者に漏れ聞こえる場合があることを踏まえ，患者との会話のやりとりが他の患者に聞こえないようパーテーション等で区切られた独立したカウンターを有するなど，患者のプライバシーに配慮していること。 2　（略）

（特掲診療料の施設基準等及びその届出に関する手続きの取扱いについて，令和6年3月5日，保医発0305第6号）

Q139

当薬局で「かかりつけ薬剤師包括管理料」を算定している患者Aは，B病院において地域包括診療料が算定されていますが，同患者から別の保険医療機関（C診療所）で交付された処方箋を受け付けた場合についても，「かかりつけ薬剤師包括管理料」を算定できるのでしょうか。

» A

算定できます。

「かかりつけ薬剤師包括管理料」は，患者が選択したかかりつけ薬剤師が，保険医と連携し，患者の服薬状況を一元的・継続的に把握したうえで，患者に対して服薬指導等を行った場合に算定できます。求められている業務内容は

表　かかりつけ薬剤師包括管理料の対象患者

区分13の3　かかりつけ薬剤師包括管理料
(1)　かかりつけ薬剤師包括管理料は，(2)に該当する患者のかかりつけ薬剤師が，保険医と連携して患者の服薬状況を一元的・継続的に把握した上で患者に対して服薬指導等を行った場合に算定できる。
(2)　かかりつけ薬剤師包括管理料の対象患者は，医科点数表の「A001」の地域包括診療加算若しくは認知症地域包括診療加算又は「B001-2-9」地域包括診療料若しくは「B001-2-10」認知症地域包括診療料を算定している患者とする。なお，これらの患者のかかりつけ薬剤師としてかかりつけ薬剤師指導料又はかかりつけ薬剤師包括管理料を算定する場合には，患者の同意の下で保険薬局においていずれかを算定できる。
(3)～(6)　(略)

(診療報酬の算定方法の一部改正に伴う実施上の留意事項について，令和6年3月5日，保医発0305第4号)

「かかりつけ薬剤師指導料」とほぼ同じですが，算定対象については，医科点数表の地域包括診療加算・認知症地域包括診療加算・地域包括診療料・認知症地域包括診療料のいずれかを算定している患者とされています（**表**）。

ただし，ここでいう地域包括診療料などを「算定している患者」とは，医科点数表の当該点数を算定している保険医療機関で交付された処方箋のみを対象としているわけではありません。この考え方は，かかりつけ薬剤師指導料の算定にあたり，対象とする保険医療機関を限定していないことと同じです。

したがって，かかりつけ薬剤師包括管理料は，医科点数表の地域包括診療料などを算定している保険医療機関以外の保険医療機関で交付された処方箋についても算定することが可能です。

外来服薬支援料

令和6年度改定による変更点

Q 140 外来服薬支援料は，どのように変更されたのですか。

» A

高齢者施設における薬学的管理として，介護保険施設における適切な薬剤提供や服薬管理などを推進するため，介護老人福祉施設入所者に係る薬学管理の評価が見直されました。

具体的には，**保険薬局の薬剤師が患者の入所している特別養護老人ホームを訪問し，当該施設の職員と連携・協働して，患者の日常の服薬管理が容易になるよう服薬中の薬剤を整理した場合の評価**として，外来服薬支援料2（一包化支援）に「施設連携加算」（所定点数50点，月1回算定可）が新設されました（表）。

表　外来服薬支援料の主な変更点

改定前（令和6年5月31日まで）	改定後（令和6年6月1日から）
外来服薬支援料2 ▶一包化対応，服薬管理支援 （新設）	外来服薬支援料2 ▶一包化対応，服薬管理支援 施設連携加算（月1回）　50点 ▶介護老人福祉施設（特別養護老人ホーム）の入所者 ▶施設職員と協働して，入所者の日常の服薬管理が容易になるよう支援・指導

外来服薬支援料1

Q141 外来服薬支援料1とはどのようなものですか。

» A

薬剤師による服薬支援の取り組みを一層推進する観点から，自己による服薬管理が困難な外来患者もしくはその家族または保険医療機関の求めに応じて，**その患者が服用している薬剤を整理するとともに，一包化や服薬カレンダーの活用などによる日々の服薬管理の支援を評価する仕組み**として「外来服薬支援料1」（185点）が設けられています。

また，患者の来局時に限らず，患者の求めに応じて患家を訪問して実施した場合や，服薬支援・管理の結果を保険医療機関に情報提供した場合も算定できます。

実際の服薬支援にあたっては，患者が服用している薬剤を処方した医師に対して，治療上の必要性や服薬支援の必要性を確認したうえで実施しなければならないほか，薬剤の名称や実施内容，また，その理由などを薬剤服用歴の記録（薬歴）に記載することなどが要件とされています。

Q142 外来服薬支援料1を算定する場合，調剤基本料，地域支援体制加算，後発医薬品調剤体制加算を一緒に算定することはできますか。

» A

外来服薬支援料1を算定する場合，処方箋受付回数は生じません。したがって，**外来服薬支援料1と併せて，調剤基本料，地域支援体制加算，後発医薬品調剤体制加算などの点数を算定することはできません。**

Q 143

異なる保険医療機関から交付された複数の処方箋に基づいて調剤された別々の薬剤を一包化するなど服薬支援した場合は，外来服薬支援料１を算定できますが，例えば1つの保険医療機関から交付された処方箋の薬剤について，服薬途中で処方医から中止の指示があったため，患者の要望により一包化した調剤済みの薬剤から当該薬剤を取り除いた場合にも，外来服薬支援料１を算定することは可能でしょうか。

» A

算定できないものと考えます。

外来服薬支援料1は，患者が使用中の薬剤について「一包化や服薬カレンダーの活用等により薬剤を整理し，日々の服薬管理が容易になるよう支援した場合」に算定するものです。留意事項として明記されている内容からは，一包化された調剤済みの薬剤の中から使用中止となった薬剤を取り除くという行為も算定対象として認められるようにも見えます。しかし，同点数で想定している主なケースは「薬剤の一包化による服薬支援」であり，これは「多種類の薬剤が投与されている患者においてしばしば見られる薬剤の飲み忘れ，飲み誤りを防止すること又は心身の特性により錠剤等を直接の被包から取り出して服用することが困難な患者に配慮することを目的」としています。

したがって，一度服薬支援もしくは一包化した薬剤からある薬剤を取り除いたとしても，残念ながら外来服薬支援料1として評価されている範囲外，すなわち算定対象として認められないと解釈せざるを得ないでしょう。

Q144 **患者から，「病院で投薬（院内投薬）された薬の種類が多く，飲み方がわからなくて困ることがあるので，ほかの医療機関で処方された薬と併せて一包化してほしい」と依頼があり，外来服薬支援料1を算定しました。患者はその後も同病院に通院していますが，院内での一包化は難しいので，引き続き当薬局で一包化してほしいと依頼されています。このような場合，外来服薬支援料1を算定し続けることはできますか。**

» A

差し支えありません。

外来服薬支援料1は，自己による服薬管理が困難な外来患者もしくはその家族などの求めに応じて，その患者が服用している薬剤を整理するとともに，一包化や服薬カレンダーの活用などにより日々の服薬管理について支援することを目的としています。

実施にあたっては，当該薬局で調剤した薬剤のほかに，①ほかの保険薬局で調剤された薬剤，②保険医療機関で院内投薬された薬剤――を服用していないか確認し，「極力これらの薬剤も含めて整理するよう努める」ことが求められています。また，①または②のみについて服薬支援を行った場合でも「算定できる」ことになっています（表）。

ただし，算定回数は「月1回」に限られています。

表　外来服薬支援料1の算定要件

区分14の2　外来服薬支援料
1　外来服薬支援料1
(2)「注1」については，外来服薬支援を行うに当たり，患者が，当該保険薬局で調剤した薬剤以外に他の保険薬局で調剤された薬剤や保険医療機関で院内投薬された薬剤を服用していないか確認し，極力これらの薬剤も含めて一包化及び服薬カレンダー等の活用により整理するよう努める。また，実際にこれらの薬剤も含めて服薬支援を行う場合には，重複投薬，相互作用等の有無を確認し，処方医に必要な照会を行い，適切な措置を講じる。なお，患者に対する服薬中の薬剤の確認や処方医への照会等を行った上で，結果として，他の保険薬局で調剤された薬剤又は保険医療機関で院内投薬された薬剤のみについて服薬支援を行うこととなった場合（当該保険薬局で調剤を受けていない患者が持参した，他の保険薬局で調剤された薬剤や保険医療機関で院内投薬された薬剤について服薬支援を行う場合を含む。）でも算定できる。

（診療報酬の算定方法の一部改正に伴う実施上の留意事項について，令和6年3月5日，保医発0305第4号）

Q145　外来服薬支援料1を算定した場合，薬剤名の記載方法など，レセプトはどのように作成すればよいのでしょうか。

» A

服薬支援を行った対象薬剤の名称は記載する必要はありませんが，外来服薬支援料1に係るレセプトは，通常のレセプトとは別に作成する必要があります。

外来服薬支援料1および退院時共同指導料については，処方箋に基づいて発生する点数ではないことから，通常のレセプト（処方箋に基づく調剤分に係るレセプト）とは別に，それぞれ単独のレセプトとして作成することとされています。

また，外来服薬支援料1を算定した場合には，服薬支援の対象となった薬剤の名称までレセプトに記載する必要はありませんが，該当要件（「注1」または「注2」）のほか，「服薬管理を実施した年月日」と「保険医療機関の名称」を「摘要」欄に記載します（表1，2）。

表1　外来服薬支援料1の要件

区分 14 の２　外来服薬支援料
1　外来服薬支援料１　185 点
2　外来服薬支援料２　（略）
注１　１については，自己による服薬管理が困難な患者若しくはその家族等又は保険医療機関の求めに応じて，当該患者が服薬中の薬剤について，当該薬剤を処方した保険医に当該薬剤の治療上の必要性及び服薬管理に係る支援の必要性の了解を得た上で，患者の服薬管理を支援した場合に月１回に限り算定する。（以下，略）
注２　１については，患者若しくはその家族等又は保険医療機関の求めに応じて，患者又はその家族等が保険薬局に持参した服用薬の整理等の服薬管理を行い，その結果を保険医療機関に情報提供した場合についても，所定点数を算定できる。（以下，略）
注３，４　（略）

（診療報酬の算定方法の一部を改正する告示，令和6年3月5日，厚生労働省告示57号）

表2　外来服薬支援料に関するレセプト記載

Ⅳ　調剤報酬請求書及び調剤報酬明細書に関する事項
第２　調剤報酬明細書の記載要領（様式第５）
２　調剤報酬明細書に関する事項
（27）「摘要」欄について
イ　その他請求内容について特記する必要があればその事項を記載すること。

別表Ⅰ　調剤報酬明細書の「摘要」欄への記載事項等一覧（レセプト電算処理システム用コードは省略）

項番	区分	調剤行為名称等	記載事項
14	14の２	外来服薬支援料１	外来服薬支援料１の「注１」又は「注２」のどちらに該当するかを記載し，服薬管理を実施した年月日，保険医療機関の名称を記載すること。 なお，保険医療機関の名称については，注１の場合においては，服薬支援の必要性を確認した保険医療機関の名称を，注２の場合においては情報提供をした保険医療機関の名称をそれぞれ記入すること。

（診療報酬請求書等の記載要領等について，昭和51年8月7日，保険発第82号）

Q146 外来服薬支援料１についてレセプト請求を行う場合，算定要件の「注１」または「注２」どちらに該当するのか記載することになっていますが，これらの要件の違いがよくわかりません。どのように違うのでしょうか。

» A

主な相違点として，「注１」は保険薬剤師が患家を訪問するなどにより服薬支援を実施した場合，「注２」は患者が保険薬局に持参した薬剤について服薬支援を実施した場合であるといえるでしょう。

外来服薬支援料１は，自己による服薬管理が困難な外来患者またはその家族などの依頼に応じて，当該患者が使用している薬剤について，一包化や服薬カレンダーなどを活用して薬剤の整理を行い，日々の服薬管理が容易になるよう支援したことを評価する点数です。算定対象となる薬剤については，当該薬局で調剤した薬剤に限定されているわけではありません。当該薬局で調剤を受けていない患者であり，他の保険薬局で調剤された薬剤や，保険医療機関で院内投薬された薬剤のみを整理した場合も算定対象となりえます。

同点数が設けられた当初は，主に，服薬支援を依頼する患者またはその家族などが，保険薬局に薬剤を持参するケースが想定されていました。しかし，外来服薬支援料1で評価している業務は，そのようなケースに限らず，保険薬剤師が患家を訪問した際に服薬支援の依頼を受けるケースもあることから，平成28年度調剤報酬改定において，算定要件の記述内容を書き分けることにより，保険薬剤師が患家を訪問した場合も含めて算定対象であることが明確となるよう整理されました（**表1**）。

また，算定点数としては同じですが，算定要件の明確化とあわせて，レセプト請求を行う際には，いずれの算定要件（「注1」，「注2」）に該当するのかを記載するよう見直しが行われました。算定要件の「注1」および「注2」の相違点を一覧に整理しましたので，参考にしてください（**表2**）。

表1　外来服薬支援料1の算定要件（抜粋）

点数表（告示*1）	留意事項（通知*2）
区分14の2外来服薬支援料 1　外来服薬支援料1　　185点 2　外来服薬支援料2（略） 注1　1については，自己による服薬管理が困難な患者若しくはその家族等又は保険医療機関の求めに応じて，当該患者が服薬中の薬剤について，当該薬剤を処方した保険医に当該薬剤の治療上の必要性及び服薬管理に係る支援の必要性を確認した上で，患者の服薬管理を支援した場合に月1回に限り算定する。 注2　1については，患者若しくはその家族等又は保険医療機関の求めに応じて，患者又はその家族等が保険薬局に持参した服用薬の整理等の服薬管理を行い，その結果を保険医療機関に情報提供した場合についても，所定点数を算定できる。	区分14の2外来服薬支援料 1　外来服薬支援料1 (2)「注1」については，外来服薬支援を行うに当たり，患者が，当該保険薬局で調剤した薬剤以外に他の保険薬局で調剤された薬剤や保険医療機関で院内投薬された薬剤を服用していないか確認し，極力これらの薬剤も含めて一包化や服薬カレンダー等の活用により整理するよう努める。また，実際にこれらの薬剤も含めて服薬支援を行う場合には，重複投薬，相互作用等の有無を確認し，処方医に必要な照会を行い，適切な措置を講じる。なお，患者に対する服薬中の薬剤の確認や処方医への照会等を行った上で，結果として，他の保険薬局で調剤された薬剤又は保険医療機関で院内投薬された薬剤のみについて服薬支援を行うこととなった場合（当該保険薬局で調剤を受けていない患者が持参した，他の保険薬局で調剤された薬剤や保険医療機関で院内投薬された薬剤について服薬支援を行う場合を含む。）でも算定できる。 (3)「注2」については，患者が保険薬局に持参した服用中の薬剤等の服薬管理を行い，その結果を関係する保険医療機関へ情報提供した場合に算定できる。算定に当たっては，あらかじめ，患者又はその家族等に対して，保険薬局へ服用中の薬剤等を持参する動機付けのために薬剤等を入れる袋等を提供し，患者等が薬剤等を持参することで服薬管理を行う取組（いわゆるブラウンバッグ運動）を周知しておく。

＊1：厚生労働省告示第57号（令和6年3月5日）
＊2：診療報酬の算定方法の一部改正に伴う実施上の留意事項について，別添3，令和6年3月5日，保医発0305第4号

表2　外来服薬支援料1の算定要件（注1，注2）の主な相違点

	算定要件	
	「注1」	「注2」
患者・家族等または医療機関の求めに応じて実施	○	
患者・家族等が薬局に薬剤を持参 （あらかじめ薬剤を入れる袋等を提供し，ブラウンバッグ運動を周知）	明記なし （すなわち，薬剤師が患家を訪問した場合でも可）	○
当該薬局以外で投与された薬剤を確認 （重複投薬・相互作用等の確認，処方医への照会等を含む）	○	明記なし
服薬支援の対象薬剤 ①当該薬局で調剤した薬剤のみ ②他の薬局で調剤した薬剤のみ ③院内投薬された薬剤のみ	いずれも算定可	
処方医に当該薬剤の治療上・服薬管理支援の必要性を確認	○	―
服薬支援・管理の結果を医療機関へ情報提供	―	○

外来服薬支援料2

Q 147

以下の処方にて，センノサイド錠は，患者の体調次第で調節できるようヒートシールのまま投薬する旨の医師の指示があり，処方1～3を一包化して処方4はヒートシールのまま投与した場合，外来服薬支援料2は算定できますか。

処方1	オイグルコン錠2.5mg	1錠	
	1日1回　朝食後		7日分
処方2	アダラートL錠10mg	2錠	
	フェロミア錠50mg	2錠	
	1日2回　朝夕食後		7日分
処方3	パナルジン錠100mg	3錠	
	カルナクリン錠50	3錠	
	1日3回　毎食後		7日分
処方4	センノサイド錠12mg	2錠	
	1日1回　就寝前		7日分

» A

算定できます。

外来服薬支援料2は，用法の異なる2剤以上（または，1剤で3種類以上）を，服用時点ごとに一包として患者へ投与した場合に算定します。このケースでは，処方4は処方1～3までの服用時点と重複する部分がありませんので，外来服薬支援料2の要件には該当しませんが，処方1～3を一包化していれば，外来服薬支援料2の要件を満たしていることになります。

ただし，**ヒートシールのまま投与しても服用に差し支えないことなどを患者に確認のうえで投与することが必要です。**

148

次の処方の場合，寝る前に服用するものは処方４のみなので，寝る前の分のみヒートシールのまま投与し，それ以外は朝・昼・晩ですべて一包化した場合は，外来服薬支援料２は算定できますか。

処方１	１日３回	毎食後
処方２	１日１回	朝食後
処方３	１日２回	朝夕食後
処方４	１日２回	朝食後，寝る前

» A

算定できます。

本例の場合，服用時点を図示すると下のようになりますが，処方4の寝る前と処方1の昼食後に服用する薬剤は，ほかに一緒に服用する薬剤がありません。したがって，ご質問のようにヒートシールのまま投与しても，服用時点が重なる朝食後および夕食後についてはそれぞれ一包化していますので，外来服薬支援料2の算定は認められます。

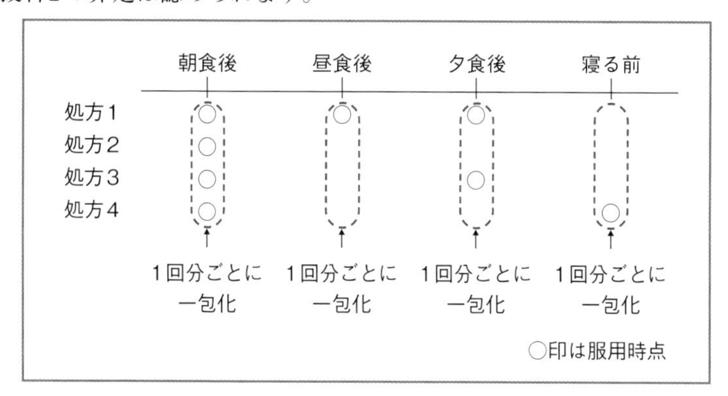

Q 149

同じ病院の2つの診療科（内科と脳外科）から発行された2枚の処方箋を持って患者が来局しました。この患者は，両方の診療科の薬をまとめて一包化してほしいと希望しましたが，外来服薬支援料2は算定できるのでしょうか。

内科T医師	ロンゲス錠5mg	1錠	
	1日1回　朝食後　28日分		
脳外科M医師	パナルジン錠100mg	2錠	
	セロクラール錠10mg	2錠	
	1日2回　朝夕食後　28日分		

» A

異なる医師，異なる診療科からの処方箋を同時に受け付けた場合，処方箋ごと別々に調剤するのが一般的です。ただし，**処方箋受け付けが1回となる場合であって，かつ，それぞれの処方医の了解が得られているのであれば，外来服薬支援料2を算定することは可能です。**

Q 150

次のような処方の場合，外来服薬支援料2は何点として算定すべきでしょうか。臨時処方（処方3）との重複がない8日目以降の部分について，どのように考えればよいのかわかりません。

処方1	A錠	1錠		
	Bカプセル	1カプセル		
		1日1回　朝食後	28日分	
処方2	C錠	2錠		
	D散	1g		
		1日2回　朝夕食後	28日分	
処方3	E錠	3錠		
	F散	3g		
		1日3回　毎食後	7日分	

※上記をすべて一包化との指示あり

» A

28日分の外来服薬支援料2として136点を算定します。

ご質問の処方例では，服用初日から7日目までは，処方1から処方3の3剤を一包化，8日目以降から28日目までは，処方1と処方2を一包化することになります。8日目以降は，処方1と処方2のみですが，服用時点の異なる2剤であり，外来服薬支援料2の算定要件を満たしています。

したがって，外来服薬支援料2として136点となります。

Q 151

同一用法で3種類以上の散剤が処方されており，かつ，一包化するよう指示があった場合，調剤内容としては計量・混合という行為になりますが，計量混合調剤加算を算定すべきなのでしょうか。それとも，外来服薬支援料2を算定しても構わないのでしょうか。

» A

外来服薬支援料2の算定要件を満たしているのであれば，外来服薬支援料2を算定して差し支えありません。

外来服薬支援料2は，処方薬の飲み忘れや飲み誤りのほか，直接の被包から取り出して服用することが困難な患者への配慮を目的とした調剤技術を評価したものですが，散剤もしくは顆粒剤のみが処方され，同一用法（1剤）として3種類以上の医薬品を調剤した場合には，調製行為だけを見れば計量混合調剤加算を算定すると考えるのが妥当かもしれません。

ただし，外来服薬支援料2の目的を考えると，計量・混合の調製行為だけでなく，患者の服薬や服用薬剤の識別を容易にするための工夫のほか，服薬カレンダーなどを活用した支援が必要となるケースもあることから，外来服薬支援料2の算定要件を満たしているとともに，患者の状態を踏まえた行為である場合には，外来服薬支援料2を算定することが可能です（**表**）。

表　外来服薬支援料2の算定について

【問 4】処方箋の指示により，１剤で３種類の散剤を計量し，かつ，混合して，服用時点ごとに一包化した場合には，計量混合調剤加算を算定するのか，それとも，外来服薬支援料２を算定することになるのか。

【答】処方箋の指示の具体的内容及び患者の状態（治療上，一包化が必要か否か）にもよるが，基本的には，１剤で３種類の散剤を計量し，かつ，混合して，服用時点ごとに一包化した場合には，計量混合調剤加算を算定する。ただし，患者の状態が外来服薬支援料２の算定要件を満たしており，かつ，処方せんにおける一包化の指示が当該患者の状態を踏まえたものであることが明確である場合には，外来服薬支援料２を算定することができる。

〔疑義解釈資料の送付について（別添3），平成20年5月9日，事務連絡，令和4年度診療報酬改定に伴い一部改変〕

Q152

外来服薬支援料2の算定は，処方箋受付1回につき1回しか認められませんが，例えば次のように，同じ処方箋の中に外来服薬支援料2の要件を満たす部分が複数あるような場合は，どのように算定するのでしょうか。

処方１　１日３回　毎食後　14 日分
処方２　１日１回　朝食後　14 日分
処方３　１日３回　毎食前　14 日分
処方４　１日１回　朝食前　14 日分
➡いずれも内服用固形剤が処方されているものと仮定。処方１と処方2，処方３と処方４で，それぞれ外来服薬支援料２の要件を満たしている。また，処方２と処方４には自家製剤または計量混合に該当する行為あり

» A

考えられる算定ケースとしては，**①処方１と処方２の部分で外来服薬支援料2を算定し，処方４の部分で自家製剤加算または計量混合調剤加算を算定するか**，もしくは，**②処方３と処方４の部分で外来服薬支援料２を算定し，処方２の部分で自家製剤加算または計量混合調剤加算を算定します**。特に優先順位は規定されていません。

ただし，薬剤調製料・調剤管理料は3剤分しか算定できません。

Q 153

次のような処方内容の場合，外来服薬支援料2はどのように算定すべきでしょうか。処方1で14日分として計算しても構わないのでしょうか。それとも処方1～3で7日分として計算しなければならないのでしょうか。

処方1	A薬，B薬，C薬，D薬，E薬			
		1日1回	朝食後	14日分
処方2	F薬	1日1回	夕食後	14日分
処方3	G薬	1日3回	毎食後	7日分

※上記を一包化せよとの指示あり

» A

14日分の外来服薬支援料2を算定して差し支えありません。

外来服薬支援料2は，①服用時点の異なる2種類以上の内服用固形剤，または，②1剤であっても3種類以上の内服用固形剤を，その種類にかかわらず，服用時点ごとに一包化して患者に投与した場合に算定するものです。

ご質問の処方例の場合，①の算定要件に該当するのは処方1～3の共通部分である7日分となりますが，処方1を見ると，②の算定要件にも該当していることがわかります。したがって，処方1の部分において14日分の一包化加算（すなわち，34点×2＝68点）を算定できると考えます。

Q 154

外来服薬支援料２を算定した場合は，自家製剤加算や計量混合調剤加算などを同時に算定することはできませんが，算定の優先順位のようなものはあるのでしょうか。それとも，例えば下のような処方箋の場合には，算定要件を満たしていればどの加算を算定しても構わないのでしょうか。

処方１　１日３回　毎食後　14 日分
処方２　１日２回　朝夕食後　14 日分
処方３　１日１回　朝食後　14 日分
➡すべて内服用固形剤。処方医の指示に基づき一包化を行ったが，いずれの処方にも自家製剤加算または計量混合調剤加算に該当する行為あり

» A

複数の加算の算定については，同時算定の可否が規定されているのであって，**優先順位のようなものは一切ありません。**上のような場合には，①外来服薬支援料2のみを14日分算定するか，それとも，②外来服薬支援料2は算定せず，剤ごとに自家製剤加算または計量混合調剤加算を算定することになります。

Q 155

先日，ガスターD錠（口腔内崩壊錠）とほかの内服薬を一包化したところ，知り合いの薬剤師から「別包にしないと，保険請求上，不適切なケースとして指摘されるのではないか」と言われました。処方内容の一部に口腔内崩壊錠が含まれている処方箋を一包化する場合，通常の内服薬と口腔内崩壊錠は別包にしなければならないのでしょうか。

» A

口腔内崩壊錠を含む内服薬を一包化する場合，必ずしも通常の内服薬と口腔内崩壊錠を別包にしなければならないというわけではありません。**口腔内崩壊錠によっては一包化が可能なものもありますので，その錠剤の製剤特性をきちんと見極めたうえで，ケースに応じて適切に判断することが求められます。**

一般的に口腔内崩壊錠は，その製剤の特性上，通常の錠剤に比べて吸湿性が高く，軟らかいことから，通常の内服薬と一緒に一包化して調剤するには適さないことが多いようです。また，あくまでも目安の1つですが，そのような口

腔内崩壊錠の場合は添付文書中の注意事項として，自動分包機の使用は適さないことが明記されていることも多いようです。

しかしながら，すべての口腔内崩壊錠が一包化に適さないというわけではありません。調剤日数や患者の薬剤の保管状態によって異なるかもしれませんが，口腔内崩壊錠の種類によっては，通常の内服薬との一包化は可能なケースがあるものと考えられます。例えば，ガスターD錠やハルナールD錠などの場合には，当該製薬企業に確認したところ，一包化については特に問題ないものと解釈しているようです。

したがって，通常の内服薬と口腔内崩壊錠が同時に処方されている処方箋を一包化する場合には，個々の錠剤の製剤特性を確認したうえで，ケースに応じて適切に判断することが必要です。製剤特性が不明な場合には，製薬企業などに問い合わせて確認することも必要でしょう。

通常の内服薬との一包化が可能であるものを別包とすることで，逆に不適切なケースとして判断されないよう十分注意してください。

Q156

処方箋受付の際に，数種類の内服薬が処方されている患者から，「飲む時に面倒なので一包化してほしい」との依頼がありました。処方箋には一包化の指示はありません。患者から話を聞いたところ，飲み忘れや飲み誤りの心配も特にないようですし，薬剤の取り出しで困っているということでもないようです。このような場合，処方医の確認が得られれば，外来服薬支援料2は算定できるのでしょうか。

» A

算定できません。ご質問のケースでは，処方箋に一包化の指示はありません。また，患者との会話のやり取りから，多種類の薬剤が投与されている場合にしばしば見られる薬剤の飲み忘れ・飲み誤りの恐れが認められる患者ではなく，心身の特性により薬剤を直接の被包から取り出すことが困難な患者でもないことは明らかです。

したがって，仮に処方医の確認が得られたとしても，それは結果的に患者側の「服用する際に面倒だから」という理由に基づく一包化となり，医療上の必

表　外来服薬支援料2の算定対象となる患者

1. 多種類の薬剤が投与されており，薬剤の飲み忘れや飲み誤りの恐れがある患者
例：認知症など
2. 心身の特性により，錠剤などを直接の被包から取り出して服用することが困難な患者
例：関節リウマチなど

要性が認められるものではありません。このような場合は，外来服薬支援料2を算定することはできません（**表**）。

ただし，保険点数としての外来服薬支援料2ではありませんが，**治療上の必要性がなく，患者の希望により一包化を行った場合には，そのサービスに係る実費を徴収することができます。**その際には，患者へ提供するサービスの内容・料金などについての掲示や説明，内容のわかる領収証の発行などが必要です。また，サービス料金については保険薬局ごとに自由に設定できます。

服用薬剤調整支援料

服用薬剤調整支援料1・2

Q157

服用薬剤調整支援料1の対象は，服用開始から4週間以上経過した6種類以上の内服薬を使用している患者とされていますが，対象となる内服薬については，すべて1カ所の保険医療機関で処方されていなければならないのでしょうか。それとも，複数の保険医療機関から処方されていて，それらを合わせて要件を満たしていれば構いませんか。

» A

1カ所の保険医療機関で処方されている場合だけでなく，**複数の保険医療機関から処方されている場合についても，それらを合わせたうえで要件を満たしているか判断することで差し支えありません。**

服用薬剤調整支援料1は，服用開始から4週間以上経過した6種類以上の内服薬を使用している患者に対して，保険薬剤師が当該患者の服薬アドヒアランスおよび副作用の可能性などを検討したうえで，処方医に減薬の提案を行い，その結果，処方される内服薬が減少した場合に算定できます。もちろん，これらは患者の意向により実施することが前提です。

対象となる内服薬については，当該保険薬局でそれらを調剤していることが要件として明記されていますが，処方元の保険医療機関数に係る具体的な記述は見当たりません（**表**）。算定にあたっては，あくまでも患者単位で考えた際に所定の要件を満たしているか否かで判断します。したがって，1カ所の保険医療機関で処方されている場合に限らず，複数の保険医療機関から処方され，それらを合わせたうえで要件を満たしている場合でも，それぞれの処方医へ減薬に関する処方提案を行うことなどにより算定対象となり得ます。

また，当該点数は，医科点数表の薬剤総合評価調整管理料を算定する保険医療機関と連携して，医薬品の適正使用に係る取り組みを調剤報酬において評価

表　服用薬剤調整支援料1（留意事項）

区分14の3　服用薬剤調整支援料
（1）　服用薬剤調整支援料1
ア　服用薬剤調整支援料1は，内服を開始して4週間以上経過した内服薬6種類以上を保険薬局で調剤している患者に対して，当該保険薬局の保険薬剤師が，当該患者の意向を踏まえ，当該患者の服薬アドヒアランス及び副作用の可能性等を検討した上で，処方医に減薬の提案を行い，その結果，処方される内服薬が減少した場合について評価したものである。
イ　服用薬剤調整支援料1は，当該保険薬局で調剤している当該内服薬の種類数が2種類以上（うち少なくとも1種類は当該保険薬局の保険薬剤師が提案したものとする。）減少し，その状態が4週間以上継続した場合に算定する。
ウ　保険医療機関名及び保険医療機関における調整前後の薬剤の種類数を調剤報酬明細書の摘要欄に記載すること。
エ，オ　（略）
カ　患者の服用する薬剤の副作用の可能性の検討等を行うに当たっては，「高齢者の医薬品適正使用の指針（総論編）」（厚生労働省），「高齢者の医薬品適正使用の指針（各論編（療養環境別））」（厚生労働省），「病院における高齢者のポリファーマシー対策の始め方と進め方」（厚生労働省）及び日本老年医学会の関連ガイドライン（高齢者の安全な薬物療法ガイドライン）等を参考にすること。
キ　保険薬剤師は処方医へ提案を行う際に，減薬に係る患者の意向や提案に至るまでに薬学的見地から検討した内容を薬剤服用歴等に記載する。また，保険医療機関から提供された処方内容の調整結果に係る情報は，薬剤服用歴等に添付する等の方法により保存しておくこと。（略）
ク　（略）

（診療報酬の算定方法の一部改正に伴う実施上の留意事項について，令和6年3月5日，保医発0305第4号）

するものとして設けられました。そのため，薬剤総合評価調整管理料の算定患者が対象であると誤解されるかもしれませんが，必ずしも保険医療機関において薬剤総合評価調整管理料が算定されている患者であるか否かまでは要件とされていません。

Q158 服用薬剤調整支援料１では，処方医に減薬の提案を行うことになっていますが，その手段は口頭でも構わないのでしょうか。それとも文書であることが必要ですか。

A

文書を用いて提案することが必要です。

服用薬剤調整支援料1の算定にあたっては，患者の意向を踏まえ，患者の服薬アドヒアランスおよび副作用の可能性などを検討したうえで処方医に減薬の提案を行うものであることが，留意事項通知（厚生労働省保険局医療課長）で示されています。同通知では，処方医へ提案する際の手段に関する記述はありませんが，調剤報酬点数表本体（厚生労働大臣告示）において「文書を用いて提案」することと示されています（**表**）。

特に所定の様式は指定されていませんので，作成する文書は各薬局で工夫することで差し支えありませんが，服薬情報等提供料に係る様式に「処方薬の情報」や「薬剤に関する提案」などの項目が設けられており，当該様式を活用することも1つの方法でしょう（**図**）。

表　服用薬剤調整支援料（点数表）

区分14の3　服用薬剤調整支援料
　1　服用薬剤調整支援料１　　125点
　2　服用薬剤調整支援料２　　（略）
　注1　1については，6種類以上の内服薬（特に規定するものを除く。）が処方されていたものについて，処方医に対して，保険薬剤師が文書を用いて提案し，当該患者に調剤する内服薬が2種類以上減少した場合に，月1回に限り所定点数を算定する。
　2，3　（略）

（診療報酬の算定方法の一部を改正する告示，令和6年3月5日，厚生労働省告示第57号）

（別紙様式１－１）

患者の服薬状況等に係る情報提供書

情報提供先保険医療機関名
担当医　　　　科　　　　　　殿

令和　　年　　月　　日

情報提供元保険薬局の所在地及び名称
電　　話
（ＦＡＸ）
保険薬剤師氏名　　　　　　　　　　印

患者氏名
性別（男・女）　生年月日　　　　　年　　月　　日生（　　歳）
住所
電話番号

以下のとおり、情報提供いたします。

情報提供の概要：

1　処方薬の情報 薬剤名等：
2　併用薬剤等（要指導・一般用医薬品、医薬部外品、いわゆる健康食品を含む。）の情報 薬剤名等：
3　処方薬剤の服用状況（アドヒアランス及び残薬等）及びそれに対する指導に関する情報
4　患者、家族又は介護者からの情報（副作用のおそれがある症状及び薬剤服用に係る意向等）
5　薬剤に関する提案
6　その他

［記載上の注意］
1　必要がある場合には、続紙に記載して添付すること。
2　わかりやすく記入すること。
3　必要な場合には、手帳又は処方箋等の写しを添付すること。

図　患者の服薬状況等に係る情報提供書

Q159

服用薬剤調整支援料1と2は，どのように違うのでしょうか。服用薬剤調整支援料1は処方医への減薬の提案と処方薬が減少したことに対するアウトカム評価，服用薬剤調整支援料2については，単に減薬の提案に対するプロセス評価ということですか。

» A

服用薬剤調整支援料1は，ポリファーマシーの解消に係る取り組みを評価した点数であるのに対し，服用薬剤調整支援料2は重複投薬などの解消に係る取り組みを評価した点数です。同じような内容の要件は設けられていますが，両点数の目的や趣旨は異なります。

服用薬剤調整支援料1は，患者の意向を踏まえ，患者の服薬アドヒアランスおよび副作用の可能性などを検討したうえで，処方医に減薬の提案を行うとともに，その結果として，処方される内服薬が減少した場合に算定します〔**表1**の（1)〕。すなわち，ポリファーマシーの解消に係る取り組みを評価した，いわゆるアウトカム評価の点数であり，平成30年4月から設けられています（令和2年3月までの名称は「服用薬剤調整支援料」)。

一方，服用薬剤調整支援料2は，複数の医療機関を受診する患者の重複投薬の解消を推進する観点から，薬局において患者の服薬情報を一元的に把握し，重複投薬の有無の確認などを行ったうえで，処方医に重複投薬などの解消の提案を行った場合に算定します〔表1の（2)〕。すなわち，外来患者への重複投薬の解消に係る取り組みのプロセスを評価した点数で，令和2年4月から設けられています。さらに令和4年4月からは，内服薬が減少した実績に応じた評価に変更されています。

対象患者については6種類以上の内服薬を服用している場合であることや，処方医に対して減薬などに関する提案を行うなど，両点数の具体的な要件を比べると似ている部分はいくつかあるものの，それぞれの点数の評価の目的や趣旨は異なっています。

服用薬剤調整支援料1・2の主な要件を項目別に整理しましたので，参考にしてください（**表2**)。

表1　服用薬剤調整支援料1・2の目的，趣旨

区分14の3服用薬剤調整支援料

（1）服用薬剤調整支援料1

ア　服用薬剤調整支援料1は，内服を開始して4週間以上経過した内服薬6種類以上を保険薬局で調剤している患者に対して，当該保険薬局の保険薬剤師が，当該患者の意向を踏まえ，当該患者の服薬アドヒアランス及び副作用の可能性等を検討した上で，処方医に減薬の提案を行い，その結果，処方される内服薬が減少した場合について評価したものである。

イ～ク　（略）

（2）服用薬剤調整支援料2

ア　服用薬剤調整支援料2は，複数の保険医療機関から内服薬が合計で6種類以上処方されている患者に対して，患者若しくはその家族等の求めに応じて，保険薬局の保険薬剤師が，重複投薬等の解消のために以下の取組を全て行った場合に算定する。なお，詳細な施設基準については，「特掲診療料の施設基準等及びその届出に関する手続きの取扱いについて（通知）」を参照すること。

（イ）　患者の服用薬について，手帳の確認，患者への聞き取り又は他の保険薬局若しくは保険医療機関への聞き取り等により，一元的に把握すること。なお，同種・同効薬が処方されている場合は，必要に応じて処方の背景を処方医又は患者若しくはその家族等に確認すること。

（ロ）　重複投薬等のおそれがある場合には，重複投薬等の解消に係る提案を検討し，当該提案及び（イ）の内容を記載した報告書を作成し，処方医に対して送付すること。

イ～キ　（略）

（診療報酬の算定方法の一部改正に伴う実施上の留意事項について，令和6年3月5日，保医発0305第4号）

表2　服用薬剤調整支援料1・2の主な要件

	服用薬剤調整支援料1	服用薬剤調整支援料2
所定点数，上限	125点（月1回）	110点または90点（いずれも3月に1回）
対象患者，対象薬剤	保険薬局で調剤された，服用開始から4週間以上経過した内服薬を6種類以上使用している患者	複数の保険医療機関から，合計6種類以上の内服薬が処方されている患者
患者への確認	患者の意向を踏まえて実施	患者もしくは家族などの求めに応じて実施
処方提案，算定までの流れ	①患者の服薬アドヒアランスおよび副作用の可能性などを検討 ↓ ②文書により処方医へ減薬を提案 ↓ ③処方される内服薬が2種類以上減少し，かつ，その状態が4週間以上継続した場合に算定	①患者の服用薬を一元的に把握 ・受診中の医療機関，診療所 ・服用中の薬剤 ・重複投薬の状況など ↓ ②文書により（所定様式あり），処方医へ重複投薬などの解消（薬剤の種類数の減少）を提案した場合に算定
その他	患者の服用薬剤の副作用の可能性の検討を行うにあたり，参考とする資料 ・高齢者の医薬品適正使用の指針（総論編）（厚生労働省） ・高齢者の安全な薬物療法ガイドライン（日本老年医学会）など	—

服薬情報等提供料

令和6年度改定による変更点

Q 160 服薬情報等提供料は，どのように変更されたのですか。

» A

保険薬局の薬剤師の業務実態および多職種連携のニーズに応じた薬学管理料の見直しとして，薬剤師による患者の処方状況に応じた服薬指導の推進とともに，これら業務の合理化を行う観点から，服薬情報等提供料について，業務実態に応じた要件および評価の在り方が見直されました。

具体的には，保険薬局と医療・介護に関わる多職種との連携を推進するため，服薬情報等提供料2について評価体系を一部改正し，**①リフィル処方箋の調剤に伴う医療機関への情報提供，②介護支援専門員への情報提供が新たな対象として要件に追加**されました（表）。

また，これとともに，患者・家族の求めに応じて実施する情報提供に係る評価は廃止され，安全に関する情報提供（緊急安全性情報など）は特定薬剤管理

表　服薬情報等提供料の主な変更点

改定前（令和6年5月31日まで）	改定後（令和6年6月1日から）
服薬情報等提供料1 ▶保険医療機関からの求め 服薬情報等提供料2　20点 ▶薬剤師が必要性ありと判断し，保険医療機関へ情報提供（月1回） ▶患者・家族からの求めに応じて，当該患者・家族へ情報提供および指導（都度算定。算定上限の設定なし） 服薬情報等提供料3 ▶保険医療機関からの求め，入院予定患者	服薬情報等提供料1 ▶保険医療機関からの求め 服薬情報等提供料2　20点 ▶薬剤師が必要性ありと判断し，①保険医療機関へ情報提供，②リフィル処方箋の調剤後に保険医療機関へ情報提供，③介護支援専門員へ情報提供（それぞれ月1回まで） （削除） 服薬情報等提供料3 ▶保険医療機関からの求め，入院予定患者

指導加算3による評価に組み替えられることになりました。

服薬情報等提供料1・2・3

Q161 服薬情報等提供料とは，どのような点数なのでしょうか。

» A

服薬情報等提供料は，患者の服用薬や服薬状況に関する情報を把握し，その情報を処方医などへ情報提供することで，医師の処方設計および患者の服薬の継続・中断の判断の参考とするなど，**医師と連携した医薬品の適正使用の推進のための情報提供を評価したものです。**

Q162 服薬情報等提供料は，処方箋を発行した保険医療機関からの依頼でなければ算定の対象とならないのでしょうか。

» A

服薬情報等提供料は，現に患者が受診している処方箋発行保険医療機関からの情報提供の求めがあった場合だけに限らず（服薬情報等提供料1・3），**保険薬剤師が保険医療機関または介護支援専門員（ケアマネジャー）へ当該患者の服薬に関する情報提供の必要性を認めた場合も算定の対象となります（服薬情報等提供料2）。**

ただし，当該点数を算定するにあたっては，患者の同意が必要です。

Q163

処方箋に記載されている医薬品のうち，投与期間が15日分以上のものと14日分以下のものが混在している場合に，患者から14日分以下の医薬品について問い合わせがありました。その医薬品について服薬状況を確認し，服薬指導を実施しましたが，患者の同意を得たうえであれば服薬情報等提供料2は算定できますか。

» A

投与期間が14日分以下の医薬品である場合も算定可能です。

平成28年3月まで（長期投薬情報提供料が服薬情報等提供料に統合されるまで）は，投与期間が14日分を超える医薬品の場合のみ対象でしたが，現在は投与日数にかかわらず算定可能です。

Q164

服薬情報等提供料2は，保険薬剤師が必要な情報提供や指導を行った場合に算定できますが，ケアマネジャーに対する場合も該当するのでしょうか。

» A

該当します。

服薬情報等提供料2は，保険薬剤師が必要性を認め，患者の同意を得たうえで，薬剤が適切に使用されるよう，薬剤師が必要な情報提供・指導を実施した場合に算定します。

対象者については，保険医療機関だけでなく，その患者の介護に関わっている介護支援専門員（ケアマネジャー）も該当します（表）。

表　服薬情報等提供料2

区分15の5　服薬情報等提供料
　1　服薬情報等提供料1　（略）
　2　服薬情報等提供料2
　　イ　保険医療機関に必要な情報を文書により提供した場合　20点
　　ロ　リフィル処方箋による調剤後，処方医に必要な情報を文書により提供した場合　20点
　　ハ　**介護支援専門員に必要な情報を文書により提供**した場合　20点
　3　服薬情報等提供料3　（略）
　注1　（略）
　　2　2については，保険薬剤師がその必要性を認めた場合において，当該患者の同意を得た上で，薬剤の使用が適切に行われるよう，調剤後も患者の服用薬の情報等について把握し，保険医療機関又は**介護支援専門員**に必要な情報を文書により提供を行った場合に月1回に限り算定する。

（診療報酬の算定方法の一部を改正する告示，令和6年3月5日，厚生労働省告示第57号）

在宅患者訪問薬剤管理指導料

令和6年度改定による変更点

Q 165 在宅患者訪問薬剤管理指導料は，どのように変更されたのですか。

» A

悪性腫瘍以外の患者を含むターミナル期の患者への薬剤提供，適切な薬学的管理のニーズの増加に対応するため，在宅患者訪問薬剤管理指導料の評価の充実化が図られました。また，計画的な在宅訪問を開始する際の事前調整（処方箋交付前）に係る対応について，在宅患者訪問薬剤管理指導料とは別に，新たな評価が設けられました（在宅移行初期管理料）（**表**）。

1．在宅患者訪問薬剤管理指導料

「在宅患者訪問薬剤管理指導料」は，通常は月4回まで算定可能であり，末期の悪性腫瘍の患者または中心静脈栄養法の患者である場合は，週2回かつ月8回まで算定することが認められています。

令和6年6月からは，ターミナル期の患者への薬剤提供・薬学的管理のニーズに対応できるよう，月4回を超えて算定できる対象として「注射による麻薬の投与が必要な患者」も追加されています。所定点数は変更ありません。

2．在宅移行初期管理料（新設）

新設された「在宅移行初期管理料」（所定点数230点）は，在宅医療において，保険薬剤師が医療・介護の多職種と連携しつつ，質の高い薬学管理を推進するため，退院後の在宅訪問を開始する移行期における薬学的管理，医師との連携による処方内容の調整，介護関係者への患者の服用薬に係る情報提供などを評価したものです。

たとえば退院直後など，計画的に実施する訪問薬剤管理指導の前の段階で患家を訪問し，多職種と連携して今後の訪問薬剤管理指導のための服薬状況の確

表　在宅患者訪問薬剤管理指導料の主な変更点

改定前（令和6年5月31日まで）	改定後（令和6年6月1日から）
在宅患者訪問薬剤管理指導料 ▶在宅療養患者，月4回（オンラインの場合を含む） ▶末期の悪性腫瘍の患者，中心静脈栄養法の患者は，週2回かつ月8回まで 麻薬管理指導加算 ～ 在宅中心静脈栄養法加算	在宅患者訪問薬剤管理指導料 ▶在宅療養患者，月4回（オンラインの場合を含む） ▶末期の悪性腫瘍の患者，注射による麻薬投与が必要な患者，中心静脈栄養法の患者は，週2回かつ月8回まで 麻薬管理指導加算 ～ 在宅中心静脈栄養法加算
	新設 在宅移行初期管理料　230点 ▶在宅療養開始前の管理，指導 ▶自己による服薬管理が困難な患者（認知症，精神障害など），児童福祉法第56条の6第2項に規定する障害児である18歳未満の患者（医療的ケア児），6歳未満の乳幼児，末期の悪性腫瘍の患者，注射による麻薬投与が必要な患者 ▶在宅患者訪問薬剤管理指導料等（単一建物患者1人の場合に限る）の初回時に併せて算定

認や薬剤管理などの必要な指導を実施した場合に算定します。

ただし，算定対象となる患者は，自己による服薬管理が困難な患者（認知症，精神障害など），医療的ケア児，6歳未満の乳幼児，末期の悪性腫瘍の患者，注射による麻薬の投与が必要な患者に限られています。

また，介護保険適用の患者も算定対象ですが，医療保険・介護保険いずれも「単一建物患者が1人の場合」に限られており，算定のタイミングは，在宅患者訪問薬剤管理指導料または居宅療養管理指導費（介護予防含む）の「初回算定日の属する月に1回に限り」算定します。

Q 166 在宅患者緊急訪問薬剤管理指導料は，どのように変更されたのですか。

» A

ターミナル期の患者に対する薬剤提供，適切な薬学的管理のニーズの増加に

表　在宅患者緊急訪問薬剤管理指導料の主な変更点

改定前（令和6年5月31日まで）	改定後（令和6年6月1日から）
在宅患者緊急訪問薬剤管理指導料 ▶在宅療養患者，月4回（オンラインの場合を含む）	在宅患者緊急訪問薬剤管理指導料 ▶在宅療養患者，月4回（オンラインの場合を含む） ▶末期の悪性腫瘍の患者，注射による麻薬投与が必要な患者は，原則として月8回まで（オンラインの場合を除く）
麻薬管理指導加算 ～ 在宅中心静脈栄養法加算	麻薬管理指導加算 ～ 在宅中心静脈栄養法加算 **新設** 夜間/休日/深夜訪問加算 **400点/600点/1,000点** ▶末期の悪性腫瘍の患者，注射による麻薬投与が必要な患者

対応するため，保険薬剤師が行う訪問薬剤管理指導を充実する観点から，在宅患者緊急訪問薬剤管理指導料に係る要件・評価が見直されました（**表**）。

1．在宅患者緊急訪問薬剤管理指導料

「在宅患者緊急訪問薬剤管理指導料」は，在宅患者緊急オンライン薬剤管理指導料を含めて月4回まで算定することが可能とされています。

令和6年6月からは，**①末期の悪性腫瘍の患者，または，②注射による麻薬の投与が必要な患者の場合に限り，「原則として月8回」まで算定**することが可能となりました。所定点数は変更ありません。

2．夜間訪問加算，休日訪問加算，深夜訪問加算（新設）

在宅患者緊急訪問薬剤管理指導料の算定にあたり，夜間や休日に保険薬剤師が緊急に患家を訪問した場合の評価として，「夜間訪問加算」（所定点数400点），「休日訪問加算」（600点），「深夜訪問加算」（1,000点）が新設されました。

ただし，算定対象については，**①末期の悪性腫瘍の患者，または，②注射による麻薬の投与が必要な患者における急変時対応**に限られています。

Q167 在宅患者重複投薬・相互作用等防止管理料は，どのように変更されたのですか。

A

残薬調整に係る評価が見直されました。また，在宅患者への処方箋について，交付前における薬剤師による処方提案に係る評価が新設されました（表）。

1．疑義照会に伴う処方変更

調剤管理料の重複投薬・相互作用等防止加算の見直し内容と同様，「在宅患者重複投薬・相互作用等防止管理料」における**残薬調整に係る評価（医師への疑義照会に伴い，処方変更が行われた場合）について，所定点数が引き下げら**れました（30点→20点）。

2．処方箋交付前の処方提案に伴う処方箋（新規）

在宅医療において，薬剤師が医師とともに患家を訪問した場合や，ICTを活用して多職種と患者情報を共有する環境などにおいて，**薬剤師が医師へ処方提案を行い，当該提案が反映された処方箋を受け付けた場合についても，「在宅患者重複投薬・相互作用等防止管理料」を算定できる**よう見直されました。

所定点数については，残薬調整以外に係る場合は40点，残薬調整に係る場合は20点です。

表　在宅患者重複投薬・相互作用等防止管理料の主な変更点

改定前（令和6年5月31日まで）	改定後（令和6年6月1日から）
在宅患者重複投薬・相互作用等防止管理料 （疑義照会に伴う処方変更） 残薬調整以外　40点，残薬調整　30点	在宅患者重複投薬・相互作用等防止管理料 1．疑義照会に伴う処方変更 残薬調整以外　40点，残薬調整　**20点** **新設** 2．処方箋交付前の処方提案に伴う処方箋 残薬調整以外　**40点**，残薬調整　**20点**

在宅患者訪問薬剤管理指導料

Q 168 在宅患者訪問薬剤管理指導料を算定するためには，あらかじめ地方厚生（支）局長に実施する旨を届け出ることが必要とされていますが，届出の基準はどのようなものですか。

» A

特に基準はありません。保険薬局であり，在宅療養中の患者を訪問し，薬歴管理，服薬指導，服薬支援，薬剤服用状況および薬剤管理状況の確認などの薬学的管理指導を行う意思があれば届け出ることができます。

Q 169 在宅患者訪問薬剤管理指導の届出の様式はどのようなものですか。

» A

在宅患者訪問薬剤管理指導を行う旨と，開設者の氏名，保険薬局の名称および所在地を地方厚生（支）局長に届け出ることになります。**様式は特に統一されていませんので，地方厚生（支）局またはご所属の薬剤師会にご確認ください。**

Q 170 居宅療養管理指導における医師の指示について，変更があったと聞きました。これまでと同じ指示内容だけでは十分ではないのでしょうか。

» A

処方箋などに居宅療養管理指導を実施する旨の指示が毎回記載される場合は，これまで通りの取り扱いで問題ありません。その都度記載されない場合は，指導実施の指示に加えてその実施期間に関する記載が必要であるため，処方医にそのことを伝えたうえで，指示の有無などについて確認することが必要

です。

薬剤師，管理栄養士，歯科衛生士などが行う居宅療養管理指導は，医師または歯科医師の指示に基づき実施します。しかし，例えば文書に記載された当該指示は初回のみで次回以降はその記載がないような場合，継続して居宅療養管理指導を実施するよう指示するものなのか，それともその都度の実施を指示するものなのか，必ずしも明確ではない場合があります。そのため結果的に，医師・歯科医師による指示が正確に伝わらないまま，漫然と居宅療養管理指導が継続されるということになりかねません。

そのような問題を改善するため，居宅療養管理指導に関する指示について，医師・歯科医師は文書などに，①指示を行った旨がわかる内容に加えて，②指示期間（6月以内に限る）を記載することが新たに示されました（**表**）。

薬局の薬剤師への居宅療養管理指導の実施の指示は，医師が処方箋に記載することなどにより行われます。その際，これまでは実施期間に係る記載は求められていませんでしたが，今後は指示期間についても記載されることになります。また，処方箋に①または②の記載がなく，疑義照会などの際に当該指示を確認した場合は，処方箋および薬剤服用歴の記録などに当該内容を記録することが必要です。

ただし，薬局の薬剤師の場合は，処方箋に記載された処方内容に基づいて居

表　居宅療養管理指導における医師・歯科医師の指示について

問３　居宅療養管理指導における医師又は歯科医師の指示は，どのような方法で行えばよいか。

（答）

・指示を行うにあたっては，当該居宅療養管理指導に係る指示を行う医師又は歯科医師と同じ居宅療養管理指導事業所に勤務する者に指示する場合や緊急等やむを得ない場合を除き，診療状況を示す文書，処方箋等（メール，FAX 等でも可）（以下「文書等」という。）に，「要訪問」「訪問指導を行うこと」等，指示を行った旨がわかる内容及び指示期間（6 月以内に限る。）を記載すること。ただし，指示期間については，1 か月以内（薬剤師への指示の場合は処方日数（当該処方のうち最も長いもの）又は 1 か月のうち長い方の期間以内）の指示を行う場合は記載不要であり，緊急等やむを得ない場合は後日指示期間を文書等により示すこと。

・なお，医師又は歯科医師の指示がない場合は算定できないことに留意すること。

※平成 18 年 4 月改定関係 Q&A（Vol.1）（平成 18 年 3 月 22 日）問 8 は削除する。

〔令和3年度介護報酬改定に関するQ&A（Vol.5），令和3年4月9日事務連絡，厚生労働省老健局老人保健課〕

宅療養管理指導を行うべき期間を把握できるため，当該処方箋に記載された投与日数（または1月以内のうち，いずれか長い方）の期間について指導を実施するという指示であるならば，当該期間の記載は不要とされています。すなわち，受け付けた処方箋などに居宅療養管理指導を実施する旨の指示が毎回記載されている場合は，指導の実施期間が記載されていなくても特に問題ありません。

在宅患者訪問薬剤管理指導を実施する場合は，処方箋にその指示が記載されていないと在宅患者訪問薬剤管理指導料の算定は認められないのでしょうか。それとも，疑義照会の際に処方医から口頭指示を受けた場合でも構わないのでしょうか。

» A

処方医による**口頭指示でも構いませんが，当該記録は必要です。**

処方医による在宅薬剤管理指導の実施の指示は，基本的に診療情報提供文書や処方箋にその旨が記載されることになっていますが（表），調剤時の疑義照会の際に指示を受けることもあり得ます。その場合は，処方箋や薬歴に，処方医からの指示内容を記録しておきましょう。

表　在宅患者訪問薬剤管理指導における医師の指示

問37　在宅患者訪問薬剤管理指導における医師の指示は，どのような方法で行えばよいか。

（答）　医師による訪問の指示については，診療状況を示す文書，処方箋等（電子メール，FAX等によるものを含む。以下「文書等」という。）に，「要訪問」「訪問指導を行うこと」等の指示を行った旨が分かる内容及び処方日数を記載することにより行われる必要がある。ただし，処方日数については、処方から1か月以内の訪問を指示する場合は記載されている必要はなく，緊急やむを得ない場合においては，後日文書等により処方日数が示されていればよい。

〔疑義解釈資料の送付について（その1），令和4年3月31日，事務連絡〕

Q172 在宅患者訪問薬剤管理指導料や居宅療養管理指導費の算定は,「医師の指示に基づき」実施するのであれば,別の保険薬局で調剤された薬剤や,院内投薬による薬剤を服薬中の患者についても算定できるのでしょうか。

» A

「在宅患者訪問薬剤管理指導料」(健康保険)ならびに「居宅療養管理指導費」(介護保険)は,当該保険薬局で調剤した薬剤を服用(使用)している患者について,その服薬期間中を対象として算定するものです。したがって,**処方箋の交付と関係なく算定できるものではありません。**

在宅患者訪問薬剤管理指導料や居宅療養管理指導費の算定要件において「医師の指示に基づき」とされているのは,処方医による患家での薬剤管理指導の実施の指示が,処方箋の交付時,または,処方箋の受け付け後に薬剤師が訪問薬剤管理指導の必要性を認めた場合や処方医への疑義照会の際など,調剤時に行われるためです。

処方箋に訪問薬剤管理指導の実施の指示が記載されていなかったとしても,調剤時に処方医から口頭指示を受けた場合は,保険薬局でその内容を処方箋や薬歴に記載するため,いつ指示を受けたのかが明確です。処方医の指示であれば,処方箋への記載または口頭指示のどちらでも構いませんが,処方箋の交付とは無関係に算定できるという意味ではありません。

また,別の保険薬局で調剤された薬剤や院内投薬により交付された薬剤のみを対象とした在宅患者訪問薬剤管理指導料または居宅療養管理指導費の算定は,想定されていません。患者が複数の保険医療機関もしくは診療科にかかっている場合には,当該薬局で調剤した薬剤だけでなく,他の保険薬局で調剤された薬剤や院内投薬により交付された薬剤を服用していることも考えられますが,訪問薬剤管理指導を担当する保険薬局の薬剤師には,その患者が服用しているすべての薬剤を対象とした管理指導が求められます。

Q 173

A診療所の医師の指示に基づいて在宅薬剤管理指導を実施している患者に対して，別の保険医療機関（B診療所）からも処方箋が交付されました。同一月に当薬局でいずれの処方箋も受け付けた場合，A診療所の処方箋については在宅患者訪問薬剤管理指導料を算定しますが，B診療所の処方箋について服薬管理指導料を算定することはできますか。もし算定できるとしても，診療科や処方内容によって算定の可否に違いはあるのでしょうか。

» A

A診療所の処方箋について在宅患者訪問薬剤管理指導料または居宅療養管理指導費を算定した場合は，B診療所の処方箋については服薬管理指導料を算定します。**診療科や処方内容などの違いによって，特に取り扱いが異なることはありません。**

在宅患者訪問薬剤管理指導料の算定について，平成20年3月までは「在宅患者訪問薬剤管理指導料を算定した月においては，その他の薬学管理料は算定できない」とされていましたが，平成20年度診療報酬改定において「在宅患者緊急訪問薬剤管理指導料」が設けられたことに伴い，平成20年4月以降の服薬管理指導料の併算定に関する取り扱いが整理されています。

具体的には，在宅患者訪問薬剤管理指導料を算定している患者について，①状態が急変したため，計画的な在宅薬剤管理指導とは別に，主治医の急な求めに応じて薬剤師が患家を訪問して薬学的管理・指導を行った場合は「在宅患者緊急訪問薬剤管理指導料」を算定，②緊急訪問の必要性はないが（すなわち，①以外），薬学的管理指導計画に係る疾病と別の疾病または負傷に係る臨時の投薬が行われた場合は「服薬管理指導料」，「かかりつけ薬剤師指導料」または「かかりつけ薬剤師包括管理料」を算定することになっています（**表**）。

しかし，この取り扱いは，対象患者について同一保険医療機関から処方箋が交付されたケースを想定したものであって，在宅薬剤管理指導の指示に係る保険医療機関とは別の保険医療機関から交付された処方箋を調剤した場合まで含めて整理したわけではありません。

すなわち，ご質問のケースのような異なる保険医療機関から処方箋が交付された場合（B診療所の処方箋）には，従来からの取り扱い通り，診療科の違いや処方内容の違いなどに関係なく，服薬管理指導料を算定して差し支えありま

表　在宅患者訪問薬剤管理指導料の併算定について

区分15　在宅患者訪問薬剤管理指導料
1　在宅患者訪問薬剤管理指導料
（11）　在宅患者訪問薬剤管理指導料を算定した月においては，服薬管理指導料，かかりつけ薬剤師指導料及びかかりつけ薬剤師包括管理料は，当該患者の薬学的管理指導計画に係る疾病と別の疾病又は負傷に係る臨時の処方箋によって調剤を行った場合を除いて算定できない。また，在宅患者訪問薬剤管理指導料を算定した月においては，外来服薬支援料1又は服薬情報等提供料は算定できない。

（診療報酬の算定方法の一部改正に伴う実施上の留意事項について，令和6年3月5日，保医発0305第4号）

せん。

Q174　医師の指示に基づき在宅患者訪問薬剤管理指導を実施する場合，どのような制限があるのですか。どの患者に対しても算定できるのでしょうか。

» A

在宅患者訪問薬剤管理指導の算定対象となるケースは，**在宅で療養を行っており，通院が困難な患者に限られます。**また，患家の訪問にあたっては，薬剤師が策定した薬学的管理指導計画に基づく指導管理を実施するとともに，その結果を文書により当該指示を行った医師へ情報提供します。以下，特に留意しなければならない事項について説明します。

1．基本的な考え方，対象患者

在宅患者訪問薬剤管理指導とは，「在宅での療養を行っている患者であって通院が困難なものに対して，（中略）医師の指示に基づき，薬学的管理指導計画を策定し，患家を訪問して，（中略）薬学的管理指導を行い，当該指示を行った医師に対して訪問結果について必要な情報提供を文書で行った場合」に算定するものです。

したがって，算定対象は，在宅で療養を行っており，通院が困難な患者に限られます。

2. 必要な届出

処方箋受付に先立ち，その保険薬局の開設者は，在宅患者訪問薬剤管理指導を実施する保険薬局として，事前に地方厚生（支）局長へ届出しておくことが必要です。

3. 処方医からの指示

患家への訪問は，処方医の指示により実施します。その指示方法としては，処方箋または診療情報提供文書によるもののほか，電話連絡などの口頭によるものでも構いませんが，文書（処方箋など）による指示でない場合には，その日時や内容を処方箋や薬歴などに記録しておくことが必要です。

4. 薬学的管理指導計画の策定

患家の訪問に先立ち，その保険薬局の薬剤師は，薬学的管理指導計画を策定しておきます。この計画書は，処方医から提供された診療状況に基づくほか，処方医と相談しながら患者の心身の特性および処方薬を踏まえて策定するもので，薬剤の管理方法，処方薬剤の副作用・相互作用などを確認したうえで，①実施すべき指導内容，②患家への訪問回数，③訪問間隔などを記載します。

なお，特に決められた様式はありませんので，個々の保険薬局で自由に工夫して行うことができます。

5. 処方医への情報提供

患家への訪問後は，その結果を文書により処方医へ（必要に応じて，処方医以外の医療関係職種にも）情報提供します。薬学的管理指導計画と同様，特に決められた様式はありませんので，個々の保険薬局で自由に工夫して行うことができます。

6. 患家における管理・指導

患家の訪問後は，薬歴に次の事項を記載します。

①調剤管理料の算定要件として求められている記載事項

②訪問実施日，訪問した薬剤師の氏名

③処方医から提供された情報の要点

④薬学的管理指導の内容（薬剤の保管状況，服薬状況，残薬の状況，投薬後の併用薬剤，投薬後の併診，患者の服薬中の体調の変化（副作用が疑われる症状など），重複投薬，相互作用等に関する確認，実施した服薬支援措置など）

⑤処方医へ提供した訪問結果に関する情報の要点

⑥処方医以外の医療関係職種から提供された情報および当該職種に提供した訪問結果に関する情報の要点　など

7. 距離制限

在宅で療養を行っている患者への在宅薬剤管理指導は，患者の病状などにより急な対応が求められる場合があるため，在宅患者訪問薬剤管理指導料の算定要件として距離制限が設けられています。

具体的には，医科診療報酬点数表の「往診料」や「在宅患者訪問診療料」の取り扱いに準じて，特殊な事情がある場合を除き「16キロメートル以内」と規定されています。

8. その他

患家への訪問は，処方された医薬品を届けることが目的ではありません。重要なことは，あくまでも患家における薬学的管理指導の実施が目的ですので，誤解のないよう十分注意してください。

また，算定にあたっては，医師もしくは薬剤師の配置が義務付けられている施設に入所している場合や，すでにほかの保険薬局の薬剤師が訪問薬剤管理指導を行っている場合には算定できません。

Q175

在宅患者訪問薬剤管理指導料を算定する場合，患家を訪問する前に薬学的管理指導計画を策定することが必要とされていますが，初回訪問時も「事前」でなければ算定できないのでしょうか。

» A

在宅患者訪問薬剤管理指導の実施にあたり必要な薬学的管理計画は，患家を訪問する前に策定することになっていますが，**初めて実施する場合や急を要する場合などもあることから，算定要件では「原則として」とされています**(表)。

在宅患者訪問薬剤管理指導料の算定要件で求められている薬学的管理計画とは，「処方医から提供された診療状況を示す文書等に基づき，又は必要に応じ，処方医と相談するとともに，他の医療関係職種（歯科訪問診療を実施している保険医療機関の保険医である歯科医師等及び訪問看護ステーションの看護師

表　在宅患者訪問薬剤管理指導料における「薬学的管理指導計画」について

区分 15　在宅患者訪問薬剤管理指導料
1　在宅患者訪問薬剤管理指導料
(5)　薬学的管理指導計画
ア　「薬学的管理指導計画」は，処方医から提供された診療状況を示す文書等に基づき，又は必要に応じ，処方医と相談するとともに，他の医療関係職種（歯科訪問診療を実施している保険医療機関の保険医である歯科医師等及び訪問看護ステーションの看護師等）との間で情報を共有しながら，患者の心身の特性及び処方薬剤を踏まえ策定されるものであり，薬剤の管理方法，薬剤特性（薬物動態，副作用，相互作用等）を確認した上，実施すべき指導の内容，患家への訪問回数，訪問間隔等を記載する。
イ　（略）
ウ　薬学的管理指導計画は，原則として，患家を訪問する前に策定する。
エ，オ　（略）

（診療報酬の算定方法の一部改正に伴う実施上の留意事項について，令和6年3月5日，保医発0305第4号）

等）との間で情報を共有しながら，患者の心身の特性及び処方薬剤を踏まえ策定されるもの」です。

同計画には，薬剤の管理方法，薬剤特性（薬物動態，副作用，相互作用など）を確認したうえで，実施すべき指導の内容，患家への訪問回数，訪問間隔などを記載することが求められています。基本的には「患家を訪問する前に策定する」ことを想定していますが，初めて訪問指導を実施する場合や急を要するケースもあることから「原則として」とされています。

Q176 在宅患者訪問薬剤管理指導料の算定にあたっては，訪問指導の結果について，処方医あてに文書で情報提供しなければなりませんが，文書による情報提供は訪問指導の都度行わなければならないのでしょうか。

» A

在宅患者訪問薬剤管理指導の結果については，処方医に対し，必要な情報提供を文書で行うこととされていますが，**算定要件においては，必ずしも訪問の都度実施しなければならないと明記されているわけではありません。**

在宅患者訪問薬剤管理指導料は，在宅で療養を行っている通院困難な患者に対し，医師の指示に基づいて薬学的管理指導（薬歴管理，服薬指導，服薬支援，薬剤服用状況，薬剤保管状況の確認など）を行った場合に算定するものです。また，算定にあたっては，事前に当該指導を実施する旨を地方厚生（支）局長あてに届け出ておくことはもちろん，薬学的管理指導計画の策定や，訪問指導の結果を文書により医師へ情報提供することが必要です。

ただし，ここでいう情報提供の頻度については，算定要件において「当該指示を行った医師に対して訪問結果について必要な情報提供を文書で行った場合に算定する」と示されているだけであって，必ずしも「その都度」行わなければならないと明記されているわけではありません。しかし，訪問薬剤管理指導の実施日の間隔や患者の服薬状況などの違いにもよりますが，医師の治療に支障を来さないようにするためには，医師への情報提供は「その都度」もしくは「遅滞なく」実施することが望ましいと考えます。

したがって，その必要性や重要性をきちんと見極めたうえで，例えば，早急に情報提供が必要であると判断される場合には電話などにより対応し，それ以外の場合には，一定期間ごとにきちんと文書により情報提供するなどの工夫も，1つの方法であると考えられます。

訪問結果の情報提供にあたっては，報告を受ける側である医師の状況や都合にも配慮することが必要でしょう。薬学的管理指導計画の策定の際に医師と相談するなど，個々の状況に応じて適切に対応することが求められます。

Q 177

在宅患者訪問薬剤管理指導料は，特別養護老人ホームの入所者については原則算定できませんが，一定の条件の場合に限り算定できると聞きました。どのような場合に算定できるのでしょうか。

» A

特別養護老人ホームに入所している末期の悪性腫瘍の患者に対して，訪問薬剤管理指導を実施した場合に限り，在宅患者訪問薬剤管理指導料（医療保険）を算定することができます。

在宅患者訪問薬剤管理指導料は，「患者が医師又は薬剤師の配置されている病院，診療所，施設等に入院若しくは入所している場合」および「現に他の保険医療機関又は保険薬局の薬剤師が訪問薬剤管理指導を行っている場合」には算定することができません。特別養護老人ホームには運営基準において医師が配置されていることになっており（非常勤を含む），したがって特別養護老人ホームに入所している患者の場合には，在宅患者訪問薬剤管理指導料を算定することはできません。

しかし，在宅医療の推進の観点から，平成18年4月から，在宅療養支援診療所の医師による指示であって，かつ末期の悪性腫瘍の患者である場合に限り算定できるよう見直しが図られました。その後さらに，平成20年4月からは，在宅療養支援診療所の医師による指示か否かに関係なく，末期の悪性腫瘍の患者であれば算定できるようになっています。

また，それ以外の患者である場合には，服薬管理指導料3（介護老人福祉施設の入所者に対して行った場合）を算定します。

Q178 在宅患者訪問薬剤管理指導料または居宅療養管理指導費は，1枚の処方箋につき1回しか算定できないのでしょうか。

» A

算定日の間隔は「6日以上」としなければなりませんが，**その処方箋で交付された薬剤の服用（使用）期間中であれば，1回に限らず算定できます。**

調剤報酬（医療保険）における「在宅患者訪問薬剤管理指導料」または介護報酬（介護保険）における「居宅療養管理指導費」は，在宅で療養を行っている患者を対象として，患家（居宅）での薬学的管理指導（薬歴管理，服薬指導，薬剤服用状況・薬剤保管状況の確認など）を行った場合に算定するものです。

在宅患者の状態や医薬品の種類などの違いによって，処方医による薬剤の投与期間はさまざまです。1枚の処方箋で数週間分の薬剤を交付することもあることから，前述の在宅薬剤管理指導に係る評価（在宅患者訪問薬剤管理指導料，居宅療養管理指導費）については，その処方箋で交付された薬剤の使用期間中であれば，1回に限らず算定することが可能です。ただし，算定日の間隔は「6日以上」（末期の悪性腫瘍の患者，注射による麻薬の投与が必要な患者および中心静脈栄養法の対象患者である場合は除く）としてください。

在宅薬剤管理指導に係る業務の評価は，処方箋で交付された薬剤を患家に届けるための報酬ではありませんので，1枚の処方箋で1回しか算定できないということではありません。

Q179 **在宅患者訪問薬剤管理指導料について，以前は「同一建物」の居住者であるか否かにより異なる点数が設けられていましたが，現在は「単一建物」の居住者の人数に応じて該当区分の点数を算定することになっています。「同一建物」と「単一建物」では，何が違うのでしょうか。**

» A

現行の「単一建物」の患者数とは，当該建物に居住する在宅患者訪問薬剤管理指導料の算定対象者の人数のことと整理されています。同一日における当該点数の算定患者数は関係ありません。居宅療養管理指導費（介護保険）における考え方も同様です。

現在，在宅患者訪問薬剤管理指導料（医療保険）については，単一建物患者の人数の違いに応じて，それぞれ異なる点数が設けられています（「1人」，「2～9人」，「10人以上」の3区分）。平成30年3月末日までは，「同一建物」の居住者であるか，または，それ以外であるかにより，設定点数に差が設けられていました。しかし，すでに医科点数表の在宅時医学総合管理料において「単一建物診療患者」の人数に応じた評価となっていたことから，これを踏まえ，患者の居住場所に応じたきめ細かな評価となるよう，現在は「単一建物」の患者の人数に応じた評価に見直されています（**表1**）。

この「単一建物」患者の考え方は，同一日に実施・算定した在宅患者訪問薬剤管理指導料の対象患者の人数（すなわち，そのときに実施した対象者が1人または複数人か）ではなく，当該建物に居住する当該点数の算定対象となる患者の人数に応じて判断するというものです（**表2**）。所定点数もしくは単位については，在宅患者訪問薬剤管理指導料（医療保険）と居宅療養管理指導費（介護保険。介護予防を含む）で若干異なりますが，区分の考え方や取り扱いなどは同じです。

表1　在宅薬剤管理指導に係る評価（薬局の薬剤師）

医療保険（令和6年6月1日施行）	介護保険（令和6年6月1日施行）
在宅患者訪問薬剤管理指導料 ①単一建物診療患者1人　650点 ②単一建物診療患者2〜9人　320点 ③単一建物診療患者10人以上　290点 在宅患者オンライン薬剤管理指導料　59点	居宅療養管理指導費（介護予防を含む） ①単一建物居住者1人　518単位 ②単一建物居住者2〜9人　379単位 ③単一建物居住者10人以上　342単位 情報通信機器を用いた服薬指導　46単位

注：算定上限や要件，加算は省略

表2　「単一建物」における患者・居住者の考え方

区分15　在宅患者訪問薬剤管理指導料

1　在宅患者訪問薬剤管理指導料

(2)　在宅患者訪問薬剤管理指導料は，単一建物診療患者の人数に従い算定する。ここでいう「単一建物診療患者の人数」とは，当該患者が居住する建築物に居住する者のうち，当該保険薬局が訪問薬剤管理指導料を算定する者の人数をいう。なお，ユニット数が3以下の認知症対応型共同生活介護事業所については，それぞれのユニットにおいて，在宅患者訪問薬剤管理指導料を算定する人数を，単一建物診療患者の人数とみなすことができる。

(12)　1つの患家に当該指導料の対象となる同居する同一世帯の患者が2人以上いる場合は，患者ごとに「単一建物診療患者が1人の場合」を算定する。また，当該建築物において，当該保険薬局が在宅患者訪問薬剤管理指導料を算定する者の数が，当該建築物の戸数の10%以下の場合又は当該建築物の戸数が20戸未満であって，当該保険薬局が在宅患者訪問薬剤管理指導料を算定する者の数が2人以下の場合には，それぞれ「単一建物診療患者が1人の場合」を算定する。

（診療報酬の算定方法の一部改正に伴う実施上の留意事項について，令和6年3月5日，保医発0305第4号）

ただし，同一世帯の夫婦がともに在宅薬剤管理指導の算定対象であるような場合には，「単一建物」の患者（居住者）が1人の場合として算定することになっていますのでご注意ください。

Q 180

在宅患者訪問薬剤管理指導料は，実施対象となる単一建物の患者の人数に応じて点数が異なりますが，自宅で夫婦ともに在宅医療を受けている患者に対して在宅薬剤管理を実施した場合は，どのように算定すればよいのでしょうか。

» A

患者ごとに「単一建物診療患者が1人の場合」(650点) を算定します。

在宅患者訪問薬剤管理指導料は，在宅薬剤管理の対象となる建物における患者の人数に応じて，1人の場合（650点），2～9人の場合（320点），それ以外（すなわち10人以上）（290点）と3つに区分されています。

例えば，同一の施設に在宅患者訪問薬剤管理指導料の算定対象の患者が複数名入所していた場合，その人数に応じて適用する区分（点数）は異なります。しかし，例えば自宅で夫婦ともに在宅医療を受けていて，保険薬剤師がどちらの患者にも在宅薬剤管理を実施した場合，すなわち，1つの患家に算定対象となる「同居する同一世帯の患者が2人以上いる場合」には，在宅患者訪問薬剤管理指導の算定は「2～9人」の区分ではなく，患者ごとに「1人の場合」の点数を算定することになっています（**表1**）。

また，介護保険における居宅療養管理指導費についても，同様の取り扱いとすることとされています（**表2**）。

表1　同居する同一世帯の患者が複数の場合の算定（在宅患者訪問薬剤管理指導料）

区分 15　在宅患者訪問薬剤管理指導料
1　在宅患者訪問薬剤管理指導料
（12）1つの患家に当該指導料の対象となる同居する同一世帯の患者が2人以上いる場合は，患者ごとに「単一建物診療患者が1人の場合」を算定する。また，当該建築物において，当該保険薬局が在宅患者訪問薬剤管理指導料を算定する者の数が，当該建築物の戸数の10％以下の場合又は当該建築物の戸数が20戸未満であって，当該保険薬局が在宅患者訪問薬剤管理指導料を算定する者の数が2人以下の場合には，それぞれ「単一建物診療患者が1人の場合」を算定する。

（診療報酬の算定方法の一部改正に伴う実施上の留意事項について，令和6年3月5日，保医発0305第4号）

表2　同居する同一世帯の利用者が複数の場合の算定（居宅療養管理指導費）

第2　居宅サービス単位数票（訪問介護費から通所リハビリテーション日まで及び福祉用具貸与費に係る部分に限る。）に関する事項 6　居宅療養管理指導費 （1）　単一建物居住者の人数について 居宅療養管理指導の利用者が居住する建築物に居住する者のうち，同一月の利用者数を「単一建物居住者の人数」という。 単一建物居住者の人数は，同一月における以下の利用者の人数をいう。 ア　養護老人ホーム，軽費老人ホーム，有料老人ホーム，サービス付き高齢者向け住宅，マンションなどの集合住宅等に入居又は入所している利用者 イ　小規模多機能型居宅介護（宿泊サービスに限る。），認知症対応型共同生活介護，複合型サービス（宿泊サービスに限る。），介護予防小規模多機能型居宅介護（宿泊サービスに限る。），介護予防認知症対応型共同生活介護などのサービスを受けている利用者 ただし，ユニット数が3以下の認知症対応型共同生活介護事業所については，それぞれのユニットにおいて，居宅療養管理指導費を算定する人数を，単一建物居住者の人数とみなすことができる。また，1つの居宅に居宅療養管理指導費の対象となる同居する同一世帯の利用者が2人以上いる場合の居宅療養管理指導費は，利用者ごとに「単一建物居住者が1人の場合」を算定する。さらに，居宅療養管理指導費について，当該建築物において当該居宅療養管理指導事業所が居宅療養管理指導を行う利用者数が，当該建築物の戸数の10%以下の場合又は当該建築物の戸数が20戸未満であって，当該居宅療養管理指導事業所が居宅療養管理指導を行う利用者が2人以下の場合には，それぞれ「単一建物居住者が1人の場合」を算定する。

〔指定居宅サービスに要する費用の額の算定に関する基準（訪問通所サービス，居宅療養管理指導及び福祉用具貸与に係る部分）及び指定居宅介護支援に要する費用の額の算定に関する基準の制定に伴う実施上の留意事項について，平成12年3月1日老企第36号，厚生省老人保健福祉局企画課長通知〕

Q 181

単一建物に在宅患者訪問薬剤管理指導料の対象者と居宅療養管理指導費の対象者が混在している場合，調剤報酬または介護報酬の算定にあたっては，それら対象者を合算して考える必要がありますか。それとも，医療と介護の対象者は別々にカウントすることで構わないのでしょうか。

» A

合算しません。

在宅患者訪問薬剤管理指導料（医療保険の調剤報酬）または居宅療養管理指

導費（介護保険の介護報酬）については，平成30年4月より，単一建物における患者または利用者の人数に応じて算定区分（単価）が異なるものとして設定されています。

その際，単一建物に在宅患者訪問薬剤管理指導料の対象者と居宅療養管理指導費の対象者が混在していた場合には，それら患者および利用者の人数を合算したうえで該当する算定区分を判断する必要があるか，それとも医療保険と介護保険の対象者数は別々にカウントするのか迷うかもしれません。しかし，調剤報酬における在宅患者訪問薬剤管理指導料の算定要件の内容からわかる通り，単一建物患者の人数の考え方については，あくまでも在宅患者訪問薬剤管理指導料を算定する患者の人数で判断するのであって（**表**），介護報酬における居宅療養管理指導費の単一建物居住者の人数を考慮するよう求められているわけではありません。

したがって，**在宅患者訪問薬剤管理指導料の患者と居宅療養管理指導費の利用者が混在していた場合は，それら対象者を合算したものとして取り扱うのではなく，それぞれ別々にカウント**してください。

表　在宅患者訪問薬剤管理指導料の単一建物患者の人数について

区分15　在宅患者訪問薬剤管理指導料
1　在宅患者訪問薬剤管理指導料
(2) 在宅患者訪問薬剤管理指導料は，単一建物診療患者の人数に従い算定する。ここでいう「単一建物診療患者の人数」とは，当該患者が居住する建築物に居住する者のうち，当該保険薬局が訪問薬剤管理指導料を算定する者の人数をいう。なお，ユニット数が３以下の認知症対応型共同生活介護事業所については，それぞれのユニットにおいて，在宅患者訪問薬剤管理指導料を算定する人数を，単一建物診療患者の人数とみなすことができる。

（診療報酬の算定方法の一部改正に伴う実施上の留意事項について，令和６年３月５日，保医発0305第４号）

Q182 分割調剤を行った場合，2回目以降は薬学管理料が算定できないとされていますが，在宅患者訪問薬剤管理指導料も算定できないと考えなければならないのでしょうか。

A

在宅薬剤管理指導の実施の都度，分割調剤を行った場合であっても，在宅患者訪問薬剤管理指導料（介護保険における居宅療養管理指導料および介護予防居宅療養管理指導料を含む。以下，同じ）を算定することは可能です。

分割調剤を行った場合の規定として，調剤基本料については，①薬剤の保存が困難であることなどの理由による2回目以降の調剤の場合，または②患者が初めて後発医薬品を服用するなどの理由による2回目の調剤の場合は「第2節薬学管理料は算定しない」とされています。

この部分を読む限りでは，分割調剤を行った場合，2回目（以降）は薬学管理料に区分されている点数の算定を一切認めていないと解釈されるかもしれませんが，この部分の説明は，調剤基本料の算定に伴う取り扱い，すなわち，処方箋の「受付」に連動する点数の算定に関する説明であると理解できます。

一方，在宅患者訪問薬剤管理指導料は，当該薬局で調剤した薬剤について，その服薬期間中であれば月4回（末期の悪性腫瘍の患者または中心静脈栄養法の対象患者の場合は週2回かつ月8回）を限度に算定することが認められているものですが，服薬管理指導料のように「処方箋の受付1回につき」算定する点数ではありませんので，「処方箋の受付」によって算定の可否が影響されるわけではありません。

したがって，在宅薬剤管理指導を実施する都度，分割調剤を行った場合であっても，在宅患者訪問薬剤管理指導料を算定することは問題ありません。

Q183 在宅患者訪問薬剤管理指導について質問があります。例えば，処方薬の長期保存の困難性から，28日分の内服薬の処方を7日分ずつ調剤して患家に届ける場合，どのように算定すればよいのでしょうか。

» A

在宅患者訪問薬剤管理指導料については，1回の訪問指導につき所定点数（650点，320点，290点のいずれか）を算定します。また，通常は月4回を限度に算定しますが，末期の悪性腫瘍の患者および中心静脈栄養法の対象患者に限り，月8回（週2回）まで算定することが認められています。

調剤技術料については，調剤基本料は1回目しか算定できませんが，ご質問のケースは長期投薬（14日分を超える投薬）にかかる分割調剤であることから，2回目以降は5点を算定できます。薬剤調製料（1剤の場合）は1回目のみ24点，調剤管理料（1剤の場合）については，1回目（1～7日分）は4点，2回目（8～14日分）は24点，3回目（15～21日分）は22点，4回目（22～28日分）は0点となります（**表**）。

表　28日分処方を7日分ずつ分割調剤した場合の調剤報酬点数

点数項目	初回 (1～7日分)	2回目 (8～14日分)	3回目 (15～21日分)	4回目 (22～28日分)
調剤基本料	所定点数 (45～3点)	5点	5点	5点
薬剤調製料	24点	0点	0点	0点
調剤管理料	4点	24点	22点	0点
在宅患者訪問薬剤管理指導料	650点	650点	650点	650点

注：単一建物患者1人について，1剤のみを調剤したものと仮定。なお，便宜上，調剤加算や薬剤料などは考慮していない

Q184 調剤報酬の「在宅患者訪問薬剤管理指導料」については，医師が往診している患者以外は算定できないのでしょうか。また，介護報酬の「居宅療養管理指導費」についてはどうでしょうか。

» A

調剤報酬の「在宅患者訪問薬剤管理指導料」の算定については，その患者が医師の往診を受けているか否かは関係ありません。介護報酬の「居宅療養管理指導費」についても同様です。

調剤報酬（健康保険法）で規定されている「在宅患者訪問薬剤管理指導料」は，在宅で療養を行っている患者に対し，医師の指示に基づき，薬剤師が患家を訪問して薬学的管理指導を実施した場合に算定するものです。

算定対象となる患者については，要件として「在宅での療養を行っている患者」とされていることから，医師の往診を受けていることが前提条件であると誤解されているかもしれませんが，同要件では「通院が困難なものに対して」と明記されています（**表**）。

このことから，必ずしも医師の往診を受けている患者のみが算定対象ではないということがわかります。また，介護報酬の「居宅療養管理指導費」につい

表　在宅患者訪問薬剤管理指導料

区分 15　在宅患者訪問薬剤管理指導料

1	単一建物診療患者が 1 人の場合	650 点
2	単一建物診療患者が 2 人以上 9 人以下の場合	320 点
3	1 及び 2 以外の場合	290 点

注 1　あらかじめ在宅患者訪問薬剤管理指導を行う旨を地方厚生局長等に届け出た保険薬局において，在宅で療養を行っている患者であって<u>通院が困難なものに対して</u>，医師の指示に基づき，保険薬剤師が薬学的管理指導計画を策定し，患家を訪問して，薬学的管理及び指導を行った場合に，単一建物診療患者（当該患者が居住する建物に居住する者のうち，当該保険薬局が訪問薬剤管理指導を実施しているものをいう。）の人数に従い，患者 1 人につき月 4 回（末期の悪性腫瘍の患者，注射による麻薬の投与が必要な患者及び中心静脈栄養法の対象患者にあっては，週 2 回かつ月 8 回）に限り算定する。この場合において，1 から 3 までを合わせて保険薬剤師 1 人につき週 40 回に限り算定できる。

（以下，省略）

（診療報酬の算定方法の一部を改正する告示，令和6年3月5日，厚生労働省告示第57号）

ても，要件として「通院が困難な利用者に対して」とされていますので，調剤報酬の場合と考え方は全く同じです。

Q 185 在宅患者訪問薬剤管理指導料を算定する場合，対象患者の年齢制限はあるのでしょうか。また，居宅療養管理指導費はどうでしょうか。

» A

在宅薬剤管理（在宅患者訪問薬剤管理指導料，居宅療養管理指導費）の算定対象となる患者については，**年齢制限は設けられていません。ただし，居宅療養管理指導費については，介護保険の適用を受けている患者であることが必要です。**

在宅患者訪問薬剤管理指導料（および居宅療養管理指導費）は，在宅で療養を行っている通院困難な患者に対して，処方医の指示に基づき，薬剤師が患家を訪問し，薬歴管理・服薬指導・服薬支援・薬剤の服用状況および保管状況の確認など，薬学的管理指導を実施したことを評価するものです。

対象患者の多くは高齢者であったり，また寝たきり状態，もしくはそれに近い状態のケースが多いかもしれませんが，処方医が薬剤師による訪問薬剤管理指導の必要性を認めて，その実施を指示した場合であれば，算定にあたっての患者の年齢制限は一切設けられていません。

平成30年4月からは，6歳未満の乳幼児の患者を対象として乳幼児加算（100点，オンラインの場合は12点）が設けられています。また，令和4年4月からは，医療的ケア児（18歳未満）の患者を対象として小児特定加算（450点，オンラインの場合は350点）が設けられています。

ただし，居宅療養管理指導費については，介護保険法の規定に基づく報酬ですので，介護保険の適用（要介護，要支援）を受けている患者であることが必要です。

Q 186

在宅患者訪問薬剤管理指導料および居宅療養管理指導費の算定対象は，当該薬局で調剤した薬剤に限られるのですか。また，その指示は処方医でなくても構わないのでしょうか。居宅療養管理指導費については，必ずしも調剤した薬局でなくても認められるような話を聞いたのですが，医療保険と介護保険で取り扱いが異なることはありますか。

» A

在宅患者訪問薬剤管理指導料および居宅療養管理指導費（介護予防居宅療養管理指導費を含む）は，**その薬剤を調剤した保険薬局の薬剤師が，処方医の指示に基づいて実施するものです。**診療報酬（医療保険）または介護報酬（介護保険）であっても，取り扱いに違いはありません。

在宅患者訪問薬剤管理指導料は，「医師の指示に基づき」実施することとされており，薬局薬剤師または医療機関の薬剤師が行う居宅療養管理指導費（介護予防居宅療養管理指導費を含む。以下，同じ）も同じです。「医師の指示に基づき」という部分だけをみれば，必ずしも「処方医」でなくてもよいと誤解されるかもしれませんが，ここでいう「医師」とは「処方医」のことを指しており，その処方医が交付した処方箋を調剤した保険薬局の薬剤師が，患家もしくは居宅で在宅薬剤管理指導（在宅患者訪問薬剤管理指導料，居宅療養管理指導費）を実施することを想定しています。

例えば在宅患者訪問薬剤管理指導料および居宅療養管理指導費の算定要件の中で，薬剤服用歴に記録しなければならない内容の1つとして，「処方内容に関する照会の要点等」という項目があります。これは薬局薬剤師が処方医に対して行う疑義照会に関する記録のことであり，調剤を実施した保険薬局でしか把握することができない内容です。

以上のような要件からも明らかなように，**在宅患者訪問薬剤管理指導料および居宅療養管理指導費を算定することができる保険薬局は，当該薬局で調剤した薬剤を使用している患者を対象としている場合に限られる**ということがご理解いただけると思います。

Q187

退院時に医療機関で院内投薬された薬剤について，退院後の在宅薬剤管理指導を担当する保険薬局の薬剤師が，在宅患者訪問薬剤管理指導料または居宅療養管理指導費を算定することはできるのでしょうか。

» A

できません。調剤報酬（医療保険）の在宅患者訪問薬剤管理指導料や介護報酬（介護保険）の薬局薬剤師による居宅療養管理指導費（介護予防居宅療養管理指導費を含む）は，**当該保険薬局で調剤された薬剤を使用する患者に対して実施する在宅薬剤管理指導を評価しているものです。**保険医療機関で院内投薬された薬剤やほかの保険薬局で調剤された薬剤について，それ以外の保険薬局の薬剤師が在宅薬剤管理指導を実施することまでは，基本的に想定していません。

ただし，例えば退院直後など，計画的に実施する訪問薬剤管理指導の前の段階で患家を訪問し，多職種と連携して今後の訪問薬剤管理指導のための服薬状況の確認や薬剤管理などの必要な指導を実施した場合の評価として，令和6年6月から，「在宅移行初期管理料」（所定点数230点）が設けられています。対象患者は，自己による服薬管理が困難な患者（認知症，精神障害など），医療的ケア児，6歳未満の乳幼児，末期の悪性腫瘍の患者，注射による麻薬の投与が必要な患者に限られます。

Q188

在宅患者緊急訪問薬剤管理指導料は，計画的な訪問薬剤管理指導とは別に，緊急時における訪問指導を行った場合に算定することとされていますが，かぜをひいた場合などの計画外の対応については，算定できないのでしょうか。

» A

臨時の処方箋による計画外の訪問薬剤管理指導であっても，**緊急性が認められない訪問指導の場合には，在宅患者緊急訪問薬剤管理指導料ではなく薬剤服用歴管理指導料（または，かかりつけ薬剤師指導料もしくはかかりつけ薬剤師包括管理料）を算定します。**

在宅患者訪問薬剤管理指導料は，保険薬剤師が策定した薬学的管理指導計画に基づいて，患家において薬学的管理計画（薬歴管理，服薬指導，服薬支援，薬剤服用状況，薬剤保管状況の確認など）を行うことを評価したもので，月4回（①末期の悪性腫瘍の患者，②注射による麻薬の投与が必要な患者，③中心静脈栄養法の対象患者の場合は，週2回かつ月8回）を限度に算定することができます。

しかし，患者の状態の急変などに伴い，処方医（当該患者の在宅医療を担う保険医。または，当該医師と連携する他の保険医療機関の保険医でも可）の求めに応じて，当初の計画的な訪問指導とは別に，緊急で薬学的管理指導を実施しなければならない場合もあるでしょう。そのような場合には，在宅患者訪問薬剤管理指導料ではなく，在宅患者**緊急**訪問薬剤管理指導料1（500点）または2（200点）を算定することとされており，月4回を限度として算定可能です（**表1**）。想定されている主なケースとしては，例えば，麻薬を使用している終末期の患者であって，状態の急変により，緊急で麻薬の追加投与が必要となった場合などがこれに該当します。

一方，臨時に処方箋が交付された場合であっても，当初の薬学的管理指導計

表1　在宅患者緊急訪問薬剤管理指導料

区分15の2　在宅患者緊急訪問薬剤管理指導料

（1）在宅患者緊急訪問薬剤管理指導料は，訪問薬剤管理指導を実施している保険薬局の保険薬剤師が，在宅での療養を行っている患者であって通院が困難なものの状態の急変等に伴い，当該患者の在宅療養を担う保険医療機関の保険医又は当該保険医療機関と連携する他の保険医療機関の保険医（以下この項で単に「保険医」という。）の求めにより，当該患者に係る計画的な訪問薬剤管理指導とは別に，緊急に患家を訪問して必要な薬学的管理指導を行い，当該保険医に対して訪問結果について必要な情報提供を文書で行った場合に，在宅患者緊急訪問薬剤管理指導料1及び2並びに在宅患者緊急オンライン薬剤管理指導料を合わせて月4回に限り算定する。

（2）（略）

（3）在宅患者緊急訪問薬剤管理指導料1は，当該患者に係る計画的な訪問薬剤管理指導の対象疾患の急変等に関して，保険医の求めにより，緊急に患家を訪問して必要な薬学的管理指導を行い，訪問結果について当該保険医に必要な情報提供を文書で行った場合に算定する。

（4）在宅患者緊急訪問薬剤管理指導料2は，当該患者に係る計画的な訪問薬剤管理指導の対象となっていない疾患の急変等に関して，保険医の求めにより，緊急に患家を訪問して必要な薬学的管理指導を行い，訪問結果について当該保険医に必要な情報提供を文書で行った場合に算定する。

（診療報酬の算定方法の一部改正に伴う実施上の留意事項について，令和6年3月5日，保医発0305第4号）

表2　服薬管理指導料

> 区分10の3　服薬管理指導料
> 1　通則
> (2)　服薬管理指導料は，在宅患者訪問薬剤管理指導料を算定している患者の場合，当該患者の薬学的管理指導計画に係る疾病と別の疾病又は負傷に係る臨時の処方箋によって調剤を行った場合に限り算定できる。

（診療報酬の算定方法の一部改正に伴う実施上の留意事項について，令和6年3月5日，保医発0305第4号）

画に係る疾病とは別の疾病・負傷に係る対応であって，必ずしも緊急性が認められないケースがあります。そのような場合には，在宅患者緊急訪問薬剤管理指導料ではなく服薬管理指導料（または，かかりつけ薬剤師指導料もしくはかかりつけ薬剤師包括管理料）を算定しなければなりません（表2）。

Q189　在宅薬剤管理指導の実施において，在宅基幹薬局に代わって在宅協力薬局が実施することが認められている項目はどれですか。

» A

薬学管理料のうち，在宅協力薬局による実施（算定）が認められるのは，①**在宅患者訪問薬剤管理指導料（介護保険においては居宅療養管理指導費，介護予防居宅療養管理指導費），②在宅患者緊急訪問薬剤管理指導料，③在宅患者重複投薬・相互作用等管理料に限られています（在宅基幹薬局がレセプト請求）**。在宅患者緊急時等共同指導料および退院時共同指導料は，対象とされていませんのでご注意ください（表）。

表　在宅協力薬局について

制度の種類	在宅協力薬局が算定できる点数（単位）	算定できない点数
医療保険	在宅患者訪問薬剤管理指導料 在宅患者緊急訪問薬剤管理指導料 在宅患者重複投薬・相互作用等管理料	在宅患者緊急時等共同指導料 退院時共同指導料
介護保険	居宅療養管理指導費 介護予防居宅療養管理指導費	－

Q190 在宅基幹薬局に代わって在宅協力薬局が在宅薬剤管理指導を実施することができるのは，どのような場合ですか。

» A

在宅基幹薬局に代わって在宅協力薬局が在宅薬剤管理指導を実施（在宅患者訪問薬剤管理指導料などを算定）することができるのは，**在宅基幹薬局において「緊急その他やむを得ない事由がある場合」に限られています。**

在宅薬剤管理指導は，1人の患者に対して1つの保険薬局（在宅基幹薬局）が担当することが基本です。したがって，1人の患者に対して，他の保険薬局（在宅協力薬局）による在宅薬剤管理指導が頻繁に実施されることは認められません。何らかの事情により，在宅基幹薬局として対応できない状況になってしまった場合には，患者やその家族などに迷惑をかけないよう，速やかに体制整備について改善を図ることや，他の保険薬局に在宅基幹薬局となってもらうことなどを検討すべきでしょう。

麻薬管理指導加算

Q191 内服薬の薬剤調製料等に対する麻薬加算のほか，在宅患者訪問薬剤管理指導料にも麻薬管理指導加算が設けられていますが，算定要件を満たしている場合，両方の加算を同時に算定できますか。

» A

算定して差し支えありません。

薬剤調製料の麻薬管理指導加算は，内服薬のほか，屯服薬，注射薬，外用薬の調剤において，処方中に麻薬が含まれている場合に算定するものです。一方，在宅患者訪問薬剤管理指導料の麻薬管理指導加算は，麻薬の投薬が行われている患者に対して，麻薬の服用状況，残薬の状況，保管状況を定期的に確認し，残薬の適切な取り扱い方法も含めた保管取り扱い上の注意などに関し必要な指導を行うとともに，麻薬による鎮痛効果や副作用の有無のチェックを行い，処方箋発行医に対して必要な情報提供を行った場合に算定できます。

在宅患者重複投薬・相互作用等防止管理料

Q192 在宅患者重複投薬・相互作用等防止管理料は，居宅療養管理指導費または介護予防居宅療養管理指導費と併せて算定することはできますか。

» A

算定できます。

在宅患者重複投薬・相互作用等防止管理料は，調剤報酬（医療保険）の項目に設けられている点数で，①在宅患者訪問薬剤管理指導料（医療保険），または②居宅療養管理指導費もしくは介護予防居宅療養管理指導費（介護保険）――を算定している患者に対し，薬歴などに基づき，重複投薬や相互作用の防止などの目的で処方医へ疑義照会を行い，処方変更が行われた場合に算定できます（**表**）。

介護保険が適用される患者に算定できる調剤報酬（医療保険）については，介護調整告示に基づいて，医療保険と介護保険の給付調整を行います（「医療保険と介護保険の給付調整に関する留意事項及び医療保険と介護保険の相互に関連する事項等について」の一部改正について，令和6年3月27日保医発0327第8号ほか）。

これによると，介護保険が適用される患者の場合には，介護優先のため，「在宅患者訪問薬剤管理指導料」は算定できないものと整理されていますが，**「在宅患者重複投薬・相互作用等防止管理料」は給付調整の対象とはなっていません。**また，在宅患者重複投薬・相互作用等防止管理料は，在宅患者訪問薬剤管理指導料（居宅療養管理指導費，介護予防居宅療養管理指導費を含む）を算定している患者が対象ですが，同点数の加算として設けられているわけではありません。

したがって，在宅患者重複投薬・相互作用等防止管理料は，居宅療養管理指導費もしくは介護予防居宅療養管理指導費と併せて算定することは可能であることがわかります。

表　在宅患者重複投薬・相互作用等防止管理料

区分 15の 6　在宅患者重複投薬・相互作用等防止管理料
(1)　在宅患者重複投薬・相互作用等防止管理料は，薬剤服用歴等又は患者及びその家族等からの情報等に基づき，処方医に対して連絡・確認を行い，処方の変更が行われた場合に算定する。ただし，複数項目に該当した場合であっても，重複して算定することはできない。
(2)　受け付けた処方箋について処方医に対して連絡・確認を行い，処方の変更が行われた場合には「1」を算定し，処方箋の交付前に処方しようとする医師へ処方に係る提案を行い，当該提案に基づく処方内容の処方箋を受け付けた場合には「2」を算定する。
(3)　「1」のイ及び「2」のイにおける「残薬調整に係るもの以外の場合」とは，次に掲げる内容が該当する。
ア　併用薬との重複投薬（薬理作用が類似する場合を含む。）
イ　併用薬，飲食物等との相互作用
ウ　そのほか薬学的観点から必要と認める事項
(4)　「残薬調整に係るものの場合」は，残薬に関し，受け付けた処方箋について，処方医に対して連絡・確認を行い，処方の変更が行われた場合には「1」の「ロ」を算定し，処方箋の交付前に処方医への残薬に関連する処方に係る提案を行い，当該提案が反映された処方箋を受け付けた場合には「2」の「ロ」を算定する。なお，当該加算を算定する場合においては，残薬が生じる理由を分析するとともに，必要に応じてその理由を処方医に情報提供すること。
(5)～(8)　略

（診療報酬の算定方法の一部改正に伴う実施上の留意事項について，令和6年3月5日，保医発0305第4号）

退院時共同指導料

Q 193

退院時共同指導料は，入院中に退院後の薬剤の説明を，医師，看護師，薬剤師などが共同で指導を行った場合に算定できるとのことですが，レセプトはどのように作成するのでしょうか。また，処方箋はありませんが，受付回数などはどのようになるのでしょうか。

» A

退院時共同指導料の調剤報酬明細書（レセプト）は，処方箋に基づく調剤分とは別に，**それ単独のレセプトとして作成**します。

調剤報酬点数表のうち，退院時共同指導料と外来服薬支援料1は，処方箋に基づいて実施・算定されるものではありませんので，それらに係るレセプトについては「それぞれ単独の明細書」として作成したうえで，審査支払機関へ提出することになっています（表）。

また，処方箋に係る点数ではありませんので，受付回数についても「計上しないこと」とされていますので，「0回」として取り扱います。

表　退院時共同指導料のレセプト作成，受付回数について

第２　調剤報酬明細書の記載要領（様式第５）
１　調剤報酬明細書の記載要領に関する一般的事項
(3) 同一患者につき，同一医療機関の保険医が交付した処方箋に係る調剤分については，一括して１枚の明細書に記載すること。ただし，歯科と歯科以外の診療科の処方箋については，それぞれ別の明細書に記載すること。また，外来服薬支援料１，服薬情報等提供料３及び退院時共同指導料に係る明細書については，処方箋に基づく調剤分に係る明細書とは別とし，それぞれ単独の明細書とすること。
２　調剤報酬明細書に関する事項
(16)「受付回数」欄について
イ　同一の保険医療機関で一連の診療に基づいて同一の患者に交付された処方箋を同一日に受け付けた場合は，複数診療科に係るものであっても枚数にかかわらず受付回数は１回となること。ただし，歯科診療に係る処方箋とそれ以外の処方箋についてはこの限りでない。また，以下に掲げる調剤又は薬学管理料を算定すべき薬学管理のみを行った場合については，受付回数としては計上しないこと。
（ア）　長期投薬又は後発医薬品に係る分割調剤に係る調剤基本料を算定すべき調剤
（イ）　医師の指示による分割調剤に係る当該保険薬局における２回目以降の調剤
（ウ）～（コ）　略
（サ）　退院時共同指導料
（シ）～（セ）　略

（診療報酬請求書等の記載要領等について，昭和51年8月7日，保険発第82号）

》第 3 章

薬剤料

- 薬剤料

薬剤料

Q 194

屯服薬の薬剤料の所定単位は，1剤1調剤分ですが，薬剤料の具体的な計算は次のどちらになりますか。
①薬価に全量を乗じて得た額を，10円で除し端数を5捨5超入する。
②1回分の薬価を5捨5超入して薬剤料を算出し，その点数に全量を乗じた額とする。

» A

①の計算方法となります。

屯服薬の薬剤料は，1剤1調剤分が所定単位となりましたので**全量の薬価を10円で除し，その端数を5捨5超入した点数**となります。具体的な計算例を次に示しますので，参考にしてください。

> 処方例：頭痛時に1回3錠，7回分（薬価15.0円）
> 薬剤料の計算例；15.0円×3錠×7回＝315.0円＝31点

Q 195

平成18年4月以降，これまで一般名で収載されていた医薬品の一部が銘柄ごとに薬価収載されていますが，取り扱い方法が変更されたのですか。また，保険薬局においては，どのように保険請求すればよいのでしょうか。

» A

平成18年度薬価改定において，従来は薬価基準に一般名で収載されていたもののうち，薬価調査の結果から低薬価品に該当しないことが確認できた医薬品（アスピリンや酸化マグネシウムなど）については，銘柄ごとの収載となりました（医薬品名の次に，括弧書きで製薬企業の略称が追加されています）。

ただし，**当該措置は従来の考え方を変更したわけではありませんので，処方**

医には，これまでと同じく一般名で処方箋に記載してもらえば構いません。そして，処方箋を受け付けた保険薬局においては，その一般名に該当する医薬品の中から選択して調剤し，かつ，実際に使用した医薬品の名称（薬価基準収載名）および当該薬価により保険請求します。また，使用した医薬品の銘柄が薬価収載されていなかった（該当する銘柄がなかった）場合には，薬価基準に収載されている一般名称および薬価を適用してください。

Q196

イメンドカプセルは，125mgと80mgのカプセル剤のほかに，これらをセットにしたもの（125mg×1カプセルと80mg×2カプセル。1セットで3日分）も収載されていますが，このセットが処方された場合の調剤管理料や薬剤料はどのように計算すればよいのでしょうか。

» A

処方箋に「イメンドカプセルセット」と処方されていた場合には，**調剤管理料は3日分（内服薬）として取り扱い，薬剤料については「イメンドカプセル125mg」と「イメンドカプセル80mg」の薬価を用いて1日分薬価を計算したうえで薬剤料を算定してください。**

イメンドカプセルは，125mgと80mgのカプセル剤のほかに，これらカプセル剤を組み合わせた「イメンドカプセルセット」（125mg×1カプセル，80mg×2カプセル）という医薬品として薬価収載されています。

用法・用量としては，1日目に125mg，2日目以降は80mgを1日1回経口投与するものですので，したがって1セットで3日分，すなわち内服薬の調剤管理料は3日分として算定すべきものであることがわかります。

しかし，薬価基準では，1セット当たりの薬価が設定されてしまっているため，内服薬の所定単位である1日分の薬価を算出することができません。ただし，1セット当たりの薬価と3カプセル分（125mg×1カプセルと80mg×2カプセル）の合計薬価が同一となるよう設定されていますので，1日分薬価の計算については，125mgと80mgのカプセル剤の薬価を用いて，1セットに係る薬剤料（3日分）を算定してください。

Q197

「ヤーズ配合錠」は1シート（実薬24錠，プラセボ4錠）が薬価収載の単位となっています。保険請求する場合，調剤管理料はどのように計算するのでしょうか。

» A

調剤管理料は28日分の内服薬として計算してください。

「ヤーズ配合錠」は月経困難症を効能・効果とする医薬品で，平成22年9月に薬価収載されました。同製剤は，有効成分を含有する錠剤（実薬錠）が24錠，そして，有効成分を含有しない錠剤（プラセボ錠）が4錠，合計28錠を1シートとするもので，1シート当たりの薬価が設定されています。

しかし，同製剤は，1日1回1錠の28日分を連続服用する内服薬で，実薬錠かプラセボ錠かに関係なく1シートを1つの医薬品として薬事承認されたものであることから，調剤管理料は28日分として計算してください。

すなわち，ヤーズ配合錠については，処方箋に「1シート」として記載されると思いますが，調剤レセプトによる保険請求の際には「1日1回　28日分」として取り扱う（記載する）ことになります。

Q198

検査薬は処方箋による投与が認められていないと聞いていますが，受付した処方箋の中に検査薬が記載されていた場合はどうすればよいのでしょうか。

» A

検査用の薬剤（以下，検査薬）の処方箋による支給については，保険請求上，「なじまない」として取り扱われています。しかし，実際に患者が持参した処方箋の中に検査薬が一緒に記載されてしまっていたような場合は，検査薬に係る部分については薬剤料のみ算定せざるを得ないでしょう。

医科点数表では，検査薬を支給した場合，「処方料」，「調剤料」，「処方箋料」，「調剤技術基本料」，「注射薬」は別に算定できないものとされています（**表**）。しかし，処方箋による検査薬の支給については，保険請求が認められないだけであって，その行為自体まで禁止されているわけではありません。ただし，調剤報酬点数表においても検査薬の支給に係る技術料の算定は想定されていない

表　検査薬について（医科点数表）

第３部　検査
〈通則〉
２　検査に当たって施用した薬剤の費用は別に算定できるが，第２章第５部投薬の部に掲げる処方料，調剤料，処方箋料及び調剤技術基本料並びに同第６部注射の部に掲げる注射料は，別に算定できない。なお，検査に当たって施用される薬剤（検査用試薬を含む。）は，原則として医薬品として承認されたものであることを要する。

（診療報酬の算定方法の一部改正に伴う実施上の留意事項について，令和6年3月5日，保医発0305第４号）

ことから，処方箋による検査薬の支給はなじまないものとして取り扱われています。

しかし実際には，治療用の医薬品と一緒に検査薬も処方箋に記載されてしまうことがまれにあるようです。そのような場合，わざわざ患者に医療機関まで戻ってもらうわけにはいきませんので，実際の対応としては，患者に検査薬を支給したうえで，検査薬に係る部分については調剤技術料や薬学管理料は算定せず，薬剤料のみ算定することになります。また処方医には，処方箋による検査薬の支給はなじまないものであることを説明し，理解してもらうよう努めてください。

Q 199　診療報酬は非課税ですが，薬価には消費税が含まれていると聞きました。本当ですか。

» A

現行の薬価には，消費税相当分が含まれています。

健康保険における診療報酬・調剤報酬は非課税扱いとされていますが，保険薬局または保険医療機関が医薬品卸業者から医薬品を購入する際には消費税が発生します。そのため，薬価基準で定められている薬価には，消費税相当分（現行10%）が含まれています。

薬価基準で定める薬価は，通常，診療報酬改定と併せて2年に1度全面改定されます。改定にあたっては，厚生労働省医政局経済課が実施する薬価調査に

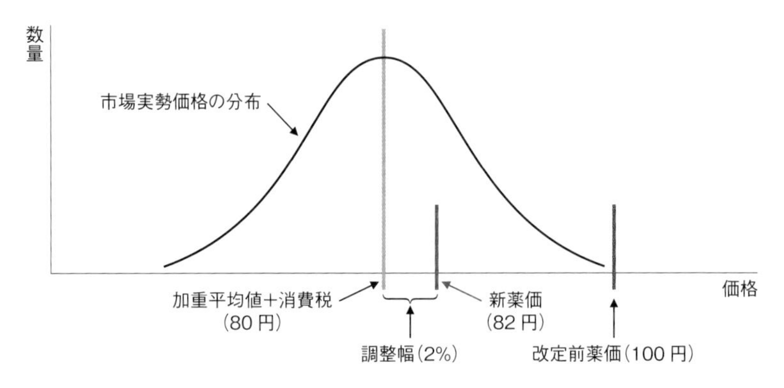

卸の医療機関・薬局に対する販売価格の加重平均値(税抜きの市場実勢価格)に消費税を加え,
さらに薬剤流通の安定のための調整幅(改定前薬価の2%)を加えた額を新薬価とする。

新薬価 =〔医療機関・薬局への販売価格の加重平均値(税抜きの市場実勢価格)〕× 1+消費税率(地方消費税分含む) + 調整幅

(厚生労働省資料より)

図　既収載医薬品の薬価算定方式

より,税抜きの市場実勢価格(卸の医療機関・薬局に対する販売価格の加重平均値)を把握し,その価格に対し,消費税相当分として10%,さらに,流通に係る「薬剤流通の安定のための調整幅」(改定前の薬価の2%)を加えたものが新しい薬価となります(**図**)。

これまで,公定価格である薬価に消費税相当分が含まれていることについては,保険薬局や保険医療機関にあまり認識されていなかったようです。そのため,平成26年4月から消費税率が5%から8%に引き上げられたことを踏まえ,最近は,医薬品取引にあたり卸業者から保険薬局などに提示される価格について,従来の税込価格から税抜価格を明記するよう見直しが図られています(**表**)。

表　消費税表示について

本年4月から，消費税率が5%から8%に引き上げられました。このことに伴い，当連合会は，消費税の円滑かつ適正な転嫁を図るため，「消費税の円滑かつ適正な転嫁の確保のための消費税の転嫁を阻害する行為の是正に関する特別措置法」第12条の規定に基づき，公正取引委員会に届出をした表示カルテルを10月1日から実施いたします。

同カルテルは，価格交渉を行う際の価格提示に関するもので，その具体的内容は次のとおりです。
①医療機関又は保険薬局と医療用医薬品の価格交渉を行う際，税抜価格を提示する。
②税抜価格は，薬価から薬価に加算されている消費税相当額を控除した額（以下，「薬価本体価格」という。）との乖離率（本体薬価差）を明らかにした価格とする。
薬価本体価格の算定方法は，消費税率が8%の場合，
薬価本体価格（包装単位）＝薬価（包装単位）× 100/108
とし，端数は1円未満を四捨五入により処理することといたします。
（以下，略）

（消費税表示カルテルの実施について，平成26年3月17日，日卸連発第224号）

第 4 章

その他の関連項目

- 薬担，療担
- 自己負担金
- 領収証，明細書
- 評価療養，実費徴収など
- 麻薬
- 後発医薬品への変更調剤
- その他

薬担，療担

Q 200

保険薬局の指定を受けている場合には，「保険薬局である旨を標示しなければならない」とされています。そのため，当薬局では「保険薬局」という看板を出しているのですが，それ以外に掲示しなければならないことがあると聞きました。具体的には，どのような掲示が必要なのでしょうか。

» A

保険薬局の指定を受けている場合には，保険薬局である旨を標示するほか，**服薬管理指導料に関する事項や，調剤報酬点数表に基づき地方厚生（支）局長に届け出た事項などについても掲示する必要があります。**

健康保険法の規定により保険薬局の指定を受けている場合には，その薬局の見やすい箇所に「保険薬局である旨を標示しなければならない」とされており，健康保険法に基づいて，厚生省令により規定されています（**表1**）。また，保険薬局の場合はこれ以外にも規定があり，「保険薬局及び保険薬剤師療養担当規則」において，「別に厚生労働大臣が定める事項を掲示しなければならない」とされています（**表2**）。

具体的には，①服薬管理指導料に関する事項，②調剤報酬点数表に基づき地方厚生（支）局長に届け出た事項（現行では，調剤基本料，地域支援体制加算，連携強化加算，後発医薬品調剤体制加算，在宅薬学総合体制加算，医療DX推進体制整備加算，無菌製剤処理加算，特定薬剤管理指導加算2，かかりつけ薬剤師指導料・かかりつけ薬剤師包括管理料，在宅患者訪問薬剤管理指導

表1　保険薬局の標示（省令）

> （標示）
> 第７条　保険医療機関又は保険薬局は，その病院若しくは診療所又は薬局の見やすい箇所に，保険医療機関又は保険薬局である旨を標示しなければならない。

（保険医療機関及び保険薬局の指定並びに保険医及び保険薬剤師の登録に関する省令，昭和32年4月30日，厚生省令第13号）

表2　保険薬局の掲示事項（省令）

（掲示）
第2条の4　保険薬局は，その薬局内の見やすい場所に，別に厚生労働大臣が定める事項を掲示しなければならない。
2　保険薬局は，原則として，前項の厚生労働大臣が定める事項をウェブサイトに掲載しなければならない。

（保険薬局及び保険薬剤師療養担当規則，昭和32年4月30日，厚生省令第16号）

表3　厚生労働大臣が定める掲示事項（告示）

第13　保険薬局及び保険薬剤師療養担当規則（以下「薬担規則」という。）第2条の4及び療担基準第25条の4の保険薬局に係る厚生労働大臣が定める掲示事項
1　調剤報酬点数表の第2節区分番号10の3に掲げる服薬管理指導料に関する事項
2　調剤報酬点数表に基づき地方厚生局長等に届け出た事項に関する事項
3　薬担規則第4条の2第2項及び第4条の2の2第1項並びに療担基準第26条の5第2項及び第26条の5の2第1項に規定する明細書の発行状況に関する事項

（療担規則及び薬担規則並びに療担基準に基づき厚生労働大臣が定める掲示事項等，平成18年3月6日，厚生労働省告示第107号）

料，在宅患者医療用麻薬持続注射療法加算，在宅中心静脈栄養法加算が該当）です（**表3**）。これらは，保険薬局が提供するサービスの内容について，患者に対する十分な情報提供の促進を図る観点から，薬局内の見やすい場所に掲示することが求められています。また，令和6年6月からは，原則として当該薬局のウェブサイトにも掲載することになっています（ただし，自ら管理するホームページを有していない場合は適用外）。

さらに，前述の省令や告示とは別に，調剤報酬点数の算定上の留意事項の中において，点数表の一覧，開局時間，点数が適用となる曜日・時間帯などを保険薬局の外側かもしくは内側に掲示することが求められています。

これらの具体的な掲示内容（字句，表現）までは規定されていませんので，患者にとってわかりやすいものとなるよう，それぞれの保険薬局で工夫のうえ，該当する事項について掲示してください。

過去の通知であるため字句の表現などは少々古いですが，厚生省（当時）の通知で示された掲示例を紹介しておきますので参考にしてください（**表4**）。

前述の省令・告示レベルによる掲示事項のほか，いくつか注意しておかなけ

表4　厚生大臣が定める掲示事項の例（通知）

> 第３　保険薬局に係る厚生大臣の定める掲示事項（平成８年３月厚生省告示第27号）に関する事項
>
> 1　保険薬局が提供するサービスの内容について，患者に対する情報の提供の促進を図る観点から，保険薬局内の掲示事項として，調剤報酬点数表の薬剤服用歴管理指導料に関する事項及び同表に基づく届出事項に関する事項を定めたこと。
>
> 2　具体的には，薬剤服用歴管理指導料に関する事項並びに基準調剤加算の届出，無菌製剤処理加算の届出及び在宅訪問薬剤管理指導料に係る届出等に使用した届出書の内容のうち，届出を行ったことにより患者が受けられるサービスの内容等を保険薬局内の見やすい場所に分かりやすく掲示するものであること。
>
> 3　保険薬局の外側の見やすい場所に，開局時間及び休業日並びに時間外，休日，深夜における調剤応需体制に関する事項等についても掲示することが望ましいこと。
>
> 4　保険調剤に関して，ここで定められた以外の事項について誤解を招くような表現の掲示を行ったり，誇大な広告・宣伝を行ってはならないものであること。
>
> なお，以下に各事項の掲示の具体例を示す。
>
> （掲示例）
>
> 「1　当薬局は，厚生大臣が定める基準による調剤を行っている保険薬局です。
>
> 2　当薬局は，○○○品目の医薬品を備蓄しています。
>
> 3　当薬局は，どの保険医療機関の処方せんでも応需します。
>
> 4　当薬局は，患者さんの希望により服用薬剤の種類や服用経過などを記録した「薬剤服用歴の記録」を作成し，薬剤によるアレルギーや副作用の有無を確認するとともに，複数の病院・診療所から薬剤が処方されているような場合には，服用薬剤同士の重複や相互作用の有無をチェックします。
>
> 5　当薬局は，処方せんによる医師の指示があるときは，在宅で療養されている患者さん宅を訪問して服薬指導等を行います。
>
> 6　当薬局は，無菌室（クリーンベンチ）の設備を備え，注射薬等の無菌的な製剤を行います。」

（保険医療機関及び保険医療養担当規則の一部改正等に伴う実施上の留意事項について，平成8年3月8日，保険発第22号）

ればならないことについても補足しておきます。現在，保険薬局では，①患者の希望に基づく内服薬の一包化（治療上の必要性がない場合に限る），②患者の希望に基づく甘味剤等の添加（治療上の必要性がなく，かつ，治療上問題がない場合に限る），③患者の希望に基づく服薬カレンダー（日付，曜日，服用時点等の別に薬剤を整理することができる資料をいう），④在宅訪問薬剤管理指導に係る交通費，⑤薬剤の容器代，⑥保険薬局における患家への調剤した医薬品の持参料および郵送代，⑦日本語を理解できない患者に対する通訳料――に関わる費用については，保険薬局と患者の同意に基づき徴収できるということが，厚生労働省の通知（「「療担規則及び薬担規則並びに療担基準に基づき厚生労働大臣が定める掲示事項等」及び「保険外併用療養費に係る厚生労働大臣が定める医薬品等」の実施上の留意事項について」平成18年3月13日保医発第0313003号，「療養の給付と直接関係ないサービス等の取扱いについて」平成17年9月1日保医発第0901002号）により示されています。

これらのサービス，実費徴収を行っている保険薬局である場合には，該当するサービスの内容や料金を「患者にとってわかりやすく掲示しておくこと」が求められていますので，これらも忘れずに掲示するよう十分注意しておきましょう。

Q 201

保険調剤におけるポイントカード（ポイント付与）については，平成24年10月1日より原則禁止となりました。クレジットカードや電子マネーのポイント付与は「当面，やむを得ないもの」として認められると聞きましたが，それは，保険調剤のポイント付与について経過措置が設けられたと理解して構わないのでしょうか。

» A

経過措置が設けられたということではありません。

健康保険法に基づく「保険薬局及び保険薬剤師療養担当規則」や「保険医療機関及び保険医療養担当規則」（以下，薬担規則等）が一部改正され，平成24年10月1日より，保険調剤・保険診療にかかる一部負担金の受領に応じてポイント付与することが原則禁止となりました。

これは，厚生労働大臣の諮問機関である中央社会保険医療協議会（以下，中医協）の答申を受け，患者を経済上の利益の提供により誘引することを禁止したもので，これまで日本薬剤師会としても，保険調剤を対象とするポイントカードを介して行われるポイント付与は，結果的に一部負担金の減免にあたると認識しており，改善を図るよう求めていました。

一部改正された新たな薬担規則等の具体的内容は，①医療保険制度上，一部負担金等の受領に応じてポイントのような付加価値を付与することはふさわしくない，②適切な健康保険事業の運営の観点から，患者の保険薬局等の選択はポイントの提供等によるべきでない――との考え方に基づき，「一部負担金等の受領に応じて専らポイントの付与及びその還元を目的とするポイントカードについては，ポイントの付与を認めないことを原則とする」（平成24年9月14日，保医発0914第1号，厚生労働省保険局医療課長）というものです。

ただし，現金と同様の支払い機能をもつクレジットカードや一定の汎用性のある電子マネーによる支払いに生じるポイントの付与は，これらのカードが患者の支払いの利便性向上が目的であることに鑑み，「当面，やむを得ないものとして認める」とされましたが，この方針は，中医協答申にあたり議論・確認された内容と全く同じであり，その際の考え方を一切変更するものではありません。

すなわち，専らポイントの付与・その還元を目的とするポイントカードの取り扱いについて経過措置期間が設けられたということではありません。

Q 202

保険調剤の一部負担金の支払いにおいて，クレジットカードや電子マネーのポイント付与は「当面，やむを得ないもの」として認められていますが，これらのカードで支払うことについて何か制限があるということなのでしょうか。

» A

一部負担金をクレジットカードや電子マネーで支払うことについて，何か制限が設けられるということではありません。これらカードでの支払いによって生じるポイント付与に限り，「当面，やむを得ないものとして認める」のであって，支払い方法にまで言及しているわけではありません。

平成24年10月1日より適用となった新たな薬担規則等は，「一部負担金等の受領に応じて専らポイントの付与及びその還元を目的とするポイントカードについては，ポイントの付与を認めないことを原則」としています（平成24年9月14日，保医発0914第1号，厚生労働省保険局医療課長）。

一方，現金と同様の支払い機能をもつクレジットカードや一定の汎用性のある電子マネーによる支払いに生じるポイント付与については，これらのカードによる患者の支払いの利便性を鑑み，「当面，やむを得ないもの」として認められましたが，ここで問題視されているのは，これらのカードで支払いを行った際に生じる「ポイント付与」のことであり，支払い方法まで制限しているものではありません。

しかし，「専らポイントの付与・その還元を目的とするポイントカード」であるか，「現金と同様の支払い機能をもつクレジットカードや，一定の汎用性のある電子マネーによる支払い」であるかにかかわらず，経済上の利益の提供による誘引は禁止されています。どのような形態であれ，例えば保険調剤におけるポイント付与を宣伝文句にしたような行為は認められていませんので，十分ご注意ください。

Q 203 保険調剤の一部負担金に対してポイントを提供することは，認められていないのでしょうか。それとも，窓口負担額の1%以内であれば問題ありませんか。

» A

保険調剤に係る一部負担金に応じたポイント付与は，原則禁止されています。

買い物やサービスを利用した際などに，その支払額に応じてポイントとして換算・蓄積し，次回以降の買い物やサービス利用時に値引きや景品交換を行うことができる，いわゆるポイント還元という仕組みがあります。ポイントサービスとも呼ばれており，一般消費者を対象とした商取引においては当たり前のように実施されています。

一方，健康保険では診療報酬（調剤報酬）点数表に基づき算定された医療費について，値引きや割り増しといった行為は適切な健康保険事業の運営の観点から不適切なものとして一切禁止されています。そのため，保険薬局において保険調剤に係る患者の一部負担金額に応じてポイント付与を行うことは，従来から，医療保険制度上ふさわしくないものとされてきました。

しかし，そのような保険薬局によるポイントサービスを明確に禁止する規定が見当たらなかったことから，平成24年度診療報酬改定の際に「保険薬局及び保険薬剤師療養担当規則」（以下，薬担規則）が一部改正され，患者に対して経済上の利益を提供することにより，処方箋を持参することなど保険調剤を受けるよう誘引する行為を禁止する規定が設けられることになりました（**表1**）。これにより，保険調剤に係る一部負担金に応じて保険薬局が患者にポイント付

表1　経済上の利益提供による保険薬局への誘引の禁止

（経済上の利益の提供による誘引の禁止）
第２条の３の２　保険薬局は，患者に対して，第４条の規定により受領する費用の額に応じて当該保険薬局における商品の購入に係る対価の額の値引きをすることその他の健康保険事業の健全な運営を損なうおそれのある経済上の利益を提供することにより，当該患者が自己の保険薬局において調剤を受けるように誘引してはならない。
２　保険薬局は，事業者又はその従業員に対して，患者を紹介する対価として金品を提供することその他の健康保険事業の健全な運営を損なうおそれのある経済上の利益を提供することにより，患者が自己の保険薬局において調剤を受けるように誘引してはならない。

（保険薬局及び保険薬剤師療養担当規則，昭和32年4月30日，厚生省令第16号）

表2　保険調剤に係るポイント付与の原則禁止の趣旨，考え方

保険調剤等に係る一部負担金の支払いにおけるポイント付与を原則禁止している趣旨は，以下の考え方によるものであることから，保険調剤等に係る一部負担金の支払いにおけるポイント付与を行っている保険薬局には，この考え方を伝え，制度に対する理解が深まるよう努めてください。
・保険調剤等においては，調剤料や薬価が中央社会保険医療協議会における議論を経て公定されており，これについて，ポイントのような付加価値を付与することは，医療保険制度上，ふさわしくないこと
・患者が保険薬局等を選択するに当たっては，保険薬局が懇切丁寧に保険調剤等を担当し，保険薬剤師が調剤，薬学的管理及び服薬指導の質を高めることが本旨であり，適切な健康保険事業の運営の観点から，ポイントの提供等によるべきではないこと

（保険調剤等に係る一部負担金の支払いにおけるポイント付与に係る指導について，平成29年1月25日，事務連絡，厚生労働省保険局医療課）

与する行為は原則禁止であることが明確化され，平成24年10月1日から適用されています。この考え方は保険医療機関についても同様であり，「保険医療機関及び保険医療養担当規則」で規定されています。

ただし，現金と同様の支払い機能をもつクレジットカードや一定の汎用性のある電子マネーの普及により，ポイント付与の形態が複雑化していたことなどを考慮して，これらの支払いに生じるポイント付与については「当面，やむをえないものとして認めること」と整理されていました。

それから数年後，薬担規則で規定されている保険薬局における経済上の利益

表3　個別指導の対象として該当する事例

その上で，当面は，以下の①から③までのいずれかに該当する保険薬局に対し，口頭により指導を行い，その上で改善が認められない事例については，必要に応じ個別指導を行っていただくようお願いいたします。 ①ポイントを用いて調剤一部負担金を減額することを可能としているもの ②調剤一部負担金の1％を超えてポイントを付与しているもの ③調剤一部負担金に対するポイントの付与について大々的に宣伝，広告を行っているもの（具体的には，当該保険薬局の建物外に設置した看板，テレビコマーシャル等） なお，本事務連絡に基づく指導は，平成29年5月1日より行うこととします。 また，本事務連絡は指導基準を明確化するものであり，保険薬局及び保険薬剤師療養担当規則第2条の3の2の解釈に変更を加えるものではないことにご留意願います。

（保険調剤等に係る一部負担金の支払いにおけるポイント付与に係る指導について，平成29年1月25日，事務連絡，厚生労働省保険局医療課）

提供による患者の誘引の禁止，すなわち保険調剤に係る一部負担金の支払いに応じたポイント付与は原則禁止であるという考え方に一切変更ないことを改めて示すとともに（**表2**），それに加えて，地方厚生局による保険薬局を対象とした個別指導の当面の指導基準を明確化するため，厚生労働省保険局医療課から指導対象として該当する事例が示されました（**表3**）。この指導対象事例の1つとして「調剤一部負担金の1％を超えてポイント付与しているもの」とあることから，「1％以内であればポイント付与は可能ではないか」と勘違いされる人がいるかもしれませんが，それは全くの誤解です。

あくまでもこれら事例は，指導対象に該当する行為として示されたもので，これらに該当しなければ実施しても構わないという意味ではありません。例えば何％分のポイント付与であるかどうかに関係なく，保険調剤に係る一部負担金を減額することはもちろん，一部負担金に応じたポイント付与を薬局建物外の看板やテレビコマーシャルなどで宣伝・広告を行うことは規則違反です。保険薬局である以上，適切な健康保険事業の運営を損なわないようにしなければならないことはいうまでもありませんので，十分注意してください。

Q 204

薬担規則において，保険薬剤師は，調剤の際に「患者の服薬状況及び薬剤服用歴を確認しなければならない」とありますが，服薬管理指導料における薬歴と同じことを指しているのでしょうか。

» A

必ずしも同じことではありません。

保険薬局及び保険薬剤師療養担当規則（以下，「薬担規則」）では，「調剤の一般的方針」の1つとして，保険薬剤師が調剤を行う場合は「患者の服薬状況及び薬剤服用歴を確認しなければならない」と規定しています（**表1**）。

ここでいう「薬剤服用歴」とは，必ずしも保険薬局が作成・管理している記録のような形態だけを指しているわけではなく，**患者への聞き取りの際に得られた口頭レベルでの情報や，患者から提示されたお薬手帳の記載内容から得られた情報なども該当します。**

また，この規定は，保険薬剤師だけに求められているものではなく，保険医に対しても同様に設けられています（**表2**）。保険医が確認を行う方法としては，診察時における患者からの申し出や提示されたお薬手帳の記載内容から得られた情報などに基づいて確認することを想定しています。

一方，服薬管理指導料の算定要件である「薬剤服用歴」とは，患者がより安全かつ安心して薬物治療を受けることができるよう，その患者の服薬状況などをはじめとする必要な情報を記載・記入して，次回以降の調剤や処方医への疑義照会などの際に役立てるために作成された「記録」であることを想定してい

表1　患者の「薬剤服用歴」の確認について（保険薬剤師）

（調剤の一般的方針）
第８条　保険薬局において健康保険の調剤に従事する保険薬剤師（以下「保険薬剤師」という。）は，保険医等の交付した処方箋に基いて，患者の診療上妥当適切に調剤並びに薬学的管理及び指導を行わなければならない。
２　保険薬剤師は，調剤を行う場合は，患者の服薬状況及び薬剤服用歴を確認しなければならない。
３　（略）

（保険薬局及び保険薬剤師療養担当規則，昭和32年4月30日，厚生省令第16号）

表2　患者の「薬剤服用歴」の確認について（保険医）

（診療の具体的方針）
第20条　医師である保険医の診療の具体的方針は，前12条の規定によるほか，次に掲げるところによるものとする。
一　診察
イ　診察は，特に患者の職業上及び環境上の特性等を顧慮して行う。
ロ　診察を行う場合は，患者の服薬状況及び薬剤服用歴を確認しなければならない。ただし，緊急やむを得ない場合について，この限りではない。

（保険医療機関及び保険医療養担当規則，昭和32年4月30日，厚生省令第15号）

表3　服薬管理指導料における「薬歴」

区分10の3　服薬管理指導料
注1（略）
イ　患者ごとに作成された薬剤服用歴に基づき，投薬に係る薬剤の名称，用法，用量，効能，効果，副作用及び相互作用に関する主な情報を文書又はこれに準ずるもの（以下この表において「薬剤情報提供文書」という。）により患者に提供し，薬剤の服用に関して基本的な説明を行うこと。

（診療報酬の算定方法の一部を改正する告示，令和6年3月5日，厚生労働省告示第57号）

ます（**表3**）。

したがって，薬担規則で規定されている「薬剤服用歴」と調剤報酬点数表の服薬管理指導料の算定要件の1つである「薬剤服用歴」は，必ずしも同じものを指しているわけではありませんが，薬担規則における患者の「薬剤服用歴」を確認するためには，服薬管理指導料における「薬剤服用歴」（いわゆる薬歴）の活用が最も有効であることは言うまでもありません。

自己負担金

Q 205

「次回一緒に払うから」と言ってなかなか一部負担金を支払ってくれない患者がいて困っています。このような場合，どうすればよいのでしょうか。また，調剤拒否はできるのでしょうか。

» A

難しい問題ですが，**一般的には，一部負担金を支払わないという理由だけで調剤拒否をすることは困難でしょう。**

薬剤師には，薬剤師法により処方箋の応需が義務付けられています（薬剤師法第21条）。その際，「正当な理由」があれば薬剤師は調剤を拒否することができるとされていますが，現行の解釈としては，一部負担金を支払わないために処方箋による調剤を拒否することは「正当な理由」として認められないようです。しかし，患者にいくら催促しても一部負担金を支払ってくれないような場合には，その患者が加入している保険者に相談してみるのも1つの方法です。

保険医療機関または保険薬局から療養の給付を受ける場合，当該診療または調剤にかかった費用のうち，患者は定められた割合（通常3割）を一部負担金として支払わなければなりません（健康保険法第74条）。保険医療機関や保険薬局は，直接患者から徴収するよう努力するしか方法はありません。ただし，あまりにも患者が支払いに応じてくれないような場合には，法律の規定により，保険医療機関または保険薬局からの請求に基づき，保険者はこれを処分することができるものとされています（**表1，2**）。

保険者への処分の請求については，あくまでも保険薬局としてその患者から一部負担金の支払いを受け取るべく十分努力したことが前提ですが，悪質なケースなどについては，保険者に相談してみるのも1つの方法でしょう。

表1　健康保険法における一部負担金の取り扱い

（一部負担金）
第74条　第63条第3項の規定により保険医療機関又は保険薬局から療養の給付を受ける者は，その給付を受ける際，次の各号に掲げる場合の区分に応じ，当該給付につき第76条第2項又は第3項の規定により算定した額に当該各号に定める割合を乗じて得た額を，一部負担金として，当該保険医療機関又は保険薬局に支払わなければならない。
1　70歳に達する日の属する月以前である場合　100分の30
2　70歳に達する日の属する月の翌月以後である場合（次号に掲げる場合を除く。）　100分の20
3　70歳に達する日の属する月の翌月以後である場合であって，政令で定めるところにより算定した報酬の額が政令で定める額以上であるとき　100分の30
2　保険医療機関又は保険薬局は，前項の一部負担金（第75条の2第1項第1号の措置が採られたときは，当該減額された一部負担金）の支払を受けるべきものとし，保険医療機関又は保険薬局が善良な管理者と同一の注意をもってその支払を受けることに努めたにもかかわらず，なお療養の給付を受けた者が当該一部負担金の全部又は一部を支払わないときは，保険者は，当該保険医療機関又は保険薬局の請求に基づき，この法律の規定による徴収金の例によりこれを処分することができる。

（健康保険法，大正11年4月22日，法律第70号）

表2　国民健康保険法における一部負担金の取り扱い

（療養の給付を受ける場合の一部負担金）
第42条　第36条第3項の規定により保険医療機関等について療養の給付を受ける者は，その給付を受ける際，次の各号の区分に従い，当該給付につき第45条第2項又は第3項の規定により算定した額に当該各号に掲げる割合を乗じて得た額を，一部負担金として，当該保険医療機関等に支払わなければならない。
1　6歳に達する日以後の最初の3月31日の翌日以後であつて70歳に達する日の属する月以前である場合　10分の3
2　6歳に達する日以後の最初の3月31日以前である場合　10分の2
3　70歳に達する日の属する月の翌月以後である場合（次号に掲げる場合を除く。）　10分の2
4　70歳に達する日の属する月の翌月以後である場合であつて，当該療養の給付を受ける者の属する世帯に属する被保険者（70歳に達する日の属する月の翌月以後である場合に該当する者その他政令で定める者に限る。）について政令の定めるところにより算定した所得の額が政令で定める額以上であるとき　10分の3
2　保険医療機関等は，前項の一部負担金（第43条第1項の規定により一部負担金の割合が減ぜられたときは，同条第2項に規定する保険医療機関等にあつては，当該減ぜられた割合による一部負担金とし，第44条第1項第1号の措置が採られたときは，当該減額された一部負担金とする。）の支払を受けるべきものとし，保険医療機関等が善良な管理者と同一の注意をもつてその支払を受けることに努めたにもかかわわらず，なお被保険者が当該一部負担金の全部又は一部を支払わないときは，市町村及び組合は，当該保険医療機関等の請求に基づき，この法律の規定による徴収金の例によりこれを処分することができる。

（国民健康保険法，昭和33年12月27日，法律第192号）

Q206

病院の会計をクレジットカードで支払うことができるケースが増えていますが，いつ頃から認められるようになったのですか。また，保険薬局においても，患者一部負担金をクレジットカードで支払うことは認められているのでしょうか。

» A

これまで医療現場においては，健康保険の一部負担金は現金により支払うことが必要であると考えられていましたが，**クレジットカードによる支払いであっても患者のコスト意識が生じないわけではないことから，必ずしも健康保険制度上の趣旨に反するものではなく，基本的には問題ないものと解釈されています。**しかし，その是非を明確にしている通知などはなく，いつ頃から認められるようになったのかは定かではありません。

一部の病院では，入院費の支払いなどについてクレジットカードを利用できるケースが見られるようになってきましたが，薬局においても患者一部負担金をクレジットカードで支払うことは認められます。ただし，クレジットカードの利用に際して，カード会社への手数料相当分を患者側へ負担させることはできません。

Q207

外来受診においても現物給付化が導入されたと聞きました。保険薬局にも関係あるのでしょうか。

» A

保険医療機関（病院，診療所）だけでなく，保険薬局の窓口での支払いについても対象となります。

健康保険では，保険医療機関や保険薬局における患者の窓口負担が同一月に一定額（自己負担限度額）を超えた場合に，その超えた金額を患者に支給する制度が設けられています。これを高額療養費制度といいます。

また，高額療養費制度には現物給付化といって，同一の保険医療機関での患者の窓口負担が自己負担限度額を超える場合に，患者の窓口での支払いをその額までにとどめるという仕組みがあり，入院療養において導入されていました。

一方，外来の場合には，同一月の窓口負担が自己負担限度額を超えたとしても，いったん患者がその額を支払わなければなりませんでしたが（後日，患者が健康保険組合などに高額療養費の支給申請の手続きを行うことにより，実際に窓口で支払った額と限度額の差額が支給される），平成24年4月1日から，外来受診の際にも限度額を超える分を窓口で支払わなくても済むよう見直されています。この取り扱いは，保険調剤に係る一部負担金，すなわち保険薬局の窓口での支払いも対象です（表の【質問1】および【質問2】）。

ただし，患者が外来受診において高額療養費の現物給付化の適用を受けるためには，それを希望する患者ごとに，加入している健保組合などへ「認定証」（限度額適用認定証）の交付を事前に申請して，その認定証を保険医療機関や保険薬局の窓口に提示することが必要です。また，70歳以上の患者のうち，非課税世帯等ではない人の場合は認定証の交付申請は必要ありませんが，70～

表　高額療養費の現物給付化に関するQ&A（抜粋）

〈外来の高額療養費の現物給付化の基本事項〉

【質問1】今回の改正により，何が変更となるのか。

（回答）限度額適用認定証等を提示し，患者が外来の診療を受けた場合についても，入院した場合と同様に，医療機関等の窓口での支払いを自己負担限度額までにとどめることができる仕組みが導入されます。

【質問2】対象となる医療機関等はどこになるのか。

（回答）保険医療機関，保険薬局，指定訪問看護事業者などで受けた保険診療が対象となります。（柔道整復，鍼灸，あん摩マッサージの施術は対象外です）

〈外来現物給付化における高額療養費の算出関係〉

【質問10】1つの薬局で複数の医療機関の処方せんがある場合はどうするのか。

（回答）1つの薬局の場合，同一の医療機関から発行された処方せんで調剤された費用についてのみ合算されます。

（「高額療養費の外来現物給付化」に関するQ&Aについて，平成23年12月2日，事務連絡，厚生労働省保険局保険課）

74歳は「高齢受給者証」，75歳以上は「後期高齢者医療被保険者証」を提示することで，同様の取り扱いを受けることができます。

そして，患者から認定証や後期高齢者医療被保険者証などの提示を受けた保険医療機関や保険薬局においては，施設ごとにその患者の自己負担限度額まで一部負担金を徴収します。高額療養費の現物給付化の仕組みは，施設単位で自己負担限度額を管理せざるを得ないものであるため，例えば保険薬局での限度額の管理にあたっては，保険医療機関や他の保険薬局における支払額を含めることはできません（後日，患者が健保組合などへ支給申請の手続きを行う必要があります）。また，複数の保険医療機関から処方箋が交付されている場合には，保険医療機関ごとに限度額を管理する必要がありますので注意してください（表の【質問10】）。

Q 208

血友病や人工透析などの長期高額疾病（特定疾病）による患者については，自己負担の上限額が1万円（または2万円）とされ，その上限額を超えた場合はレセプトに「長」（または「長2」）と記載することになっています。例えば，そのような患者が自立支援医療を併用するケースで，仮に特定疾病を適用しなくても実際の窓口での負担額に影響しない場合であっても，「長」や「長2」の記載は必要なのでしょうか。

» A

必要です。

長期高額疾病は医療保険の高額療養費の1つで，(1) 人工腎臓を実施している慢性腎不全，(2) 血漿分画製剤を投与している先天性血液凝固第Ⅷ因子障害または先天性血液凝固第Ⅸ因子障害（血友病），(3) 抗ウイルス剤を投与している後天性免疫不全症候群（血液製剤の投与に起因するHIV感染症）を対象として（以下，特定疾病療養），患者の自己負担は月額1万円までとなっています。

この制度を適用する場合，あらかじめ患者は保険者に申請して「特定疾病療養受療証」の交付を受け，調剤の際には，保険薬局の窓口で処方箋と併せて受療証を提示することになっています。そして，その患者の1月の自己負担が1万円（70歳未満の上位所得者で人工透析を行っている患者は2万円）を超えた

表　長期高額疾病に係るレセプト記載について

第2　調剤報酬明細書の記載要領（様式第5）
　2　調剤報酬明細書に関する事項
　　（30）その他
　　　ア　高額長期疾病に係る特定疾病療養受療証を提出した患者の負担額が，健康保険法施行令第42条第9項第1号又は同項第2号に規定する金額を超えた場合にあっては，「特記事項」欄に，それぞれ「長」又は「長2」と記載すること。
　　　　ただし，患者が特定疾病療養受療証の提出を行った際に，既に健康保険法施行令第42条第6項第1号又は同項第2号に規定する金額を超えて受領している場合であって，現物給付化することが困難な場合を除くこと。

（診療報酬請求書等の記載要領等について，昭和51年8月7日，保険発第82号）

場合は，調剤報酬明細書（レセプト）の「特記事項」欄に「長」（または「長2」）という略号を記載する必要があります（**表**）。

また，そのような特定疾病療養の対象患者が自立支援医療を併用する場合，実際に患者から窓口で徴収する自己負担は，①自立支援医療の受給者証に記載されている1月当たりの自己負担上限額，②自立支援医療に係る月額医療費の1割相当額，③高額療養費の自己負担限度額（1万円または2万円）のいずれか一番低い額となります。

その際，窓口での徴収額が①または②となるケースでは，特定疾病療養の自己負担上限額より低いので，仮に高額療養費（特定疾病）を適用しなくても患者の自己負担額に影響することはありません。しかし，医療保険の特定疾病療養受療と自立支援医療を併用する場合には，医療保険による給付が自立支援医療に優先して適用されることになっているため，**レセプトに「長」もしくは「長2」の記載がないと，医療保険の給付分と公費負担分の費用按分を適切に行うことができません。**

平成26年10月には会計検査院から厚生労働省に対し，自立支援医療と医療保険の特定疾病制度の併用者に係る国庫負担金の算定について指摘があり，医科を含む一部のレセプトにおける「長」もしくは「長2」の記載不備のため，国庫負担金の過大な交付があったとのことです（**図**）。

もしレセプトに記載不備があった場合には，いったん返戻の扱いとなり，訂正作業が求められることになりますので，記載不備とならないよう今一度ご確認ください。

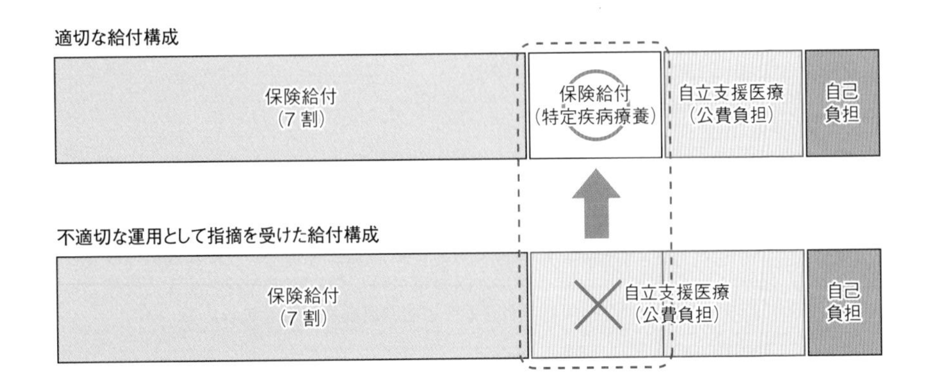

レセプトに「長」もしくは「長2」の記載がないと，医療保険による給付と公費負担の適切な費用按分が不可能
（国庫負担金の過大な交付となる）
※医療保険の患者負担を3割と仮定

図　医療保険と自立支援医療の給付構成（イメージ）

Q209

広域病院を受診した患者から，負担割合が10割の処方箋を受け付けました。月初めの受診の際に保険証を持参するのを忘れたため，病院での支払いは10割負担となったそうですが，当薬局に来られた際には処方箋と一緒に保険証を提出され，保険調剤として取り扱うよう求められました。このような場合，薬局で保険番号などを確認できれば，保険処方箋（保険証に従った負担割合）として取り扱うことは可能ですか。それとも，患者が再度病院へ行って，保険番号が記載された処方箋を発行し直してもらわないといけないのでしょうか。

» A

保険処方箋として交付されていないのであれば，保険薬局の判断で，それを保険処方箋に変更することはできませんが，**保険医療機関に疑義照会を行い，保険処方箋に切り替えても差し支えないことを確認できた場合には，保険調剤として取り扱うことは可能でしょう。**

保険薬局は，患者から提出された処方箋，すなわち，保険医療機関で交付された処方箋に記載された内容に基づいて調剤を実施します。その際，保険調剤として取り扱う必要がある処方箋である場合には，処方内容に加えて，保険者番号や被保険者証の記号・番号などの情報が処方医により記載されることになっていますので，保険薬局がその取り扱いを勝手に変更することはできません。

ご質問のケースでは，自費扱い（10割負担）の処方箋として交付されている以上，患者の求めであったとしても，保険薬局のみの判断で保険処方箋に切り替えることはできませんが，月初めの受診時に保険証を確認できなかったという理由から，とりあえず10割負担として交付されたということであれば，処方医に疑義照会を行い，保険調剤として取り扱っても構わないかどうか確認してはいかがでしょう。

そして，保険処方箋として取り扱って差し支えないとの回答が得られれば，保険者番号や被保険者証の記号・番号などの必要な情報を患者から確認し，処方箋に必要事項を追記したうえで，保険調剤として取り扱ってください。また，その際には，疑義照会の内容を処方箋や調剤録などへ忘れないよう記入してください。

Q 210

在宅薬剤管理指導を実施した患者が介護保険の適用だったため，居宅療養管理指導費を算定したのですが，介護保険に係る利用者負担額（一部負担）はいくら徴収することになるのでしょうか。医療保険と同じように端数は10円単位で処理するのでしょうか，それとも1円単位なのでしょうか。

» A

介護保険の場合は，1円単位となります。

保険薬局における在宅薬剤管理指導の費用については，調剤報酬（医療保険）の場合，「在宅患者訪問薬剤管理指導料」（650点，320点，290点）を算定します。診療報酬は1点＝10円として計算し，端数は「10円未満の部分は四捨五入」により処理しますので（表1），「在宅患者訪問薬剤管理指導料」に係る患者の一部負担金については，1割負担の患者であれば650円～290円となります。

表1　診療報酬の一部負担金の端数処理について

> 第75条　前条第1項の規定により一部負担金を支払う場合においては，同項の一部負担金の額に5円未満の端数があるときは，これを切り捨て，5円以上10円未満の端数があるときは，これを10円に切り上げるものとする。

（健康保険法，大正11年4月22日，法律第70号）

表2　介護報酬の利用者負担額の端数処理について

> 指定居宅サービスに要する費用の額の算定に関する基準
> 1　指定居宅サービスに要する費用の額は，別表指定居宅サービス介護給付費単位数表により算定するものとする。
> 2　指定居宅サービスに要する費用（中略）の額は，別に厚生労働大臣が定める1単位の単価に別表に定める単位数を乗じて算定するものとする。
> 3　前二号の規定により指定居宅サービスに要する費用の額を算定した場合において，その額に1円未満の端数があるときは，その端数金額は切り捨てて計算するものとする。

（指定居宅サービスに要する費用の額の算定に関する基準，平成12年2月10日，厚生省告示第19号）

一方，介護報酬（介護保険）の場合は，「居宅療養管理指導費」または「介護予防居宅療養管理指導費」（518単位，379単位，342単位，情報通信機器を用いた場合は46単位）を算定します。介護報酬は1単位＝10円として計算しますが，端数処理は医療保険の場合とは異なり，「1円未満の部分は切り捨て」として取り扱うことになっていますので（**表2**），「居宅療養管理指導費」，「介護予防居宅療養管理指導費」に係る利用者負担額は1割負担の場合で518円～46円となります。

平成26年3月までは，500単位または350単位であったため，介護保険の利用者負担額（1割）の計算の際に10円未満が発生せず，特に気にしなくても影響はありませんでしたが，同4月からは1円単位の取り扱いが生じていますので注意してください。

領収証，明細書

Q 211 **患者に交付する領収証・明細書については，厚生労働省から標準様式が示されていますが，当薬局としては，もう少し詳しい内容がわかるようにしたいと考えています。独自に作成した様式を使用しても構わないでしょうか。**

» A

患者にわかりやすく，かつ，厚生労働省が示している標準様式の内容（項目）を具備しているものであれば，どのような様式の領収証であってもかまいません。

平成18年度診療報酬改定に伴い，「保険医療機関及び保険医療養担当規則」，「保険薬局及び保険薬剤師療養担当規則」の内容がともに一部改正され，保険医療機関および保険薬局は患者に対し，医療費の内容がわかる領収証を無償で交付することが義務付けられました。また，平成22年度改定では，明細書についても同様の取り扱いとなりました。

具体的な内容については，厚生労働省保険局長通知により標準的な様式例が示されていますが，厚生労働省による標準様式は，最小限具備すべき項目を示したものです。したがって，その内容を満たしていれば，それぞれの保険薬局でオリジナルの様式の領収証・明細書を作成し，標準様式より詳しい内容にすることは，全く問題ありません。

Q 212 **保険調剤の際，窓口負担がある患者には，領収証とともに明細書を発行しなければなりませんが，一部負担金の支払いがない患者の場合も明細書は必要ですか。**

» A

窓口で一部負担金の支払いがない場合であっても，医療費の全額が公費負担の患者である場合を除き，**無償で明細書を交付することが必要です。**

表1　領収証および明細書の交付義務（患者から費用の支払を受ける場合）

（領収証等の交付）
第４条の２　保険薬局は，前条の規定により**患者から費用の支払を受けるとき**は，正当な理由がない限り，個別の費用ごとに区分して記載した領収証を無償で交付しなければならない。
２　厚生労働大臣の定める保険薬局は，前項に規定する領収証を交付するときは，正当な理由がない限り，当該費用の計算の基礎となつた**項目ごとに記載した明細書を交付**しなければならない。
３　前項に規定する**明細書の交付は，無償**で行わなければならない。

（保険薬局及び保険薬剤師療養担当規則，昭和32年4月30日，厚生省令第16号）

保険調剤を行った際，患者から一部負担金の支払いを受ける場合は，保険薬局及び保険薬剤師療養担当規則（薬担規則）により，(1) 医療費の内容のわかる領収証を交付すること，その際には，(2) 個別の調剤報酬の算定項目のわかる明細書を無償で交付しなければならないことが義務付けられています（**表1**）。

領収証の内容は，調剤報酬点数表の節単位，すなわち，①調剤技術料，②薬学管理料，③薬剤料，④特定保険医療材料料ごとに，金額の内訳がわかるものでなければなりません。

さらに調剤報酬とは別に保険負担外がある場合には，⑤評価療養・選定療養などの内訳がわかるよう併せて記載します。また，明細書の内容は，調剤報酬点数表の調剤基本料，薬剤調製料，調剤管理料，服薬管理指導料，薬剤料，特定保険医療材料料やその加算を含め，算定項目がわかるものでなければならず，そのうち薬剤料および特定保険医療材料料については，薬剤または特定保険材料の名称が必要です。

一方，公費負担により患者から一部負担金の支払いを受けない場合については，平成30年3月まで，当該患者から求めがなければ明細書を交付しなくても差し支えありませんでした。しかし，平成30年度診療報酬改定に伴い薬担規則が一部改正され，現行では，正当な理由がない限り，健康保険と公費の併用により一部負担金の支払いを受けない患者についても，明細書を無償で交付しなければならないことになっています（**表2**）。明示する内容は，一部負担金の支払いを受ける場合に交付する明細書と同じです。

ただし，**医療に要した費用の全額が公費負担となる場合（すなわち，公費単独または複数公費のみによる併用）は，明細書の無償交付の対象ではありませ**

表2　明細書の交付義務（公費負担により患者から費用の支払を受けない場合）

第４条の２の２　前条第２項の厚生労働大臣の定める保険薬局は，公費負担医療（厚生労働大臣の定めるものに限る。）を担当した場合（第４条第１項の規定により患者から費用の支払を受ける場合を除く。）において，正当な理由がない限り，当該公費負担医療に関する費用の請求に係る計算の基礎となつた項目ごとに記載した明細書を交付しなければならない。 ２　前項に規定する明細書の交付は，無償で行わなければならない。

（保険薬局及び保険薬剤師療養担当規則，昭和32年4月30日，厚生省令第16号）

ん。また，生活保護法による医療扶助については，生保単独の場合は無償交付の対象ではありませんが，健康保険と併用のものは対象となります。

Q 213　個別の算定項目を記載した明細書については，患者が施設入所者の場合は交付しなくても構わないのでしょうか。

» A

患者が施設入所者という理由だけで，明細書の交付の要・不要を判断できるわけではありません。

医療保険では，保険医療機関および保険薬局に対して，領収証の交付にあたり明細書を無償で交付することを義務付けています。

明細書の無償交付に関する取り扱いについては，厚生労働省保険局長通知（「医療費の内容の分かる領収証及び個別の診療報酬の算定項目の分かる明細書の交付について」，令和6年3月5日，保発0305第11号）により具体的な取り扱いが示されていますが，同通知の中では，患者が施設入所者であるか否かの違いによって異なる対応が求められているわけではありません。施設入所者といっても，その施設の機能や種別などによって患者の状態も異なりますし，患者の家族などから明細書の交付を求められるケースも考えられます。

すなわち，患者が施設入所者という理由だけで，明細書の交付は不要ということにはなりません。患者側から明細書の交付を希望しない旨の申し出がない限り，個別の診療報酬の算定項目のわかる明細書を無償で交付することは必要と解釈すべきでしょう。

評価療養，実費徴収など

Q214 調剤においても評価療養が導入されていますが，具体的にどのような内容なのでしょうか。

» A

患者ニーズの多様化などに対応する観点から，①医薬品医療機器法の承認後であって，薬価基準収載前の医薬品の投与，②薬価基準の既収載品の適応拡大であって，治験が省略可能と判断された医薬品の投与，③医薬品医療機器法の承認または認証後であって，保険適用されていない医療機器の使用または支給，④保険適用されている医療機器の使用目的等の拡大に係る使用または支給などについては，評価療養の対象として取り扱われています。これにより，**薬剤費・医療機器に係る費用等は自己負担となりますが，それ以外の費用は評価療養として保険でカバーされることになります。**

以前，調剤は評価療養と関係ありませんでしたが，医薬分業の進展に伴い，このような医薬品に係る処方箋にも対応する必要があることから，保険薬局も評価療養に関わる施設の1つとして取り扱われるようになっています。

ただし，評価療養に係る処方箋を取り扱う場合には，地方厚生（支）局長への事前の届出など，いくつかの条件が必要とされています。特に，①，③などに係る処方箋を取り扱う保険薬局の場合には，地域支援体制加算に係る届出が行われていることが必要とされていますので注意してください。

Q215 薬価収載前の医薬品を調剤するうえで必要な届出など，具体的なことについて教えてください。

» A

保険薬局で評価療養に係る医薬品を取り扱う際には，**①調剤基本料における地域支援体制加算に係る届出を行っていること，②患者への十分な情報提供として，当該医薬品に係る情報（医薬品名称，用法・用量，効能・効果，副作用，相互作用に関する主な情報）を文書により提供すること，③当該医薬品に係る料金などや薬剤師の勤務状況を事前に地方厚生（支）局長あてに届出すること（所定様式あり，変更の場合はその都度）――といった要件を満たしていることが必要です。**

特に，②の薬剤情報提供については，保険医療機関と保険薬局の双方で実施されることが求められています。したがって，保険医療機関で情報提供済みだからといって，保険薬局では実施しないということのないよう注意してください。また，双方で薬剤情報提供を実施するため，同じような薬剤情報提供の内容になってしまう可能性もありますが，保険薬局としては，薬学的観点からなど，できるだけ情報提供に工夫を凝らすよう心がけることが大切です。

Q216 評価療養の対象となる薬価収載前の医薬品は，医薬品医療機器法の承認を受けているものであれば，どのような医薬品でも対象となるのですか。

» A

評価療養の支給対象となる薬価収載前の医薬品は，医薬品医療機器法の承認後であって，かつ，**製薬会社が薬価基準への収載を希望している医薬品である場合に限られます。**すなわち，医薬品医療機器法の承認を受けた日から起算して，投薬時点が90日以内であることが必要です。

したがって，すでに医薬品医療機器法の承認から90日を超えている医薬品である場合や，また，医薬品医療機器法の承認から90日以内であっても，保険適用が認められないと判断された医薬品，すなわち，薬価基準に収載されないことが決まった医薬品である場合は，評価療養の支給対象にはなりませんので十分注意してください。

Q 217

薬価収載済みの医薬品に新たな適応が追加される場合，医薬品医療機器法上で承認されるまでの間は評価療養（すなわち，薬剤費は自費）として取り扱うことになっていましたが，薬事承認の前であっても保険適用が認められると聞きました。適応追加されるすべてのケースが該当するのでしょうか。

» A

薬事・食品衛生審議会（以下，薬食審）における適応外使用に係る公知申請の事前評価が終了し，公知申請を行っても差し支えないとの結論が得られたものについては，薬事承認を待たずに保険適用することが認められています。

適応外使用に係る公知申請とは，医薬品の適応追加などの承認申請に関して，その医薬品の有効性・安全性が医学薬学上公知であるとして，臨床試験の全部または一部を新たに実施することなく承認申請を行っても差し支えないと判断されたものです。

一方，適応外薬の解消のため，国に設置されている「医療上の必要性の高い未承認薬・適応外薬検討会議」（以下，検討会議）で公知申請が可能であると判断された場合には，関係企業により公知申請の手続きが行われる前に，薬食審において事前評価が行われています。そして，この事前評価の開始から薬事承認されるまでの間については，これまで評価療養の対象として取り扱われてきました。すなわち，薬剤費の部分は保険給付外（患者の自費扱い）ということになります。

しかし，検討会議や薬食審における多段階での検討を経て，薬食審の事前評価が終了した時点で適応外使用に係る有効性・安全性のエビデンスが十分あると確認されたと考えることができるため，適応外薬の保険適用を迅速に行うという観点から，そのようなスキームを経た適応外薬については，薬食審での事前評価が終了した段階で保険適用するものとして見直されることになりました（薬食審を経ない公知申請は，従来通り評価療養として取り扱われます）。

通常，公知申請から薬事承認までは6カ月程度かかりますので，この見直しにより保険適用までの期間が少なくともそれ以上短縮されることになった（改善された）といえるでしょう。

なお，調剤レセプトの作成にあたっては，これに伴う記載は何も求められていませんので，通常と同じように取り扱っていただいて結構です。

Q218 患者の求めに応じた一包化や甘味剤などの添加は認められていますが，何か要件などがあるのでしょうか。

» A

薬局内におけるサービス内容や料金などの掲示をはじめ，いくつかのルールは決められていますが，基本的には保険薬局であれば実施することができます。特段，届出などの手続きは必要ありません。

平成14年4月の改定に伴い，「保険薬局及び保険薬剤師療養担当規則」が一部改正され（**表1**），現在では，①患者の希望に基づく内服薬の一包化（治療上の必要性がない場合に限る），②患者の希望に基づく甘味剤等の添加（治療上の必要性がなく，かつ，治療上問題がない場合に限る），③患者の希望に基づく服薬カレンダー（日付，曜日，服用時点等の別に薬剤を整理することができる資材をいう）の提供――について，保険薬局にて実施可能であることが明確化され，保険点数とは別に患者からその費用を徴収することが可能となりました（**表2**）。

ただし，患者から費用徴収するにあたっては，地方厚生（支）局などへの届出手続きは必要ありませんが，①保険薬局の見やすい場所にサービス内容や料

表1　一部負担金以外の費用徴収について

（患者負担金の受領）
第４条　（略）
２　保険薬局は，法第63条第２項第３号に規定する評価療養，同項第４号に規定する患者申出療養又は同項第５号に規定する選定療養に関し，当該療養に要する費用の範囲内において，法第86条第２項又は第110条第３項の規定により算定した費用の額を超える金額の支払を受けることができる。

（保険薬局及び保険薬剤師療養担当規則，昭和32年4月30日，厚生省令第16号）

表2　実施上の留意事項

第7　医薬品の使用に係る厚生労働大臣が定める場合（掲示事項等告示第7関係）

1　（略）

2　1のほか，他医薬品の使用等に関し留意すべき事項は以下のとおりであること。

(1)・(2)　（略）

(3)　保険薬局において，患者の希望に基づき次の①から③までに定めるサービスを提供した場合には，当該サービスについて，患者からその費用を徴収しても差し支えないものとすること。ただし，患者から費用を徴収する場合には，「療養の給付と直接関係ないサービス等の取扱いについて」に定める手続きを経る必要があるものであること。

①　患者の希望に基づく内服薬の一包化（治療上の必要性がない場合に限る。）

ア　一包化とは，服用時点の異なる2種類以上の内服用固形剤又は1剤であっても3種類以上の内服用固形剤が処方されているとき，その種類にかかわらず服用時点毎に一包として患者に投与することであること。なお，一包化に当たっては，錠剤等は直接の被包から取り出した後行うものであること。

イ　治療上の必要性の有無について疑義がある場合には，処方箋を交付した医師に確認すること。

ウ　患者の服薬及び服用する薬剤の識別を容易にすること等の観点等から，錠剤と散剤を別々に一包化した場合，臨時の投薬に係る内服用固形剤とそれ以外の内服用固形剤を別々に一包化した場合等は，その理由を調剤録に記載すること。

②　患者の希望に基づく甘味剤等の添加（治療上の必要性がなく，かつ，治療上問題がない場合に限る。）

治療上の必要性及び治療上の問題点の有無について疑義がある場合には，処方箋を交付した医師に確認すること。

③　患者の希望に基づく服薬カレンダー（日付，曜日，服用時点等の別に薬剤を整理することができる資材をいう。）の提供

（「「療担規則及び薬担規則並びに療担基準に基づき厚生労働大臣が定める掲示事項等」及び「保険外併用療養費に係る厚生労働大臣が定める医薬品等」の実施上の留意事項について」の一部改正について，令和6年3月27日，保医発0327第10号）

金等をわかりやすく掲示すること，②文書により同意を確認すること（署名が必要，ただし逐次行う必要はない），③他の費用と区別した内容のわかる領収証を発行すること——などの要件を満たしていることが求められますので注意してください（表3）。

表3　療養の給付と直接関係ないサービス等の取扱いについて

1. 費用徴収する場合の手続について

療養の給付と直接関係ないサービス等については，社会保険医療とは別に提供されるものであることから，もとより，その提供及び提供に係る費用の徴収については，関係法令を遵守した上で，保険医療機関等と患者の同意に基づき行われるものであるが，保険医療機関等は，その提供及びその提供に係る費用の徴収に当たっては，患者の選択に資するよう次の事項に留意すること。

(1)　保険医療機関等内の見やすい場所，例えば，受付窓口，待合室等に費用徴収に係るサービス等の内容及び料金について患者にとって分かりやすく掲示しておくこと。なお，掲示の方法については，「『療担規則及び薬担規則並びに療担基準に基づき厚生労働大臣が定める掲示事項等』及び『保険外併用療養費に係る厚生労働大臣が定める医薬品等』の制定に伴う実施上の留意事項について」(平成18年3月13日保医発第0313003号) 第1の2 (5) に示す掲示例によること。

(2)　(1) の掲示事項については，原則として，ウェブサイトに掲載しなければならないこと。ただし，自ら管理するホームページ等を有しない場合については，この限りではない。なお，ウェブサイトへの掲載について，令和7年5月31日までの間，経過措置を設けている。

(3)　患者からの費用徴収が必要となる場合には，患者に対し，徴収に係るサービスの内容や料金等について明確かつ懇切に説明し，同意を確認の上徴収すること。この同意の確認は，徴収に係るサービスの内容及び料金を明示した文書に患者側の署名を受けることにより行うものであること。ただし，この同意書による確認は，費用徴収の必要が生じるごとに逐次行う必要はなく，入院に係る説明等の際に具体的な内容及び料金を明示した同意書により包括的に確認する方法で差し支えないこと。なお，このような場合でも，以後別途費用徴収する事項が生じたときは，その都度，同意書により確認すること。

また，徴収する費用については，社会的にみて妥当適切なものとすること。

(4)　患者から費用徴収した場合は，他の費用と区別した内容のわかる領収証を発行すること。

(5)　なお，「保険 (医療) 給付と重複する保険外負担の是正について」及び「『療担規則及び薬担規則並びに療担基準に基づき厚生労働大臣が定める掲示事項等』及び『保険外併用療養費に係る厚生労働大臣が定める医薬品等』の制定に伴う実施上の留意事項について」に示したとおり，「お世話料」「施設管理料」「雑費」等の曖昧な名目での費用徴収は認められないので，改めて留意されたいこと。

2. 療養の給付と直接関係ないサービス等

療養の給付と直接関係ないサービス等の具体例としては，次に掲げるものが挙げられること。

(1)・(2)　(略)

(3)　診療報酬点数表上実費徴収が可能なものとして明記されている費用

ア　在宅医療に係る交通費

イ　薬剤の容器代等

(4)　(略)

(5)　その他

ア　保険薬局における患家等への調剤した医薬品の持参料及び郵送代
イ　保険医療機関における患家等への処方箋及び薬剤の郵送代
ウ　日本語を理解できない患者に対する通訳料
エ～サ　（略）
（以下，略）

（療養の給付と直接関係ないサービス等の取扱いについて，平成17年9月1日，保医発第0901002号，
最終改正：令和6年3月21日保医発0321第5号）

麻薬

Q 219 **当薬局は麻薬小売業者の免許を受けていないのですが，患者が麻薬処方箋を持参した場合，調剤を断っても構わないのでしょうか。それとも，麻薬以外の医薬品のみ調剤して，麻薬についてはほかの薬局で調剤を受けてもらえばよいのでしょうか。**

» A

麻薬小売業者の免許を受けていない薬局では，麻薬を調剤することが認められていません。すなわち，**麻薬処方箋を受け付けることはできませんので，患者には麻薬処方箋が応需可能な近隣の薬局を紹介することなどが求められます。**

麻薬については，「麻薬及び向精神薬取締法」(昭和28年3月17日，法律第14号）において，譲渡，譲受，廃棄，保管，届出などの取り扱いに関する事項が定められています。この中で，薬局は「麻薬小売業者」に該当し，「都道府県知事の免許を受けて，麻薬施用者の麻薬を記載した処方箋（麻薬処方箋）により調剤された麻薬を譲り渡すことを業とする者」とされています。ここでいう麻薬施用者とは，都道府県知事の免許を受けた医師のことを意味します。

すなわち，薬局が麻薬を取り扱うためには，都道府県知事（特別区においては区長）による麻薬小売業者の免許が必要です。麻薬小売業者の免許を受けていない薬局においては，麻薬処方箋を受け付けることができません。本来，薬局としては麻薬小売業者の免許を受けておくことが必要ですが，麻薬処方箋を受け付けることができない場合には，患者にその旨を説明したうえで，応需可能な近隣の薬局を紹介することなどが求められます。また，麻薬処方箋の中に麻薬以外の医薬品が処方されていた場合であっても，麻薬以外の医薬品のみを調剤することは認められません。いつでも麻薬処方箋を取り扱うことができるよう，麻薬小売業者の免許を受けておくことが必要でしょう。

Q220 麻薬を廃棄する場合，都道府県職員の立ち会いが必要ですが，患家から預かった調剤済みの麻薬についてはどうすればよいのでしょうか。

» A

適切に廃棄したうえで，都道府県知事あてに廃棄届を提出してください。

麻薬の廃棄については，麻薬及び向精神薬取締法において，「麻薬の品名及び数量並びに廃棄の方法について都道府県知事に届け出て，当該職員の立会いの下に行わなければならない」とされています（第29条）。ただし，調剤済みの麻薬を廃棄する場合については，必ずしも都道府県職員の立ち会いは必要とされておらず，廃棄した日から30日以内に都道府県知事あてに廃棄届を提出することとされています（第35条第2項）。患家から調剤済みの麻薬を譲り渡された場合には，適切に処理する必要があります。

Q221 当薬局は麻薬小売業者の免許を受けているのですが，麻薬処方箋に記載された麻薬の在庫が切れていた場合，ほかの麻薬小売業者の免許を受けている薬局から小分けしてもらうことは可能でしょうか。

» A

麻薬の場合，基本的には薬局間での譲渡・譲受は認められていません。

麻薬及び向精神薬取締法において，麻薬小売業者は「麻薬処方箋を所持する者以外の者に麻薬を譲り渡してはならない」と規定されています（第24条第11項）。したがって，麻薬小売業者の免許を受けている薬局同士であっても，麻薬の譲渡・譲受は認められていません（ただし，省令に基づく許可申請・各種手続きを行い，特例的に認められている場合を除く）。

薬局が調剤用の麻薬を入手するには，麻薬卸売業者の免許を受けている卸売業者から購入することになります。また，薬局の所在する都道府県以外の卸売業者からは購入することができませんので注意してください。

Q 222

通常，薬局間での麻薬の譲渡は認められていませんが，法律が改正され，一定の条件の下で譲受が可能になっていると聞きました。どのようにすれば，薬局間で麻薬を譲渡することができるのですか。

» A

麻薬及び向精神薬取締法施行規則が一部改正され（平成19年8月13日，厚生労働省令第106号），**平成19年9月より，特例的に麻薬小売業者間（すなわち，薬局間）での麻薬の譲渡・譲受が可能となりました。ただし，譲渡・譲受の実施にあたっては，許可申請や各種手続きが必要であるほか，いくつかの留意事項を守らなければなりません。**

以下，その概要について簡単に説明します。また，本件については，平成28年4月1日から許可権限が地方厚生局長から都道府県知事に委譲されています。各都道府県のホームページでも紹介されていますので，参考にしてください。

1．背景，趣旨

麻薬の取り扱いについては，麻薬小売業者の許可を受けた薬局（以下，麻薬小売業者）に限られています。そして，これまでは麻薬小売業者間での麻薬の譲渡は認められていませんでした。

しかし，在宅医療の推進において，疼痛緩和のため，麻薬が適切・円滑に患者へ提供される必要性が高まっています。その一方で，麻薬小売業者における麻薬の在庫不足により，「急な麻薬処方箋に対応できない」といった問題が指摘されていたことから，これらの問題に対応するため，特例的な措置として省令改正が行われました。

ただし，麻薬の在庫不足の場合に限り，当該不足分を近隣の麻薬小売業者間で譲渡・譲受することを可能としたものであって，それぞれの麻薬小売業者が「必要な麻薬を備蓄すべき」という考え方は従来通りであることに十分留意するよう求められています。

2．許可申請

麻薬小売業者間で麻薬を譲渡・譲受するためには，都道府県知事あてに，所定の様式を用いて，譲渡・譲受する2以上の麻薬小売業者が共同で許可申請書を提出しなければなりません。

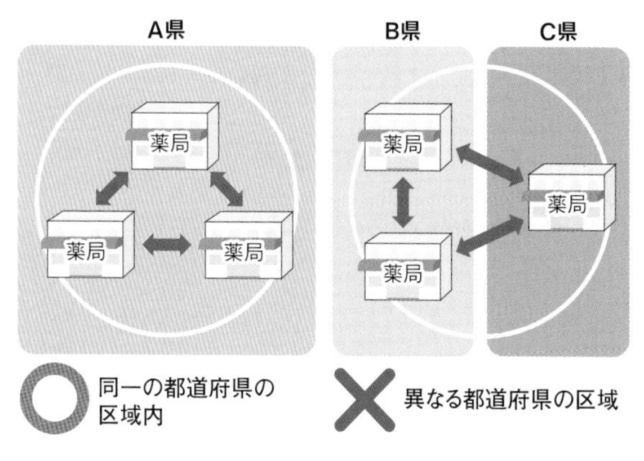

図1　業務所の所在地

これを受けて，都道府県知事からは，譲渡の有効期間や条件が記載された譲渡許可書が，申請した当該麻薬小売業者（以下，許可業者）にそれぞれ交付されることになります。譲渡許可書は5年間保存します。

また，共同で許可申請を行ういずれの麻薬小売業者も，当該免許にかかる麻薬業務所の所在地は「同一の都道府県の区域内」でなければなりません（**図1**）。

3. 各種手続き

許可業者間における麻薬の譲渡にあたっては，麻薬小売業者に対する行政監視の実効性を担保する観点から，麻薬の乱用による保健衛生上の危害の発生を防止するために，都道府県知事から必要最小限度の条件が付されます。

具体的な内容は，地域の実情やケースに応じて異なるかもしれませんが，厚生労働省の課長通知において，以下の例が参考として示されています。

(1) 譲渡・譲受の際の必要書類（**図2**）

【譲受人が交付】麻薬処方箋の写し，譲受確認書*

⬇⬆

【譲渡人が交付】麻薬，譲渡確認書*

＊様式は厚生労働省通知（平成19年8月13日，薬食監麻発第0813005号）を参照

(2) 必要書類の保存期間

交付日から2年間保存します。

(3) 許可申請の制限

同時期に2以上の譲渡許可申請を行うことは認められません（**図3**）。

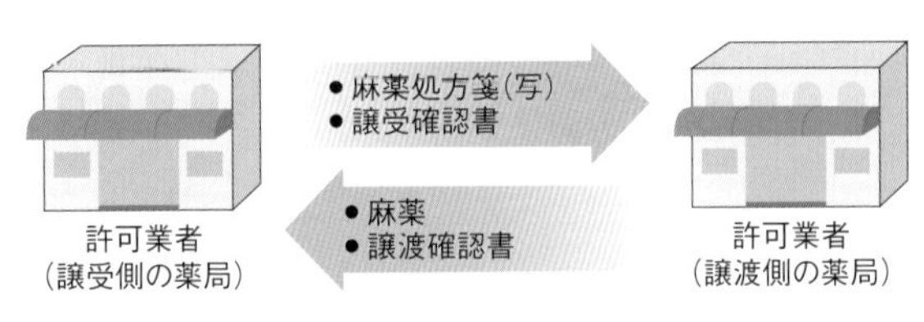

図2　譲渡・譲受の際の必要書類

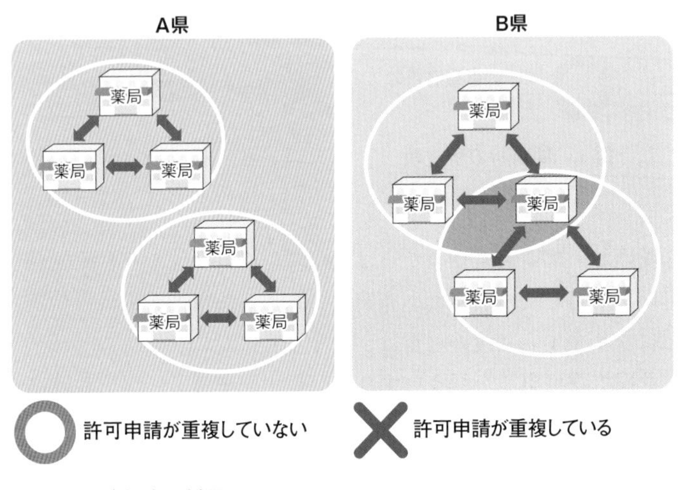

図3　許可申請の制限

4. その他の留意事項

前述の説明のほか，厚生労働省の局長通知および課長通知において，いくつかの留意事項が示されています。ここでは詳細な内容は割愛しますが，以下，主な項目について紹介しておきます。

(1) 麻薬帳簿

許可業者間における麻薬の譲渡・譲受についても，通常の麻薬の場合と同様に，麻薬帳簿へ記載しなければなりません。また，その際には，備考欄に譲渡・譲受の相手方の名称を併せて記載します。

(2) 届出

許可業者間における麻薬の譲渡・譲受についても，通常の麻薬の場合と同様に，毎年11月30日までに，その品名と数量を都道府県知事に届け出なければなりません。

(3) 麻薬交付の場所，運搬

麻薬の交付を行う場所は，事故の未然防止の観点から，適切と考えられる場所にする必要があります。また，運搬については，それぞれの管理薬剤師またはその管理下の従事者が行うとともに，譲渡側・譲受側の許可業者の双方が立ち会い，その内容を直接確認しなければなりません。配送業者や麻薬卸売業者などが行うことのないよう十分注意してください。

(4) 譲渡許可の有効期間

譲渡許可の有効期間は，「許可の日」から「その日の属する年の翌々年の12月31日」（または，期間を限定して許可をした場合は，当該最後日のいずれか早い方）までとなります。

(5) 譲渡許可の変更届

譲渡許可の有効期間内に，いずれかの許可業者の届出内容に変更（麻薬小売業者の免許失効，名称変更，住所変更など）が生じた場合には，都道府県知事あてに，許可業者が共同で変更届を提出しなければなりません。

(6) 手数料

本件については，手数料は発生しません。

Q 223

麻薬処方箋には，麻薬以外の医薬品が一緒に記載されていても構わないのでしょうか。それとも，麻薬と麻薬以外の医薬品は，別に分けて発行してもらった方がよいのでしょうか。当薬局では，まだ，そのような処方箋を受けたことがないため，よくわからないので教えてください。

» A

別々に交付してもらう必要はありません。

麻薬処方箋には，通常（すなわち，麻薬以外の医薬品を処方する際に）必要とされている記載事項に加えて，①麻薬施用者の免許証の番号，②患者の住所――が記載されていなければなりません（**表**）。

ただし，具体的な処方箋の記載方法に関して，麻薬と麻薬以外の医薬品を一緒に処方することの可否まで規定されていません。また，麻薬処方箋と一般の処方箋の取り扱いについては，別々に保管しておく方が便利だと思われます

表　麻薬処方箋について

麻薬及び向精神薬取締法（昭和28年3月17日，法律第14号）

（施用，施用のための交付及び麻薬処方箋）

第27条

6　麻薬施用者は，麻薬を記載した処方箋を交付するときは，その処方箋に，患者の氏名（患畜にあつては，その種類並びにその所有者又は管理者の氏名又は名称），麻薬の品名，分量，用法用量，自己の氏名，免許証の番号その他厚生労働省令で定める事項を記載して，記名押印又は署名をしなければならない。

麻薬及び向精神薬取締法施行規則（昭和28年4月18日，厚生省令第14号）

（麻薬を記載した処方箋の記載事項）

第9条の3　法第27条第6項に規定する厚生労働省令で定める事項は，次のとおりとする。ただし，麻薬診療施設の調剤所において当該麻薬診療施設で診療に従事する麻薬施用者が交付した麻薬処方箋により薬剤師が調剤する場合にあつては，第1号，第2号及び第4号に掲げる事項を記載することを要しない。

1　患者の住所（患畜にあつては，その所有者又は管理者の住所（法人にあつては，主たる事務所所在地））

2　処方箋の使用期間

3　発行の年月日

4　麻薬業務所の名称及び所在地

診療報酬請求書等の記載要領等について（昭和51年8月7日，保険発第82号）

別紙2

第5　処方箋の記載上の注意事項

8「備考」欄について

(2)　麻薬を処方する場合には，麻薬取締法第27条に規定する事項のうち，患者の住所及び麻薬施用者の免許証の番号を記載すること。

が，保存期間は3年間であることに変わりがないほか，保険請求上の面から見ても，麻薬と麻薬以外の医薬品が別々の処方箋により交付されないと支障があるとは考えられません。

麻薬の処方については，一般の処方箋に，麻薬を処方するうえで必要とされている事項が追記されていれば問題ありません。麻薬と麻薬以外の医薬品を別々の処方箋により交付してもらうことは不要です。

なお，麻薬処方箋に基づいて調剤した場合の保険請求にあたっては，調剤報酬明細書（レセプト）の「保険薬局の所在地及び名称」欄の下部に，当該薬局の麻薬小売業の免許番号を「麻：○○○○○号」と記載しなければなりませんので，忘れないように気を付けてください。

後発医薬品への変更調剤

Q 224

後発医薬品へ変更可能な処方箋を受け付けた場合は，患者に対し，必ず後発医薬品に関する説明をしなければならないのでしょうか。

A

説明しなければなりません。

保険薬局及び保険薬剤師療養担当規則（昭和32年厚生省令第16号）では，①保険薬局においては後発医薬品の調剤体制の確保に努めること，②保険薬剤師においては，後発医薬品へ変更可能な処方箋を調剤する際に，患者へ後発医薬品に関する説明を適切に行うことを義務付けるとともに，その際には後発医薬品を調剤するよう努めなければならないことを規定しています（**表**）。

表　後発医薬品の使用促進

（後発医薬品の調剤）

第７条の２　保険薬局は，医薬品，医療機器等の品質，有効性及び安全性の確保等に関する法律第14条の４第１項各号に掲げる医薬品（以下「新医薬品等」という。）とその有効成分，分量，用法，用量，効能及び効果が同一性を有する医薬品として，同法第14条又は第19条の２の規定による製造販売の承認（以下「承認」という。）がなされたもの（ただし，同法第14条の４第１項第２号に掲げる医薬品並びに新医薬品等に係る承認を受けている者が，当該承認に係る医薬品と有効成分，分量，用法，用量，効能及び効果が同一であつてその形状，有効成分の含量又は有効成分以外の成分若しくはその含量が異なる医薬品に係る承認を受けている場合における当該医薬品を除く。）（以下「後発医薬品」という。）の備蓄に関する体制その他の後発医薬品の調剤に必要な体制の確保に努めなければならない。

（調剤の一般的方針）

第８条　（略）

２　（略）

３　保険薬剤師は，処方箋に記載された医薬品に係る後発医薬品が次条に規定する厚生労働大臣の定める医薬品である場合であつて，当該処方箋を発行した保険医等が後発医薬品への変更を認めているときは，患者に対して，後発医薬品に関する説明を適切に行わなければならない。この場合において，保険薬剤師は，後発医薬品を調剤するよう努めなければならない。

（保険薬局及び保険薬剤師療養担当規則，昭和32年４月30日，厚生省令第16号）

したがって，後発医薬品へ変更可能な処方箋を受け付けた場合には，保険薬剤師として，患者に後発医薬品へ変更可能であることを説明するとともに，後発医薬品への変更を希望するか否かを確認してください。そして，患者から得られた内容については，薬歴などに忘れずに記録しておきましょう。また，後発医薬品に変更した場合には，処方医へその内容を情報提供することを忘れないでください。

Q225

後発医薬品への変更が認められている処方箋に基づいて後発医薬品を調剤しました。実際に調剤した後発医薬品の銘柄を保険医療機関へ情報提供しようと思うのですが，文書により情報提供する場合，何か決められた様式などはあるのでしょうか。

» A

特に決められた様式はありませんので，保険薬局ごとに工夫・作成したものを用いて情報提供すれば構いません。

後発医薬品への変更が認められている処方箋により後発医薬品へ変更して調剤した場合には，実際に調剤した後発医薬品の銘柄を保険医療機関へ情報提供することが求められています。

これは，関係通知（「処方せんに記載された医薬品の後発医薬品への変更について」平成24年3月5日，保医発0305第12号）で示されているものですが，処方箋を交付した保険医療機関への情報提供の方法については，具体的な手段が決められているわけではありません。したがって，文書により情報提供する場合には，処方箋を受け付けた保険薬局ごとに工夫・作成したものを用いて情報提供することになります。ただし，処方箋を交付した保険医療機関側から特段の求めがある場合などは，それに応じた方法・手段により対応することが必要です。

また，1枚の処方箋に複数の医薬品が処方されており，後発医薬品への変更が複数品目にわたるようなケースでは，変更後の後発医薬品の銘柄を単に並べただけでは，どの先発医薬品がどの後発医薬品に変更されたのかがわかりにくい場合もあります。情報提供もしくは様式を作成する際には，変更前と変更後の医薬品を対比させた表記にするなど，情報の受け手の立場になって考えることも必要です。

226

後発医薬品に変更可能な処方箋で，記載されている先発医薬品を後発医薬品に変更した場合は，調剤した後発医薬品の銘柄情報などを処方医へフィードバックすることになっていますが，一般名処方についても，後発医薬品を調剤した場合に限り処方医へフィードバックすれば問題ありませんか。

»A

一般名処方の場合には，調剤した医薬品が先発医薬品か後発医薬品かにかかわらず情報提供が必要です。

後発医薬品に変更可能な処方箋に基づいて，患者と相談のうえ，①処方箋に記載されている先発医薬品を後発医薬品に変更して調剤した場合，または，②処方箋に記載されている後発医薬品を別銘柄の後発医薬品に変更して調剤した場合――には，処方箋を発行した保険医療機関に対して，調剤した後発医薬品の銘柄（含量規格や剤形を変更した場合には，その内容を含む）に関する情報を提供することになっています（**表**）。

ただし，当該医療機関との間で，情報提供の要否・方法・頻度などに関して

表　変更調剤を行った場合の情報提供について

第３　変更調剤を行う際の留意点について
7　保険薬局において，銘柄名処方に係る処方薬について後発医薬品（含量規格が異なるもの及び類似する別剤形のものを含む。）への変更調剤を行ったとき又は一般名処方に係る処方薬について調剤を行ったときは，調剤した薬剤の銘柄（含量規格が異なる後発医薬品を調剤した場合にあっては含量規格を，類似する別剤形の後発医薬品を調剤した場合にあっては剤形を含む。）等について，当該調剤に係る処方せんを発行した保険医療機関に情報提供すること。ただし，当該保険医療機関との間で，調剤した薬剤の銘柄等に係る情報提供の要否，方法，頻度等に関してあらかじめ合意が得られている場合は，当該合意に基づいた方法等により情報提供を行うことで差し支えない。

（処方せんに記載された医薬品の後発医薬品への変更について，平成24年3月5日，保医発0305第12号）

あらかじめ合意が得られている場合には，それに基づいた方法による情報提供が行われていれば問題ありません。

一方，一般名処方の場合は，医薬品の銘柄が特定されているわけではありませんので，前述のケース（①および②）のような，処方箋に記載されている医薬品を異なる医薬品に「変更する」のではなく，患者と相談のうえで，どの医薬品を調剤するかを「選択する」というプロセスが必要です。

すなわち，処方箋に記載されている医薬品の銘柄通り調剤された場合には，保険薬局から情報提供は行われませんので，処方医としては「情報提供なし＝変更調剤なし」と理解することは可能ですが，一般名処方の場合は，保険薬局から情報提供が行われない限り，処方医はどの銘柄の医薬品が調剤されたのかを把握することができません。そのような理由から，調剤した医薬品が先発医薬品か後発医薬品かにかかわらず，処方箋を発行した保険医療機関に対し，銘柄などに関する情報提供を行うことが求められています。

ただし，処方箋に記載されている医薬品を異なる医薬品に変更して調剤した場合と同様，当該医療機関との間で，情報提供の要否や方法などについてあらかじめ合意が得られている場合には，それに基づく方法で情報提供を行うことが認められています。

227

含量規格が異なる後発医薬品へ変更する場合と，類似する別剤形の後発医薬品へ変更する場合には，①患者の同意があることと，②変更後の薬剤料が同額以下であることという条件を満たしていれば，処方医へ照会せずに変更することができますが，次のような変更調剤において，変更後の薬剤料が高くなるような場合は，患者の同意が得られたとしても処方医への照会は必要なのでしょうか。

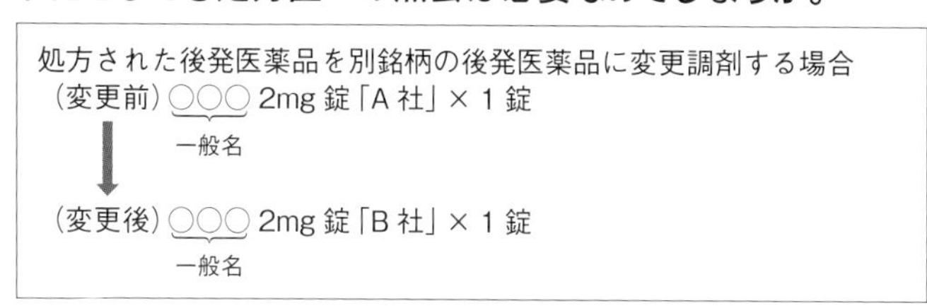

» A

同一の含量規格および同一剤形の後発医薬品への変更ですので，**患者の同意が得られていれば，処方医へ疑義照会することなく変更調剤は可能です。**

後発医薬品へ変更可能な処方箋に基づいて，処方箋に記載されている医薬品を後発医薬品へ変更調剤する場合（処方箋に記載されている後発医薬品を，別銘柄の後発医薬品に変更調剤する場合を含む）には，患者の同意が得られれば，処方医へ疑義照会することなく，当該薬局が備蓄している後発医薬品に変更して調剤することができます。

ただし，薬局によっては，処方箋に記載された医薬品と同一の含量規格もしくは同一剤形の後発医薬品を備蓄していない場合もあるため，薬局における医薬品の備蓄に係る負担軽減の観点から，平成22年4月1日より，含量規格が異なる後発医薬品または類似する別剤形の後発医薬品に変更することが認められています。ただし，その際の条件としては，**①患者の同意を得ていることと，②変更後の薬剤料が変更前と比較して同額以下であること**が必要です。

しかし，**ここで求められている条件は，「含量規格が異なる後発医薬品」または「類似する別剤形の後発医薬品」へ変更調剤する場合に限られているもの**です（表）。患者の同意が必要であることはいずれの場合にも共通していますが，同一の含量規格または同一剤形の後発医薬品への変更調剤については，従来からの取り扱い通り，変更前後の薬剤料の差の有無は問われていません。すなわ

表　後発医薬品への変更調剤について

> 第３　変更調剤を行う際の留意点について
> ４　含量規格が異なる後発医薬品又は類似する別剤形の後発医薬品への変更調剤は，変更調剤後の薬剤料が変更前のものと比較して同額以下であるものに限り，対象となるものであること。
> 　また，含量規格が異なる後発医薬品又は類似する別剤形の後発医薬品への変更調剤は，規格又は剤形の違いにより効能・効果や用法・用量が異なる場合には対象外とするものであること。

（処方せんに記載された医薬品の後発医薬品への変更について，平成24年3月5日，保医発0305第12号）

ち，そのような場合には，処方医への疑義照会は不要です。

Q228

先日，後発医薬品への変更が認められている処方箋を受け付けたのですが，一部の先発医薬品について，患者が希望する後発医薬品の備蓄量が足りなくて困ったことがありました。患者もしくは処方医の同意があれば，後発医薬品と先発医薬品を混在して調剤することは認められるのでしょうか（例えば，初日分から数日分は後発医薬品，残りの日数分は先発医薬品として調剤するような場合）。

» A

　ご質問のケースは，患者が希望する後発医薬品の備蓄量が不足していたという理由から，すなわち薬局側の都合により，後発医薬品と先発医薬品を混在して調剤するというものです。このような対応は，患者もしくは処方医の同意が得られているのであれば，必ずしも，それを否定するだけの根拠は見つからないかもしれません。しかし，**医薬品の適正使用という観点から見ても好ましいことではありませんし，患者の求めに応じた行為でもないことから，結果的に，「認められない」と判断されることになると思われます。**

　患者には，希望する後発医薬品の備蓄量が不足していることを説明したうえで，直ちに不足分を入手するよう手配するか，それとも，処方箋に記載されている先発医薬品のまま調剤するかについて，患者の意向をきちんと確認することが必要です。

Q229 後発医薬品へ変更可能な処方箋の場合，患者の同意があり，変更後の薬剤料が変更前よりも同額以下であれば，別規格・別剤形の後発医薬品に変更できますが，これは内服薬に限られているのでしょうか。それとも外用薬でも可能なのでしょうか。

A

類似する別剤形の後発医薬品への変更調剤については，内服薬に限り認められていますが，含量規格が異なる後発医薬品への変更については，外用薬についても認められています。

後発医薬品へ変更可能な処方箋に基づく変更調剤については，平成22年3月までは，同一剤形・同一規格の後発医薬品への変更に限られていました。しかし，後発医薬品をより普及させる観点から，平成22年4月より，一定の条件の範囲内ではありますが，「含量規格が異なる後発医薬品」もしくは「類似する別剤形の後発医薬品」への変更調剤が認められています（**表**）。

ただし，「類似する別剤形の後発医薬品」への変更調剤については，内服薬に限られています。しかし，「含量規格が異なる後発医薬品」への変更調剤については内服薬に限られているわけではありませんので，外用薬も対象である

表　後発医薬品への変更調剤について

第3　変更調剤を行う際の留意点について
4　含量規格が異なる後発医薬品又は類似する別剤形の後発医薬品への変更調剤は，変更調剤後の薬剤料が変更前のものと比較して同額以下であるものに限り，対象となるものであること。
　また，含量規格が異なる後発医薬品又は類似する別剤形の後発医薬品への変更調剤は，規格又は剤形の違いにより効能・効果や用法・用量が異なる場合には対象外とするものであること。
5　類似する別剤形の医薬品とは，内服薬であって，次の各号に掲げる分類の範囲内の他の医薬品をいうものであること。
ア　錠剤（普通錠），錠剤（口腔内崩壊錠），カプセル剤，丸剤
イ　散剤，顆粒剤，細粒剤，末剤，ドライシロップ剤（内服用固形剤として調剤する場合に限る。）
ウ　液剤，シロップ剤，ドライシロップ剤（内服用液剤として調剤する場合に限る。）

（処方せんに記載された医薬品の後発医薬品への変更について，平成24年3月5日，保医発0305第12号）

と理解して差し支えありません（表）。

Q 230

処方箋に記載されている後発医薬品を他の銘柄の後発医薬品に変更する場合は，薬剤料が変更前より安くならなければいけないのでしょうか。もし，患者の了解が得られれば多少高くなっても変更することは認められるのでしょうか。

» A

保険薬局における後発医薬品への変更調剤にあたっては，患者の了解が必要であることは言うまでもありませんが，**同一規格・同一剤形の後発医薬品へ変更する場合には，変更前後の薬剤料の違いは問われていません。**

成分ごとに該当するすべての銘柄の後発医薬品を備蓄することは非現実的であり，そもそも，そこまで求められているわけではありません。そのため，後発医薬品へ変更可能な処方箋に基づいて後発医薬品への変更調剤を行う場合に，薬剤料が変更前と比較して同額以下であることが求められているのは，①含量規格が異なる後発医薬品へ変更するケース，または，②類似する別剤形の後発医薬品へ変更するケース――に限られています（Q229の表参照）。

したがって，それ以外のケース（すなわち，同一規格・同一剤形の後発医薬品への変更）については，当該薬局で備蓄している後発医薬品にどのような銘柄があるかなどを説明して，患者の了解が得られれば，変更調剤を実施することが可能です。

Q231 **後発医薬品への変更不可の指示がなければ，処方箋に記載されている先発医薬品（または後発医薬品）を後発医薬品に変更することは可能ですが，変更後の薬剤料が同額以下であれば，処方箋に記載されている後発医薬品を先発医薬品に変更することも可能ですか。それとも，後発医薬品を先発医薬品に変更する場合には，処方医への疑義照会が必要ですか。**

» A

処方箋に記載されている後発医薬品を先発医薬品に変更して調剤するためには，処方医への疑義照会が必要です。

後発医薬品へ変更可能な処方箋で，患者の同意が得られた場合には，処方医へ疑義照会することなく，処方箋に記載されている先発医薬品を後発医薬品に，もしくは，処方箋に記載されている後発医薬品を別名柄の後発医薬品に変更して調剤することができます。

ただし，これはあくまでも「後発医薬品への変更」が可能なのであって，後発医薬品を先発医薬品に変更して調剤することまで認められているわけではありません。たとえ患者の同意が得られており，かつ，変更後の薬剤料が同額以下となる場合であっても，処方箋に記載された後発医薬品を先発医薬品に変更して調剤するためには，処方医への疑義照会が不可欠です。

Q232 **糖尿病の食後過血糖改善のための後発医薬品として，ボグリボース口腔内崩壊フィルムが薬価基準に収載されていますが，口腔内崩壊錠（先発医薬品）の後発医薬品として変更は可能なのでしょうか。**

» A

ご質問の口腔内崩壊フィルムについては，先発医薬品である口腔内崩壊錠の後発医薬品として薬価基準に収載されていますので，**同一剤形への変更と同じであると解釈して差し支えないものと考えます。**

Q 233

後発医薬品へ変更可能な処方箋に基づいて，処方箋に記載された医薬品を後発医薬品に変更調剤した場合や，一般名処方で記載された医薬品を後発医薬品に変更調剤した場合には，その内容を処方箋の「処方」欄または「備考」欄に記入しなければならないのでしょうか。

» A

特に記入することは求められていません。

後発医薬品へ変更可能な処方箋は，記載された医薬品をそれに該当する後発医薬品に変更調剤して差し支えないということを，処方箋の交付時点であらかじめ指示しているものです。

一方，「処方箋の記載上の注意事項」（「診療報酬請求書等の記載要領等について」，昭和51年8月7日，保険発第82号）では，「医師又は歯科医師の同意を得て処方箋に記載された医薬品を変更して調剤した場合」には，薬剤師にその変更内容を「処方」欄または「備考」欄に記入することを求めています（表，10(4)ア）。

しかし，ここで記入が求められている内容とは，疑義照会によって処方変更

表　疑義照会に関する処方箋への記載について

第5　処方箋の記載上の注意事項
7　「処方」欄について
(5) 処方医が処方箋に記載した医薬品の一部又はすべてについて後発医薬品への変更に差し支えがあると判断したときには，「備考」欄中の「保険医署名」欄に署名等を行うとともに，差し支えがあると判断した医薬品ごとに「変更不可」欄に「✓」又は「×」を記載し，患者及び処方箋に基づき調剤を行う保険薬局の保険薬剤師のいずれに対しても変更不可であることが明確に分かるように記載すること。なお，一般名処方の趣旨からして，一般名処方に対して「変更不可」欄に「✓」又は「×」が記載されることはあり得ないものであること。

10　その他
薬剤師は，調剤したときは，その処方箋に以下の事項を記載すること。
(4) その他次の事項を「備考」欄又は「処方」欄に記入すること。
ア　処方箋を交付した医師又は歯科医師の同意を得て処方箋に記載された医薬品を変更して調剤した場合には，その変更内容
イ　医師又は歯科医師に照会を行った場合は，その回答の内容

（診療報酬請求書等の記載要領等について，昭和51年8月7日，保険発第82号）

が行われた場合のことを意味しています。後発医薬品へ変更可能な処方箋に基づいて後発医薬品に変更調剤した場合は，これに該当しないものと解釈して差し支えありません（実際に調剤した医薬品名は，調剤録に記入することが規定されています）。

ただ，処方箋に記載された医薬品をどの後発医薬品に変更調剤したのかという情報については，できるだけ速やかに把握できるようにしておくことも大事ですので，薬歴を活用することなども1つの方法でしょう。

Q234 一般名処方とは，どのように記載されるのですか。細かいルールなどがあるのでしょうか。

» A

厚生労働省によると，一般名処方とは**「一般的名称」＋「剤形」＋「含量」**で記載されることが原則であるとしています（表1，2）。

しかし，医薬品によっては，複数種類の徐放剤が存在しているために一般名処方による記載が困難な場合や，配合剤のような一般名処方になじまないものなども存在することから，厚労省では，内用薬および外用薬について，現場で活用してもらうためのツールとして**「処方箋に記載する一般名処方の標準的な記載」（一般名処方マスタ）**を作成し，厚労省のホームページなどを通じて公表しています（https://www.mhlw.go.jp/seisakunitsuite/bunya/kenkou_iryou/

表1　一般名処方に係る加算について

〈別表第1〉　医科診療報酬点数表
区分F400　処方箋料
注6　別に厚生労働大臣が定める施設基準を満たす保険医療機関において，薬剤の一般的名称を記載する処方箋を交付した場合は，当該処方箋の内容に応じ，次に掲げる点数を処方箋の交付1回につきそれぞれ加算する。

イ	一般名処方加算1	10点
ロ	一般名処方加算2	8点

（診療報酬の算定方法の一部を改正する告示，令和6年3月5日，厚生労働省告示第57号）

表2　一般名処方の記載方法について

〈別添1〉　医科診療報酬点数表に関する事項

F400　処方箋料

(12)「注6」に規定する一般名処方加算は，別に厚生労働大臣が定める施設基準を満たす保険医療機関が，後発医薬品のある医薬品について，薬価基準に収載されている品名に代えて，一般的名称に剤形及び含量を付加した記載（以下「一般名処方」という。）による処方箋を交付した場合に限り算定できるものである。交付した処方箋に含まれる医薬品のうち，後発医薬品のある全ての医薬品（2品目以上の場合に限る。）が一般名処方されている場合には一般名処方加算1を，1品目でも一般名処方されたものが含まれている場合には一般名処方加算2を，処方箋の交付1回につきそれぞれ加算する。品目数については，一般的名称で計算する。ただし，投与経路が異なる場合は，一般的名称が同一であっても，別品目として算定する。

なお，一般名処方とは，単に医師が先発医薬品か後発医薬品かといった個別の銘柄にこだわらずに処方を行っているものである。

〈以下，省略〉

（診療報酬の算定方法の一部改正に伴う実施上の留意事項について，令和6年3月5日，保医発0305第4号）

iryouhoken/shohosen_240401.html)。

このうち，「一般的名称」の部分については，添付文書の有効成分の一般名を基本としつつ，これを基に既収載品の販売名を参考にして一部簡略化されたものもあります（例：アトルバスタチンカルシウム水和物→アトルバスタチン，ジクロフェナクナトリウム→ジクロフェナクNa)。

また，配合剤の場合は，原則として有効成分の一般的名称を「・」で接続し（塩と水和物の記載は省略），含量は記載しないことを基本としていますが，同一の有効成分を含有し，含量のみ異なる製剤が複数存在するときは，一般的名称の後に含量が記載されることになっています（例：「【般】レボドパ100mg・カルビドパ配合錠」と「【般】レボドパ250mg・カルビドパ配合錠」など)。

そのほか，同一の有効成分・剤形を有する医薬品で，効能・効果，用法・用量などの異なるものが存在する場合は，括弧書きなどで区別されています（例：「【般】ニフェジピン徐放錠10mg（12時間持続)」と「【般】ニフェジピン徐放錠10mg（24時間持続)」など)。

ただし，同マスタの標準的な記載では「【般】＋一般的名称＋剤形＋含量」

とされ，頭の部分に「【般】」という記号がつけられていますが，必ずしもこの記号は必須とされているわけではありません。

Q 235

一般名処方された医薬品について後発医薬品を調剤しなかった場合は，その理由をレセプトに記載することになりましたが，例えば1枚の処方箋の中に，それに該当するケースが複数あった時は，どのように対応すればよいのでしょうか。

» A

1枚の調剤報酬明細書（レセプト）ごとに，「最も当てはまる理由」を1つだけ記載します。

後発医薬品（ジェネリック医薬品）の普及促進策の一環として，処方箋料（医科点数表）に一般名処方加算が設けられたことを受けて，平成24年4月以降，一般名処方が増えています。

一方，保険薬剤師は，処方箋を発行した保険医が後発医薬品への変更を認めている場合には，患者に対し，後発医薬品に関する説明を適切に行うとともに，「後発医薬品を調剤するよう努めなければならない」とされています（「保険薬局及び保険薬剤師療養担当規則」第8条第3項）。この「保険医が後発医薬品への変更を認めている場合」には，一般名処方で記載された医薬品も含まれています。

今後さらに後発医薬品を普及・促進していくうえで，一般名処方が後発医薬品で調剤されなかった場合の理由を含めて把握できるようにしておく必要があるとの指摘を踏まえ，その理由をレセプトの摘要欄に記載してもらうことになりました（「患者の意向」，「保険薬局の備蓄」，「後発医薬品なし」または「その他」から最も当てはまる理由を1つ記載）。

ただし，処方箋ごと，もしくは，1枚の処方箋の中にそれに該当するケースが複数あったとしても，そのレセプトの中で「最も当てはまる理由」を，4つの定型文の中から「1つ」だけ選んで記載するよう求められていますので，処方箋ごと，もしくは医薬品ごとに理由を記載する必要はありません。

Q236 これまで「後発医薬品」として分類されていたが，基礎的医薬品の対象となった医薬品については，後発医薬品への変更調剤ができなくなったと聞きましたが本当ですか。

» A

基礎的医薬品の対象成分に該当する医薬品であっても，従前通り，処方箋の指示に基づく後発医薬品への変更調剤は可能です。

「基礎的医薬品」とは，平成28年度薬価制度改革で試行的な取り組みとして導入された，薬価算定ルールに関する考え方によるものです。

具体的には，2年ごとに実施される既収載品の薬価算定にあたり，現行の不採算品再算定，最低薬価になる前の薬価を下支えする制度として位置付け，所定の要件（①収載から25年以上経過し，かつ成分全体および銘柄の乖離率がすべての既収載品の平均乖離率以下，②一般的なガイドラインに記載され，広く医療機関で使用されているなど，汎用性のあるもの，③過去の不採算品再算定品目，ならびに古くからの医療の基礎となっている病原生物に対する医薬品および医療用麻薬）をすべて満たす医薬品を対象として，最も販売額が大きい銘柄に価格を集約して「その薬価を維持する」というものです。

厚生労働省が整備・公表している「各先発医薬品における後発医薬品の有無に関する情報」（一覧表）では，基礎的医薬品の対象成分に該当する場合，診療報酬における加算（後発医薬品調剤体制加算など）の対象となる後発医薬品に該当しなくなるため，当該リスト中において「後発医薬品」とは明示していません。

ただし，これは，例えば調剤報酬点数表の場合，後発医薬品調剤体制加算で使用している後発医薬品の数量シェア（置き換え率）の計算に反映できないということを意味しているのであって，処方箋の指示に基づく後発医薬品への変更調剤まで認めていないということではありません。

すなわち，基礎的医薬品の対象成分に該当している医薬品であっても，従前から後発医薬品として変更調剤が認められていたものについては，引き続き処方箋の指示に基づき変更調剤を行うことが可能です。

その他

Q237

入院中の患者が他の保険医療機関を受診した場合，保険処方箋の交付は認められていないと思っていたのですが，一部のケースに限り，調剤報酬を算定できると聞きました。どのような場合に認められるのでしょうか。

A

DPC算定病棟に入院している患者である場合を除き，入院中の患者が他の保険医療機関を受診した際の保険処方箋の交付，すなわち，保険薬局における調剤報酬の算定が可能です。ただし，入院している保険医療機関が算定する入院基本料の種別により，保険薬局で算定できる点数項目は異なります。

入院中の患者に対して，入院している保険医療機関（以下，入院医療機関）以外での診療の必要が生じた場合には，他の保険医療機関（以下，他医療機関）へ転医または対診を求めることが原則とされています。ただし，入院医療機関において診療を行うことができない専門的な診療が必要となった場合など，やむを得ないケースに限り他医療機関を受診することが認められており，その際には，他医療機関から当該診療に係る費用を保険請求（レセプト請求）することができます。

これまで，入院中の患者が他医療機関を受診した際の費用については，その可否に関する解釈が不明確な部分もあったことから，平成22年度診療報酬改定を機に見直しが図られることになりました。改正当初である平成22年4月，技術料の部分（と一部の薬剤料）については，他医療機関または保険薬局から保険請求できるよう見直されたものの，薬剤料と保険医療材料料（以下，薬剤料等）については入院医療機関から保険請求することになってしまったため，請求時の事務手続きの複雑化が問題視されていました。

そのため，中央社会保険医療協議会（中医協）において改めて議論された結果，薬剤料等についても他医療機関および保険薬局から直接保険請求することができるよう整理され，同年6月4日付の通知により，再度見直しが図られることになりました。

表　入院中の患者が他医療機関を受診した場合の取り扱い

<table>
<tr><th colspan="2" rowspan="2">入院患者の区分</th><th colspan="3">他保険医療機関，保険薬局において算定できる点数項目</th></tr>
<tr><th>他保険医療機関</th><th colspan="2">保険薬局</th></tr>
<tr><td colspan="2" rowspan="3">出来高入院料を算定する病床に入院している患者</td><td rowspan="3">調剤料
薬剤料
処方料
処方箋料</td><td>調剤技術料</td><td>調剤基本料（加算を含む）
薬剤調製料（加算を含む）</td></tr>
<tr><td>薬学管理料</td><td>服薬情報等提供料1</td></tr>
<tr><td>薬剤料等</td><td>薬剤料
特定保険医療材料料</td></tr>
<tr><td rowspan="4"></td><td rowspan="4">療養病棟入院基本料，有床診療所療養病床入院基本料，特定入院基本料等を算定している場合</td><td rowspan="4">－</td><td>調剤技術料</td><td>調剤基本料（加算を含む）</td></tr>
<tr><td>薬学管理料</td><td>服薬情報等提供料1</td></tr>
<tr><td>薬剤料等</td><td>－</td></tr>
<tr><td colspan="2">※薬剤調製料，薬剤料，保険医療材料料は算定（保険請求）できないため，保険医療機関との合議による精算が必要</td></tr>
<tr><td colspan="2" rowspan="4">DPC算定病棟に入院している患者</td><td rowspan="4">－</td><td>調剤技術料</td><td>－</td></tr>
<tr><td>薬学管理料</td><td>－</td></tr>
<tr><td>薬剤料等</td><td>－</td></tr>
<tr><td colspan="2">※調剤報酬に係る費用は一切算定（保険請求）できないため，保険医療機関との合議による精算が必要</td></tr>
</table>

注）上記は，入院中の患者がやむを得ず他医療機関を受診した際に算定できる点数項目であり，ケースによっては入院医療機関との合議による精算もあり得る。

ただし，保険薬局が薬剤料等を含めて保険請求できるのは，「出来高入院料を算定する病床に入院している患者」である場合に限られています。入院基本料のうち，「療養病棟入院基本料」，「有床診療所療養病床入院基本料」，「特定入院基本料」等を算定している患者の場合は，薬剤調製料や薬剤料などを算定することができず，また，DPC算定病棟に入院している患者については，いずれの項目も算定することができませんので，これら算定できない部分については入院医療機関との合議により精算するしかありません（算定できる具体項目については**表**を参照してください）。

なお，入院中の患者が他医療機関を受診した際の費用については，ケースによっては保険薬局からの保険請求とはせず，調剤に係る全額を入院医療機関と保険薬局の間で合議により精算する場合もあると考えられます。すなわち，今回示された取り扱いについては，他医療機関および保険薬局において「算定できる」項目が整理されたのであって，入院医療機関との合議による精算を否定するものではないことに留意する必要があります。

Q 238 貼付剤の処方については「1処方につき63枚まで」とされていますが，気管支拡張薬や医療用麻薬の貼付剤も対象となるのでしょうか。

» A

対象ではありません。

貼付剤については，1処方につき63枚を超えて投与する場合，処方医は必要と判断した趣旨を処方箋の「備考」欄に記載することになっています。この取り扱いは，「1度に多量に処方される貼付剤が一定程度あり，その状況が地域によってさまざまであることを踏まえ，残薬削減等の保険給付適正化の観点」から，平成28年4月より導入されているものです。

ここでいう「貼付剤」とは，筋肉痛や腰痛などの鎮痛・消炎を効能・効果とするものを指しており，気管支拡張薬や医療用麻薬などの貼付剤は対象ではありません。また，その枚数については，貼付剤の種類にかかわらず，貼付剤全体の合計枚数が「63枚」を超えているか否かで判断します（**表**）。

表　貼付剤の合計枚数の考え方

（問7）　貼付剤については，1処方当たりの枚数が制限されているが，これは貼付剤の種類ごとの上限枚数ではなく，1処方における全ての種類の湿布薬の合計に係る上限枚数という理解でよいか。
（答）よい。

〔疑義解釈資料の送付について（その6），令和4年4月21日，厚生労働省保険局医療課事務連絡
※令和6年度改定を踏まえて一部改変〕

Q239 貼付剤の処方は「1処方につき63枚まで」と制限されていますが，処方箋に63枚を超えて記載されていた場合はどうすればよいのでしょうか。

» A

63枚を超えて投薬することが必要であると判断した趣旨が，処方箋の「備考」欄に記載されていることを確認します。もし記載されていない場合は，処方医へ疑義照会を行ってください。

外来患者に対する貼付剤の処方については「1処方につき63枚」と制限されており，処方箋には「1回当たりの使用量および1日当たりの使用回数」または「投与日数」を記載することになっています。ただし，疾患の特性などにより処方医がやむを得ず63枚を超えて投薬する必要性があると判断した場合には，その理由もしくは趣旨が処方箋の「備考」欄に記載されます（**表**）。

そのため保険薬局では，貼付剤が63枚を超えて記載されている処方箋を受け付けた場合，処方箋の「備考」欄にその理由が記載されていることを確認します。もし記載されていない場合は，処方医へ疑義照会を行い，63枚を超えて投薬する必要性があると判断した理由もしくは趣旨を確認する必要があります。そして，その内容は，処方医への疑義照会の結果として，処方箋（「備考」

表　貼付剤を投与する際の処方箋への記載事項

第5　処方箋の記載上の注意事項
7 「処方」欄について
投薬すべき医薬品名，分量，用法及び用量を記載し，余白がある場合には，斜線等により余白である旨を表示すること。
(3) 用法及び用量は，1回当たりの服用（使用）量，1日当たり服用（使用）回数及び服用（使用）時点（毎食後，毎食前，就寝前，疼痛時，○○時間毎等），投与日数（回数）並びに服用（使用）に際しての留意事項等を記載すること。特に鎮痛・消炎に係る効能・効果を有する貼付剤（麻薬若しくは向精神薬であるもの又は専ら皮膚疾患に用いるものを除く。）については，1回当たりの使用量及び1日当たりの使用回数，又は投与日数を必ず記載すること。（以下，略）
8 「備考」欄について
(7) 1処方につき63枚を超えて鎮痛・消炎に係る効能・効果を有する貼付剤（麻薬若しくは向精神薬であるもの又は専ら皮膚疾患に用いるものを除く。）を投与する場合は，当該貼付剤の投与が必要であると判断した趣旨を記載すること。

（診療報酬請求書等の記載要領等について，昭和51年8月7日，保険発第82号）

欄または「処方」欄）および調剤録に記載することも忘れずに行ってください。

また，調剤報酬明細書（レセプト）を作成する際には，処方医が63枚を超えて貼付剤を投与することが必要であると判断した趣旨について，「処方箋の記載により確認」または「疑義照会により確認」したことを記載することになっています。必ず忘れずにレセプトへ記載し，記載不備として指摘を受けないよう注意してください。

Q240 患者が持参した処方箋に，当薬局では備蓄していない医薬品が記載されていた場合，調剤を断ることは認められるのでしょうか。

» A

医薬品の備蓄がないことを理由に，調剤を拒否することは認められません。

薬局において患者から調剤の求めがあった場合，「正当な理由」がない限り，調剤に従事する薬剤師はこれを拒むことはできません（**表1**）。

処方箋を拒否することが認められている「正当な理由」に該当するケースとしては，薬局業務運営ガイドラインに明記されているように，①処方箋の記載内容に疑義が認められるものの，処方医に連絡がつかないために疑義照会できない場合，②冠婚葬祭や急病などで薬剤師が不在の場合，③医薬品の調達に時間を要する場合，④災害や事故などにより物理的に調剤が不可能の場合――などが該当します（**表2**）。

ただし，その薬局に医薬品が備蓄されていないことを理由にした拒否は認められていませんので，③のようなケースであっても，即時調剤可能な薬局を「責任をもって紹介」しなければなりませんし，もしも患者から「医薬品を取り寄せてからでも構わない」と納得が得られた場合には，薬剤師は調剤を行わなければなりません。

表1　処方箋応需義務（薬剤師法）

（調剤の求めに応ずる義務）
第21条　調剤に従事する薬剤師は，調剤の求めがあつた場合には，正当な理由がなければ，これを拒んではならない。

表2　処方箋応需（薬局業務運営ガイドライン）

> 12　業務
> (1) 処方せん応需
> ①処方せんは薬剤師が責任をもって受け付け，正確かつ迅速に調剤を行うこと。
> ②薬局は，患者等が持参した処方せんを応需するのが当然の義務であり，正当な理由がなくこれを拒否してはならないこと。
> 処方せんを拒否することが認められる場合としては，以下のような場合が該当するが，やむを得ず断る場合には，患者等にその理由を良く説明し，適切な調剤が受けられるよう措置すること。
> なお，処方医薬品がその薬局に備蓄されていないことを理由とした拒否は認められないものであること。
> ア　処方せんの内容に疑義があるが処方医師（又は医療機関）に連絡がつかず，疑義照会できない場合。但し，当該処方せんの患者がその薬局の近隣の患者の場合は処方せんを預かり，後刻処方医師に疑義照会して調剤すること。
> イ　冠婚葬祭，急病等で薬剤師が不在の場合。
> ウ　患者の症状等から早急に調剤薬を交付する必要があるが，医薬品の調達に時間を要する場合。但し，この場合は即時調剤可能な薬局を責任をもって紹介すること。
> エ　災害，事故等により，物理的に調剤が不可能な場合。
> ③（略）

（薬局業務運営ガイドラインについて，平成5年4月30日，薬企第37号）

どのようなケースであれ，やむを得ず調剤を断る場合には，患者もしくはその家族などにその理由を説明し，調剤に応じられない場合には調剤可能な他の薬局を紹介するなど，患者が適切な調剤を受けられるよう措置することまでが，薬剤師として果たすべき義務であると言えるでしょう。

Q241

疑義照会により処方内容の変更が行われた場合，変更箇所について処方医の訂正印はなくても構いませんか。また，後日，処方医から変更後の処方箋を新しく発行してもらうことが可能な場合には，変更前の処方箋と新しい処方箋を差し替えたほうがよいのでしょうか。

» A

処方内容に変更が生じた場合，その薬局の薬剤師が変更後の内容や処方医からの回答内容などを記入するよう法的に義務付けられていますので，**処方医か**

ら訂正印をもらう必要はありません。一方，変更が生じた処方箋を新しいものと差し替えることについては，薬剤師による疑義照会の記録がなくなってしまうなど，いくつかの問題があります。

処方箋の中に疑わしい点がある場合，薬剤師には処方医への疑義照会が義務付けられており（薬剤師法第24条），処方医の指示により処方変更が行われた場合にはその変更内容，また，変更が行われなかった場合でも，処方医からの回答内容を処方箋に記入しなければなりません（薬剤師法施行規則第15条，**表**）。しかし，処方変更が生じた場合の取り扱いのうち，処方医から変更部分について訂正印をもらうことの必要性については，関係法令および通知においても明記されていません。

かつて日本薬剤師会では，電話によるやり取りのトラブルをできるだけ防止することや，その変更についての確実性を担保するなどの意味もあり，処方医から変更部分についての訂正印をもらうように勧めてきました。しかし，医薬分業の定着とともに，その必要性が低くなってきたという背景もあり，現在では処方変更のための訂正印は不要であると解釈しています。

表　薬剤師による疑義照会

薬剤師法（昭和35年8月10日，法律第146号）

（処方せん中の疑義）

第24条　薬剤師は，処方せん中に疑わしい点があるときは，その処方せんを交付した医師，歯科医師又は獣医師に問い合わせて，その疑わしい点を確かめた後でなければ，これによつて調剤してはならない。

（処方せんへの記入等）

第26条　薬剤師は，調剤したときは，その処方せんに，調剤済みの旨（その調剤によつて，当該処方せんが調剤済みとならなかつたときは，調剤量），調剤年月日その他厚生労働省令で定める事項を記入し，かつ，記名押印し，又は署名しなければならない。

薬剤師法施行規則（昭和36年2月1日，厚生省令第5号）

（処方せんの記入事項）

第15条　法第26条の規定により処方せんに記入しなければならない事項は，調剤済みの旨又は調剤量及び調剤年月日のほか，次のとおりとする。

1　調剤した薬局又は病院若しくは診療所若しくは飼育動物診療施設の名称及び所在地

2　法第23条第2項の規定により医師，歯科医師又は獣医師の同意を得て処方せんに記載された医薬品を変更して調剤した場合には，その変更の内容

3　法第24条の規定により医師，歯科医師又は獣医師に疑わしい点を確かめた場合には，その回答の内容

一方，処方医から変更後の処方箋を新しく発行してもらったうえで，変更前の処方箋と差し替えても問題ないかというご質問ですが，**後で変更済みの処方箋に交換すると，薬局に当初の処方内容や疑義照会の記録，すなわち，処方変更までの経緯や処方医からの回答内容が全く残らなくなってしまうため，薬剤師による業務の記録が見えなくなってしまいます。**また，業務の内容が見えないだけでなく，保険請求上の根拠となる記録がなくなれば，重複投薬・相互作用等防止加算などの算定の信憑性を問われることにもなりかねません。したがって，**変更前と変更後の処方箋を差し替えることは，いくつかの問題が生じるものと考えられます。**

Q 242

受け付けた処方箋について疑義照会を行ったところ，処方内容が一部変更となりましたが，その処方箋を交付した保険医療機関から「新しい処方箋を発行するので，処方内容を変更する前の処方箋と差し替えてほしい」との依頼がありました。疑義照会により内容が変更となった処方箋と新しく交付された処方箋を差し替えることは，何か問題があるのでしょうか。

» A

法律上，差し替えを禁止している条文などは見当たらないようですが，薬剤師法や調剤報酬点数の算定要件などと照らし合わせてみた場合に，**いくつか問題があります。**

薬剤師法第26条および同法施行規則第15条では，処方箋への記入に関する事項が規定されており，疑義照会を行った場合にはその回答内容を，処方箋の記載内容を変更して調剤した場合にはその変更内容を，薬剤師が記入しなければなりません。したがって，保険医療機関には，変更後の内容を記載した処方箋を新たに交付してもらうことは不要です。

しかし，保険医療機関によっては，「変更後の内容で新たに処方箋を発行するので，変更前のものと差し替えてほしい」，「変更前の処方箋を送り返してほしい」と依頼されるケースが若干あると聞きます。また，薬剤師法を確認する限りでは，変更前後の処方箋の差し替えを禁止する規定も特に見当たりません。

とはいえ，処方箋を差し替えて，最初に交付された変更前の処方箋を廃棄（もしくは，保険医療機関に返却）してしまうと，法律で規定されている疑義照会に関する記録がなくなってしまうだけでなく，調剤報酬で評価されている点数（調剤管理料の重複投薬・相互作用等防止加算など）の算定根拠も残らなくなってしまうなど，いくつかの問題があります。

したがって，保険医療機関から処方箋の差し替えについて依頼された場合には，薬剤師法の規定に基づいて，薬剤師が処方箋に記録を残すことになっている旨を説明し，先方の理解を得ることなどが必要でしょう。もし，処方箋を差し替えなければならないことになったとしても，変更前後の処方箋を一緒に保存するようにしたり，また，変更前の処方箋を保険医療機関に返却するよう求められているのであれば，その処方箋の写しを取っておくことなども1つの方法かもしれません。

Q 243

処方箋の内容について疑義照会を行った場合，処方箋や薬歴にその記録を残していますが，処方箋については，「備考」欄以外の箇所に記入することは認められていないのですか。

» A

処方箋に疑義照会の内容および結果を記録する場合は，「備考」欄または「処方」欄に記入してください。

薬剤師法では，薬剤師に対し，受け付けた処方箋の内容について疑義が認められた場合には，処方医へ疑義照会を行うことを義務付けています（薬剤師法第24条）。そして，照会の内容や結果については，処方箋に記録しなければなりません（同第26条，薬剤師法施行規則第15条）。

一方，健康保険法においても，保険調剤にあたり疑義照会を行った場合の具体的な取り扱いが規定されており，疑義照会の記録については，処方箋の「『備考』欄又は『処方』欄に記入すること」とされているほか，患者の薬剤服用歴の記録にも記入しておく必要があります（**表**）。ただし，処方箋の記入箇所については，「『備考』欄又は『処方』欄」と規定されていることから考えると，

表　疑義照会の記録について

> 第５　処方箋の記載上の注意事項
> 10　その他
> 　薬剤師は，調剤したときは，その処方箋に以下の事項を記載すること。
> 　(4)　その他次の事項を「備考」欄又は「処方」欄に記入すること。
> 　　ア　処方箋を交付した医師又は歯科医師の同意を得て処方箋に記載された医薬品を変更して調剤した場合には，その変更内容
> 　　イ　医師又は歯科医師に照会を行った場合は，その回答の内容

（診療報酬請求書等の記載要領等について，昭和51年8月7日，保険発第82号）

必ずしも積極的に「処方」欄に記入することを求めているわけではないと察することができます。

したがって，基本的には「備考」欄に記載するものとして心がけておき，その他ケースに応じて適宜・適切に判断し，場合によっては「処方」欄に記入するということもあり得る，という程度に考えておくのも1つの方法ではないでしょうか。

ただし，いずれの欄に記入するとしても，それが誰により記入されたのかを明確にしておくこと，すなわち，医師による記載なのか，それとも，薬剤師による記載なのかということを明確に区別できるようにしておくことが重要です。

Q 244

患者から提出されたA診療所の処方箋を調剤しようとしたのですが，数日前に当薬局で調剤した，現在服用中のB診療所で処方箋交付された医薬品と同一成分であったため，A診療所の処方医に疑義照会を行ったところ，処方箋に記載されていた医薬品はすべて削除されることになりました。このような場合，調剤報酬として算定できる点数はあるのでしょうか。

» A

残念ながら現行では，算定できる点数はありません。

薬剤師は，薬剤師法第24条において「疑義照会」が義務付けられており，処方箋中に疑わしい点があるときは，処方医に問い合わせを行い，その疑わし

い点を確かめた後でなければ調剤することができません。

この行為に対する点数上の評価としては，調剤管理料の「重複投薬・相互作用等防止加算」が設けられており，処方医への疑義照会の結果，処方変更が行われた場合は40点（残薬調整については20点）を算定します。

ご質問のケースでは，処方医への疑義照会の結果，処方薬が削除されたので処方変更が行われたことになります。しかし，その処方箋に記載されていた医薬品はすべて削除され，服薬指導の対象となる薬剤は何も残っていないため，調剤管理料を算定することはできません。

また，そのような場合の調剤基本料の算定の可否についてはさまざまな考え方があると思われますが，これまで具体的な取り扱いは整理されていないのが現状です。しかし，患者の立場からみれば，受け取る薬剤が何もないのに窓口負担が発生することについて納得を得るのは非常に困難でしょう。そのため現時点では，ご質問のような場合に算定できる点数はないものとして取り扱うべきと考えます。

ただし，その際の処方箋については，薬剤師法の規定に基づいて疑義照会の結果および内容を記入のうえ，保存しておく必要がありますので忘れないよう注意してください。

Q 245

保険調剤録については，調剤済みの処方箋に調剤録として必要な事項を記入すれば，それをもってかえることができるとされています。当薬局では，調剤済み処方箋の裏面を活用して必要事項を記入しているのですが，処方箋（表面）に記載されていない事項のみ記入すれば問題ないのでしょうか。それとも，処方箋に記載されている内容についても，裏面に記入しなければいけないのでしょうか。

» A

保険調剤録の取り扱いについては，「調剤済みとなった処方せんに調剤録と同様の事項を記入したものをもってかえることができる」（厚生省通知，表）とされています。この趣旨は，調剤録に記載が求められている事項のうち，すでに処方箋に記載されている内容と同様の事項は省略しても差し支えないとい

表　保険薬局の調剤録の取扱い

1　分割調剤について （略） 2　調剤録について 保険薬局において作成する保険調剤録は，次に該当する事項を記入すること。 なお，この調剤録は，調剤済となった処方せんに調剤録と同様の事項を記入したものをもってかえることができること。 （1）薬剤師法施行規則第16条に規定する事項 （2）患者の被保険者証記号番号，保険者名，生年月日及び被保険者被扶養者の別 （3）当該薬局で調剤した薬剤について処方せんに記載してある用量，既調剤量及び使用期間 （4）当該薬局で調剤した薬剤についての薬剤点数，調剤手数料，請求点数及び患者負担金額

（保険薬局の分割調剤及び調剤録の取扱いについて，昭和36年6月14日，保険発第57号）

うものであって，また，その記載方法については，処方箋の表面・裏面にかかわらず認められているものであると解釈しています。実際，これまで実務面においては，処方箋の裏面に必要事項を記入している場合が多いようです。

しかし，**この通知が示された当時（昭和36年）は手書きによる事務処理がほとんどであり，そのため，できるだけ事務処理の簡便化を図る観点から認められた取り扱いであると推測されます。**

その後，医薬分業の進展に伴って薬局内のOA化も十分進んできたということもあり，若干その解釈が変わりつつあるようです。最近，行政による個別指導や共同指導の現場においても，調剤済みとなった処方箋の裏面を利用して必要事項を記入（レセコンで印字）しているケースについては，処方箋に記載されている内容と併せて確認しなければ調剤録としての内容が把握できないという記入方法とするのではなく，**できるだけ裏面を見ただけで必要な内容が確認できる記入方法に改善するよう求められることがあります。**

そのような記入方法が求められている理由としては，全国的に薬局内のOA化が進んでいるということはもちろんですが，**薬剤師法において作成が義務付けられている調剤録の意義や在り方などを考えると，薬剤師にその重要性を再認識してほしいという意向もあるのではないでしょうか。**現時点では，処方箋の裏面だけで必要な内容が確認できないからといって，直ちに違反ということにはなりませんが，今後，調剤録の在り方について議論されていくことになるのかもしれません。

Q 246 **調剤した場合，その処方箋には調剤した薬剤師が署名または記名押印することになっていますが，1枚の処方箋の調剤に複数の薬剤師が関わった場合には，すべての薬剤師が署名または記名押印しなければならないのでしょうか。あるいは，すべての薬剤師による署名または記名押印は問題があるのでしょうか。**

» A

調剤に関わったすべての薬剤師による署名または記名押印（以下，「署名など」）は必要ありません。すべての薬剤師が署名などを行っても差し支えありませんが，その場合は，最終的な責任を負う薬剤師が特定されるよう記載上の工夫が必要です。

保険調剤の場合，調剤した薬剤師はその処方箋に，調剤年月日，保険薬局の所在地・名称，保険薬剤師の氏名のほか，必要に応じて処方変更や疑義照会の内容など，必要事項を記入しなければなりません。最近では，薬局における調剤業務の効率化を図るという目的などから，1枚の処方箋に複数の薬剤師が関わることも多く，そのため，処方箋への記録においても，「調剤した薬剤師」としてどこまで含めるべきか，すなわちどの薬剤師まで署名などをしなければならないのかという解釈上の疑問が生じているようです。

しかし，健康保険法や薬剤師法で求められていることは，その処方箋に基づく調剤について最終的に責任を負う薬剤師を特定することです。したがって，調剤した処方箋には，そのような薬剤師による署名などが行われていれば問題ありません。ただし，だからといって，管理薬剤師がすべての署名などを行えばよいということではありません。特に共同指導では，この点に関する指摘も目立ちますので，誤解しないよう十分注意してください。

なお，複数の薬剤師が分担して調剤した場合，責任の所在を明らかにするという目的から，その処方箋の調剤に関わったすべての薬剤師が署名などをすることは差し支えありません。しかし，すべての薬剤師による署名などがあることで，かえって最終的な責任の所在が不明確になってしまう恐れもあります。

そのようなことを防止するためにも，複数の薬剤師が署名などする場合には，最終的に責任を負う薬剤師が特定されているように工夫してください。

Q247 2種類の公費負担医療を併用する場合，調剤レセプトへの記載順序はどうすればよいのでしょうか。

» A

複数の公費負担医療制度を併用する際の調剤報酬明細書（調剤レセプト）への記載方法については，一定のルールが決められています。

保険医療機関において処方箋が交付される際，公費負担医療制度を併用する場合は「公費負担者番号」および「公費負担医療の受給者番号」が記載されます。そして，当該処方箋を調剤した保険薬局では，保険請求にあたり，当該処方箋に記載されているそれらの番号を調剤レセプトに転記することが必要です。

その際，2種類の公費負担医療制度を併用する場合は，処方箋に公費負担医療制度に係る番号がそれぞれ記載されますので，保険薬局においては調剤レセプトの「公費負担者番号①」欄と「公費負担者番号②」欄にそれら番号を転記することになりますが，その記載方法（順序）については一定のルールが決められています（**表**）。

具体的には，**診療報酬請求書に係る通知で示されている公費負担医療制度の**

表　公費負担者番号欄（第1公費，第2公費）の記載順序

第２　調剤報酬明細書の記載要領（様式第５）
　２　調剤報酬明細書に関する事項
　　(8)「公費負担者番号①」欄及び「公費負担者番号②」欄について
　　　イ　別添２の別表１「法別番号及び制度の略称表」に示す順番により，先順位の公費負担者番号を「公費負担者番号①」欄に（以下「公費負担者番号①」欄に記載される公費負担者番号を「第１公費」という。），後順位の公費負担者番号を「公費負担者番号②」欄に（以下「公費負担者番号②」欄に記載される公費負担者番号を「第２公費」という。）記載すること。

（診療報酬請求書等の記載要領等について，昭和51年8月7日，保険発第82号）

区分			法別番号	制度の略称
公費負担医療制度	戦傷病者特別援護法による	○療養の給付（法第10条関係）	13	—
		○更生医療（法第20条関係）	14	—
	原子爆弾被爆者に対する援護に関する法律による	○認定疾病医療（法第10条関係）	18	—
	：		：	：
	生活保護法による医療扶助（法第15条関係）		12	（生保）

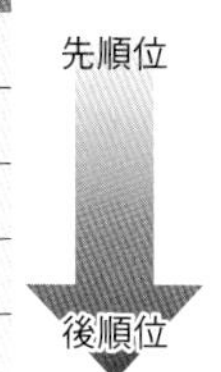

〔診療報酬請求書等の記載要領等について，昭和51年8月7日，
保険発第82号別添2・別表1(3)より抜粋〕

図　公費負担医療制度の法別番号

一覧表の記載順序に従い，先順位に記載されている番号を「公費負担者番号①」欄に（第1公費），後順位に記載されている番号を「公費負担者番号②」欄に（第2公費），それぞれ記載します（**図**）。

Q 248

調剤レセプトの記載において，外用薬を調剤した場合は投薬全量を記載することになっていますが，貼付剤については取り扱いが異なるのでしょうか。

» A

貼付剤については，投薬全量に加えて，1日用量または投与日数の記載が必要です。

調剤報酬明細書（調剤レセプト）の外用薬に関する記載については，「処方」欄に投薬全量を記載することになっています。しかし，平成28年4月からは，外来患者に対して貼付剤を処方する場合は「1処方につき70枚」（令和4年4月からは63枚）と制限されたことに伴い，貼付剤の場合に限り，調剤レセプトの「処方」欄への記載については，貼付剤の枚数としての投薬全量だけでなく，1日用量または投与日数を記載することになっています（**表**）。

処方箋の記載ルールでは，処方箋を交付する保険医療機関に対して「特に鎮痛・消炎に係る効能・効果を有する貼付剤（麻薬若しくは向精神薬であるもの又は専ら皮膚疾患に用いるものを除く。）については，1回当たりの使用量及

表　貼付剤の調剤レセプトへの記載事項

第２　調剤報酬明細書の記載要領（様式第５）
　２　調剤報酬明細書に関する事項
　　(21)「処方」欄について
　　　ア　所定単位（内服薬（浸煎薬及び湯薬を除く。以下同じ。）にあっては１剤１日分，湯薬にあっては内服薬に準じ１調剤ごとに１日分，内服用滴剤，屯服薬，浸煎薬，注射薬及び外用薬にあっては１調剤分）ごとに調剤した医薬品名，用量（内服薬及び湯薬については，１日用量，内服用滴剤，注射薬及び外用薬（ただし，鎮痛・消炎に係る効能・効果を有する貼付剤（ただし，麻薬若しくは向精神薬であるもの又は専ら皮膚疾患に用いるものを除く。以下同じ。）を除く。）については，投薬全量，屯服薬については１回用量及び投薬全量），剤形及び用法（注射薬及び外用薬については，省略して差し支えない。）を記載し，次の行との間を線で区切ること。
　　　なお，浸煎薬の用量については，投薬全量を記載し，投薬日数についても併せて記載すること。また，貼付剤の用量については，貼付剤の枚数としての投薬全量を記載するとともに，貼付剤の枚数としての１日用量又は投与日数を併せて記載すること。
　　　（以下，略）

（診療報酬請求書等の記載要領等について，昭和51年8月7日，保険発第82号）

び1日当たりの使用回数，又は投与日数を必ず記載すること」とされていますので，保険薬局においては，必要な事項を調剤レセプトに転記するだけで済むでしょう。

しかし，処方箋にそれらの事項が記載されていない場合には，処方医に確認するなどにより必要な情報を把握のうえ，忘れずに調剤レセプトへ記載することが求められます。調剤レセプトの記載不備として指摘を受けないよう気を付けましょう。

Q 249　レセプトの記載内容を訂正する場合は，二重線で抹消したうえで正しいものを記載することになっていますが，薬歴の記載内容を修正する場合は何か決まりがあるのでしょうか。

» A

特に決められた訂正方法はありませんが，レセプトの記載要領に準じて二重取消線で修正するなど，修正の経緯を明らかにしておくことが必要です。

診療報酬請求書および診療報酬明細書に記載した箇所を訂正する場合には，「修正液を使用することなく，誤って記載した数字等を＝線で抹消のうえ，正しい数字等を記載すること」とされています。これは，調剤報酬請求書および調剤報酬明細書においても同様です。

一方，薬歴については，特に決められた訂正方法はありませんが，訂正に至るまでの経緯や訂正前の内容などを把握できる状態にしておき，その訂正内容の正当性を明確にしておくことが必要です。したがって，修正液は使用せず，二重取消線で訂正するというレセプトの記載要領に準じることが妥当であると考えます。

Q 250

禁煙治療のための薬剤については，処方箋の備考欄に「ニコチン依存症管理料の算定に伴う処方である」と記載されることになっていますが，調剤レセプトについても何か記載が必要なのでしょうか。

» A

特段，コメントの記載は求められていません。

禁煙補助のための薬剤である「ニコチネルTTS」や「チャンピックス錠」を保険処方箋により投薬する場合には，医師が処方箋の「備考」欄に「ニコチン依存症管理料の算定に伴う処方である」と記載することになっています（平成20年4月18日，保医発第0418002号）。

また，診療報酬明細書（医科レセプト）の作成にあたっては，ニコチン依存症管理料を算定する禁煙治療を行っている患者が何らかの理由により入院治療を要することになった場合の取り扱いとして，摘要欄に「外来においてニコチン依存症管理料を算定する患者に対し，禁煙治療を継続するために処方した」と記載することになっています。

しかし，禁煙補助剤を調剤した際の調剤報酬明細書（調剤レセプト）については，「摘要」欄などに何らかのコメントを記載することは求められていませんし，レセプトの記載要領通知（厚生労働省保険局医療課）にも，処方箋に記載された「ニコチン依存症管理料の算定に伴う処方である」旨を転記するよう求めている箇所は見当たらないことから，特にコメントは不要であると理解しています。

Q 251 禁煙補助薬であるニコチンパッチ製剤を調剤するにあたり，注意しなければならない点はありますか。

» A

保険処方箋によりニコチンパッチ製剤（商品名：ニコチネルTTS）を調剤する場合には，**処方箋の備考欄に「ニコチン依存症管理料の算定に伴う処方である」と記載されていることを確認する必要があります。**

ニコチネルTTSは処方箋医薬品で，以前は自費の処方箋により調剤されてきましたが，平成18年度診療報酬改定において医科点数表に「ニコチン依存症管理料」が新設されたことに伴い，製薬企業から薬価基準収載に係る申請が行われ，平成18年6月より保険適用となっています。

ただし，ニコチネルTTSの算定にあたっては，医科点数表の「ニコチン依存症管理料」を算定している患者に限られます。そのため，処方箋により投薬する場合には，処方医は処方箋の備考欄に「ニコチン依存症管理料の算定に伴う処方である」と記載しなければならないことになっています。

したがって，受け付けた処方箋が保険扱いであるにもかかわらず，備考欄に「ニコチン依存症管理料の算定に伴う処方である」と記載されていなかった場合には，処方医へ疑義照会するなどの対応が求められます。

なお，自費扱いの処方箋については，従来通りの取り扱いで構いません。

Q252

保険薬局においては，病院や診療所と同じように，患者の被保険者証を確認することは認められているのでしょうか。処方箋に保険者番号や被保険者番号などは記載されているのですが，内容が不鮮明な場合や保険者が変更となっている場合もあり，資格誤りという理由でレセプトが返戻されてしまうことがあり困っています。

» A

保険薬局では，患者から処方箋による調剤を受けることを求められた場合，①その処方箋が保険医により交付されたものであること，②その処方箋または被保険者証により療養の給付を受ける資格があること――の2点を確認することが義務付けられています。したがって，処方箋の内容からだけではそれらを確認できない場合，もしくは，**被保険者証の内容を確認する必要があると認められる理由がある場合には，患者に被保険者証の提示を求め，保険調剤を行ううえで必要な事項を確認することが認められます。**

健康保険法で規定する処方箋（保険処方箋）については，保険医により，保険者番号や被保険者証の記号・番号などに関する事項まで記載されることになっています。そのため，これまで保険薬局には，保険医が交付した保険処方箋であることを確認することしか求められておらず，保険薬局が患者に被保険者証の提示を求めることの必要性については明記されていませんでした。

しかし，平成14年10月の高齢者および乳幼児の自己負担割合の一部改正に伴い，保険薬局の受付窓口においても患者の自己負担割合などをきちんと確認する必要が出てきました。そのため，「保険薬局及び保険薬剤師療養担当規則」の内容も一部改正され，現在では，「処方箋」または「被保険者証」による患者の資格確認が義務付けられています。

Q253

平成22年4月より処方箋様式に「医療機関コード」欄などが設けられており，調剤レセプトにも転記することが必要ですが，処方箋に「医療機関コード」などが記載されていなかった場合は，調剤レセプトへの記載はどうすればよいのでしょうか。

» A

処方箋に「医療機関コード」などが記載されていなかった場合には，**処方箋を交付した保険医療機関に連絡して確認するか，地方厚生（支）局のホームページ上で公表されている医療機関コードの一覧などを調べて，調剤レセプトに転記することが必要です。**

記載漏れとして取り扱われないよう注意してください。

Q254

先日，学校でケガをしたという児童（患者）が処方箋を持って来局した際に，保護者から「災害共済給付金の申請に必要なので，書類に記入してほしい」との依頼があり，調剤報酬明細書を渡されました。学校から，薬局で作成してもらうよう依頼があったそうです。このような文書の作成については，手数料などの費用をいただくことは可能なのでしょうか。

» A

災害共済給付制度に係る文書（調剤報酬明細書）の作成費については，薬局では無料としてください。

災害共済給付制度とは，学校・幼稚園・保育所の管理下における児童生徒等の災害（負傷，疾病，障害，死亡）に対して，災害共済給付（医療費・障害見舞金・死亡見舞金）を行うものです。災害の範囲や給付金額の具体的内容については，独立行政法人日本スポーツ振興センター法に基づき規定されており（**表**），①国，②学校の設置者，③保護者――の三者で費用を負担するという仕組みになっています（共済制度）。

同制度のうち，保険薬局は医療費の給付という部分で関わることになります

表　災害共済給付について（概要）

災害の種類	災害の範囲	給付金
負傷	学校の管理下の事由によるもので，療養費5,000円以上のもの	〈医療費〉 ・医療保険並の療養費の4割（うち1割は療養に伴い要する費用としての加算分）。ただし，高額療養費の対象となる場合は，自己負担額に療養費の1割を加算した額。 ・入院時食事療養費の標準負担額がある場合はその額を加算
疾病	学校の管理下の事由によるもので，療養費5,000円以上のもののうち，文部科学省令で定めるもの（学校給食等による中毒，ガス等による中毒，熱中症，溺水，異物の嚥下，漆等による皮膚炎，外部衝撃等による疾病，負傷による疾病）	
障害	省略	〈障害見舞金〉省略
死亡	省略	〈死亡見舞金〉省略

が，調剤業務にあたっては通常の保険調剤と全く同じですので，健康保険法で規定されている患者負担割合に基づいて一部負担金を窓口で徴収するとともに，後日，調剤報酬明細書（調剤レセプト）を作成し，審査支払機関を通じて保険請求します。

ただし，保護者が災害共済給付を受ける際の手続として，学校の設置者が日本スポーツ振興センターに対して費用請求を行うために，保険薬局はその必要書類である所定様式の調剤レセプト（学校の設置者が所持。学校側から保護者に渡されるそうです）に必要事項を記入のうえ，患者に交付する必要があります。また，その際の文書料については，昭和45年に日本薬剤師会と日本スポーツ振興センターの前身である日本学校安全会との間で，無料とすることを取り決めています。

したがって，災害共済給付制度に係る文書料については，薬局では無料として取り扱ってください。

Q255

ある内服薬を30日分処方された患者から「服用の2日後に発疹などの副作用が出てしまい，服用を中止することになったため，残りの28日分を返品するのでその分を返金または，ほかの医薬品の分と交換して欲しい」と言われました。薬局としては，その要望には応じられないことを説明したのですが，ある雑誌に，その分の代金を患者に返却した事例もあるという記事がありました。このような事例は薬局ごとに対応しても構わないのでしょうか。

» A

副作用などの理由により服用を中止した場合であっても，薬局における調剤はすでに完了していますので，**患者から残薬を返却されたとしても，その分の代金を返却しなければならないという義務はありません。**

薬剤師は，正当な理由がない限り患者からの調剤の求めを拒否することはできません（薬剤師法第21条）。また薬剤師には，医師が交付した処方箋に基づき，薬歴や患者インタビューから副作用などについて問題がないか確認したうえで，適正に調剤することが求められています。そのように適正に調剤が行われていれば，診療契約として成立しており，薬剤師としての注意義務も果たされていることになるでしょう。患者には，残薬分の代金は返却できない理由をきちんと説明し，理解してもらうしか方法はないでしょう。

なお，ご質問のように，薬局によっては使用しなかった残薬分の代金を患者に返却したケースがあったとしても，医師が誤って処方したということではありませんし，残薬を返却されても薬局は再利用（調剤）できるわけではありませんので，返金という行為は適切な対応であるとは考えられません。長期投薬が心配されるような場合には，薬歴や患者インタビューはもちろんのこと，分割調剤を活用することも1つの有効な方法と考えられます。

Q 256

先日，処方箋を持ってきた患者から「処方箋のコピーが欲しい」と言われました。このような場合，調剤済みの処方箋のコピーを渡しても構わないのでしょうか。法令上，特に問題はないのでしょうか。

» A

患者が調剤済みの処方箋を必要とする理由はわかりませんが，**そもそも処方箋は患者が薬局に持参するものです。また法令上，調剤済みの処方箋の開示を禁止しているものではありませんので，特段問題はないものと考えられます。**ただし，疑義照会の内容が記入されている場合には，治療に際して支障がないことなどを十分確認したうえで開示に応じる必要があるでしょう。

また，平成17年4月より，「個人情報の保護に関する法律」が全面施行されています（平成28年5月27日改正）。個人情報取扱事業者（薬局）としては，利用者（患者）から保有個人データについて開示するよう求めがあった場合には，法令上，その開示要求に応じなければなりません（**表**）。調剤済みの処方

表　個人情報保護法における開示義務

（開示）

第28条　本人は，個人情報取扱事業者に対し，当該本人が識別される保有個人データの開示を請求することができる。

2　個人情報取扱事業者は，前項の規定による請求を受けたときは，本人に対し，政令で定める方法により，遅滞なく，当該保有個人データを開示しなければならない。ただし，開示することにより次の各号のいずれかに該当する場合は，その全部又は一部を開示しないことができる。

1　本人又は第三者の生命，身体，財産その他の権利利益を害するおそれがある場合

2　当該個人情報取扱事業者の業務の適正な実施に著しい支障を及ぼすおそれがある場合

3　他の法令に違反することとなる場合

3　個人情報取扱事業者は，第1項の規定による請求に係る保有個人データの全部又は一部について開示しない旨の決定をしたとき又は当該保有個人データが存在しないときは，本人に対し，遅滞なく，その旨を通知しなければならない。

4　他の法令の規定により，本人に対し第2項本文に規定する方法に相当する方法により当該本人が識別される保有個人データの全部又は一部を開示することとされている場合には，当該全部又は一部の保有個人データについては，第1項及び第2項の規定は，適用しない。

（平成15年5月30日，法律第57号）

箋を開示する際は，その薬局で定めている必要な手続き（開示請求のための申請書類など）に沿って，適切に応じることが必要です。

Q 257

薬袋について質問があります。薬袋の裏面に広告が入ったものがあると聞きましたが，そのような薬袋は法的に認められているのでしょうか。

» A

薬剤師法や健康保険法などの関係法規では明確に禁止されているわけではありませんが，少なくとも健康保険に係る調剤（保険調剤）においては広告付きの薬袋は使用するべきではないと考えます。

薬袋への記載事項（調剤された薬剤の表示）については，薬剤師法第25条および薬剤師法施行規則第14条において，患者の氏名，用法，用量，調剤年月日，調剤した薬剤師の氏名，調剤した薬局の名称・所在地などを明記することが義務付けられています。そのため，1つの考え方として，薬剤師法で具体的に規定されている事項以外は記載するべきでないという意見もありますが，現時点においては，必ずしも明確にそれが禁じられているというわけではありません。

しかし，調剤報酬点数表においては，報酬業務に必要な費用はすべてその中に含まれているものと解釈されています。薬袋に係るコストはいくらというように個別の積算が行われているわけではありませんが，当然ながら薬袋についても必要なコストとして点数に含まれているものと解釈されています。したがって，保険薬局としては，保険調剤に係る薬袋分のコストもきちんと費用請求していることになります。

広告付きの薬袋については，法的な側面だけでその是非を判断できる問題ではありません。広告付きとは，その広告主であるスポンサーがある程度の費用を負担するものであることから，保険薬局にとっては無償あるいは通常よりも安価で購入できるという経営面でのメリットがあるかもしれません。しかし，現在の健康保険のシステムとしては，もう一方で患者からその分の費用を徴収していることになりますので，ある意味では保険薬局が二重に費用を徴収していることと似たような状況になってしまいます。また，その分の差を患者に還元するということもできません。したがって，少なくとも保険調剤においては広告付きの薬袋は使用すべきではないと判断します。

Q258

広告付きの薬袋は好ましくないとの説明がありましたが，それは調剤報酬の中にすでに薬袋の費用が含まれているということだけが理由なのでしょうか。それとも，広告という行為自体が健康保険としては好ましくないということなのでしょうか。もし薬袋の金額（無料もしくは通常より安価であること）が問題ということであれば，通常の広告なしの薬袋と同じ金額であれば構わないということでしょうか。

» A

薬袋に係るコストが無料もしくは通常よりも安価であるという費用面としての問題はもちろんですが，**健康保険の趣旨などあらゆる観点から判断して，保険調剤において広告付きの薬袋を使用するという行為自体が好ましいものではないと考えます。**

保険調剤において広告付きの薬袋を使用することについては，薬袋に係るコストというものがすでに調剤報酬点数に含まれているということが一番大きな問題点であると考えられます。広告付きの薬袋，すなわち無料もしくは通常よりも安価な薬袋を使用することで，保険薬局における経営面での負担が軽減するメリットはありますが，その分の費用はすでに，調剤報酬点数の一部に含まれているということから考えると，患者側および保険者側が負担する費用には何も反映されていないと指摘されてしまうかもしれません。

広告付きの薬袋の法的解釈もしくは適否については，それを具体的に禁止しているものはありません。しかし，健康保険の趣旨やその位置付けなど，あらゆる側面から総合的に考えると，それは費用面や広告内容だけの問題ではなく，営利目的である広告が健康保険という患者の療養を目的とする行為の中にあるということ自体がなじまないことであると思われます。

また，「保険薬局及び保険薬剤師療養担当規則」においては，「保険薬局は，その担当する療養の給付に関し，健康保険事業の健全な運営を損なうことのないよう努めなければならない」（第２条の３第２項）と規定されています。これらの観点から考えても，広告付きの薬袋は健康保険においてなじまない行為であると指摘される可能性も考えられますので，十分に注意してください。

Q 259 医療機関の待合室にいる患者あてに，保険薬局が調剤した薬を届けることは不正請求に該当すると聞きました。本当ですか。

» A

処方箋により調剤した薬剤を保険医療機関の待合室にいる患者に届けたという事実だけをみて，直ちに不正請求に該当すると断定できるわけではありません。しかし，**保険医療機関の待合室に薬剤を届けるという行為が常態化し，さらには処方箋が交付されていることさえ患者が知らないままに行われているという事実があれば，それは不正請求に該当しているものと判断されるでしょう。**

健康保険法に基づく「保険薬局及び保険薬剤師療養担当規則」や「保険医療機関及び保険医療養担当規則」では，健康保険事業の健全な運営の確保に努めることや，特定の保険薬局への誘導の禁止などが規定されています。医薬分業としての目的や意義を考えた場合，保険薬局が保険医療機関の待合室へ調剤した薬剤を届けるという行為は認められるようなことではありません。また，それを通常のサービス行為として常態化しているのであれば，本来は院内投薬として給付されるべきものであると解釈されるでしょう。

しかし，処方箋の交付を受けた患者が保険医療機関の待合室で急に具合が悪くなり，動けなくなってしまうこともまれにあると思いますので，そのようなケースまで絶対に認められないということではないと考えます。ただし，それを故意に悪用し，その保険薬局の通常のサービスとして常態的に実施しているような悪質な行為については，共同指導や個別指導などにおいても指摘事項として挙げられるでしょう。そして，患者が処方箋を交付されたことを知らないままに行われているような事実が認められれば，それは明らかに不正行為，不正請求と判断されます。

Q 260 カラーコピーされた偽造処方箋や，処方内容の一部が改ざんされた処方箋を受け付けてしまった場合，保険薬局としてはどのような対応をしなければならないのでしょうか。

» A

偽造または改ざんされた処方箋により，患者が不正に調剤を受けた場合，もしくは受けようとした場合には，**全国健康保険協会（協会けんぽ）または健康保険組合に連絡するほか，最寄りの警察署への通報，最寄りの保健所や薬剤師会などへの情報提供を行ってください。**

カラーコピーによる偽造処方箋や処方内容の一部を改ざんした処方箋を悪用した，向精神薬などを不正に得ようとする事件がいまだに散見されるようです。このような場合の対応として，「保険薬局及び保険薬剤師療養担当規則」では，患者が不正行為により療養の給付（調剤）を受けようとしたときには，保険薬局に対し，「遅滞なく，意見を付して，その旨を全国健康保険協会又は当該健康保険組合に通知しなければならない」と規定しています（表1）。

また，厚生省（当時）から都道府県に対する通知においても，偽造処方箋が発見された場合には，「速やかに最寄りの警察署へ通報するとともに，最寄りの保健所，薬剤師会等へ遅滞なく情報提供を行い，被害拡大の防止に努めるよう指導されたい」と求めています（表2）。

普段からご所属の都道府県薬剤師会もしくは支部薬剤師会と相談しておくなど，そのようなケースが起きた場合の具体的な対応方法などについて確認しておくとよいでしょう。

表１　詐欺や不正行為の際の対応

（通知）
第７条　保険薬局は，患者が次の各号の一に該当する場合には，遅滞なく，意見を付して，その旨を全国健康保険協会又は当該健康保険組合に通知しなければならない。
　１　正当な理由がなくて，療養に関する指揮に従わないとき。
　２　<u>詐欺その他不正な行為により，療養の給付を受け，又は受けようとしたとき。</u>

（保険薬局及び保険薬剤師療養担当規則，昭和32年4月30日，厚生省令第16号）

その他

表2　偽造処方箋

処方せんの取扱いについては，薬剤師法（昭和35年8月10日 法律第146号）第24条の規定に基づき，薬剤師は，処方せん中に疑わしい点があるときは，その処方せんを交付した医師，歯科医師又は獣医師に問い合わせて，その疑わしい点を確かめた後でなければ，これによって調剤してはならないこととされているが，今般，別添参考※のとおり北海道及び静岡県よりカラーコピーによる処方せんの偽造に関する報告があったことから，貴管下薬局，関連機関等へ注意を喚起し，改めて徹底するよう指導されたい。 なお，当方に寄せられた報告は，いずれの場合も向精神薬の処方せんに関するものであることから，向精神薬が処方されている場合は，特に留意するよう周知されたい。 また，当方に報告があった事例については，いずれの場合も複数の薬局に相次いで偽造処方せんを持ち込んでいることから，偽造処方せんが発見された場合には，速やかに最寄りの警察署へ通報するとともに，最寄りの保健所，薬剤師会等へ遅滞なく情報提供を行い，被害拡大の防止に努めるよう指導されたい。 （※別添は省略）

（カラーコピーによる偽造処方せんに関する留意事項について，平成11年5月14日，医薬企第61号・医薬麻第747号）

資　料

疑義解釈資料掲載について

診療報酬および調剤報酬に関わる厚生労働省，日本薬剤師会の解釈資料は，これまで年度ごとに掲載していました。しかし，掲載項目が増加し，必要な解釈部分を探しにくい状況となっていたことから，本書平成22年版から点数の組み立てに沿った並びに変更し利便性の向上を図っています。

各解釈の頭にある番号は便宜的につけています。出典を確認する場合は下記の脚注をご覧ください。なお，令和4年度改定以前の解釈資料については，内容を一部修正または削除しています。

【脚注の記載】

厚生労働省保険局医療課（事務連絡）

厚6① →令和6年度診療報酬改定に係る疑義解釈資料（その1）（令和6年3月28日）
厚6② →令和6年度診療報酬改定に係る疑義解釈資料（その2）（令和6年4月12日）
厚6③ →令和6年度診療報酬改定に係る疑義解釈資料（その3）（令和6年4月26日）
厚6④ →令和6年度診療報酬改定に係る疑義解釈資料（その4）（令和6年5月10日）
厚6⑤ →令和6年度診療報酬改定に係る疑義解釈資料（その5）（令和6年5月17日）
厚4① →令和4年度診療報酬改定に係る疑義解釈資料（その1）（令和4年3月31日）
厚4③ →令和4年度診療報酬改定に係る疑義解釈資料（その3）（令和4年4月11日）
厚4⑥ →令和4年度診療報酬改定に係る疑義解釈資料（その6）（令和4年4月21日）
厚4㊼ →令和4年度診療報酬改定に係る疑義解釈資料（その47）（令和5年4月5日）
厚2① →令和2年度診療報酬改定に係る疑義解釈資料（その1）（令和2年3月31日）
厚2⑤ →令和2年度診療報酬改定に係る疑義解釈資料（その5）（令和2年4月16日）
厚30 →平成30年度診療報酬改定に係る疑義解釈資料（平成30年3月30日・5月25日）
厚28 →平成28年度診療報酬改定に係る疑義解釈資料（平成28年3月31日・4月25日・5月19日）
厚26 →平成26年度診療報酬改定に係る疑義解釈資料（平成26年3月31日・4月4日・4月10日）
厚24 →平成24年度診療報酬改定に係る疑義解釈資料（平成24年3月30日・4月20日・4月27日）
厚22 →平成22年度診療報酬改定に係る疑義解釈資料（平成22年3月29日・4月30日・6月4日・6月11日）
厚20 →平成20年度診療報酬改定に係る疑義解釈資料（平成20年3月28日・5月9日）
厚18 →平成18年度診療報酬改定に係る疑義解釈資料（平成18年3月28日）
厚16 →平成16年度診療報酬改定に係る疑義解釈資料（平成16年3月30日）

日本薬剤師会

薬22 →平成22年度調剤報酬改定等に係るQ&A（平成22年3月19日）
薬20 →平成20年度調剤報酬改定等に係るQ&A（平成20年3月25日・4月17日）
薬18 →平成18年度調剤報酬改定等に係るQ&A（平成18年3月29日・4月7日）
薬16 →平成16年度調剤報酬改定等に係るQ&A（平成16年4月1日）

1．調剤技術料

(1) 調剤基本料

Q1 保険薬局の新規指定を受ける際に，例えば以下の場合について，同一グループ内の薬局数についてどのように考えればよいか。

①令和6年8月に新規指定を受ける場合

②令和7年4月に新規指定を受ける場合

A 指定の日の属する月が5月から12月であれば当年4月末時点の，1月から4月までであれば前年4月末時点の同一グループの薬局数（当該保険薬局を含む。）で判断されたい。したがって，①及び②のいずれについても令和6年4月末時点の同一グループの薬局数（当該保険薬局を含む。）で判断することとなる。 (厚6③)

Q2 保険薬局の新規指定を受けようとする開設者が，新たにグループに所属することとなった場合，同一グループ内の薬局数についてどのように考えればよいか。

A 指定の日の属する月が5月から12月であれば当年4月末時点の，1月から4月までであれば前年4月末時点の当該開設者を含めた同一グループの薬局数（当該保険薬局を含む。）で判断し，新たに所属することになった時点の薬局数では判断しない。

(厚6③)

Q3 同一グループ内の処方箋受付回数の合計が1月に4万回を超えるグループが新規に開設した保険薬局について，新規指定時における調剤基本料の施設基準の届出の際は，同一グループの処方箋受付回数が1月に4万回を超えるグループに属しているものとして取り扱うことでよいか。

A よい。なお，同一グループ内の処方箋受付回数の合計が1月に3万5千回を超える場合及び40万回を超える場合並びに同一グループの保険薬局の数が300以上である場合についても同様の考え方である。 (厚4①)

Q4 情報通信機器を用いた服薬指導を行った場合において，当該服薬指導に係る処方箋の受付回数は，処方箋の受付回数に含めるのか。

A 含める。なお，特定の保険医療機関に係る処方箋による調剤の割合については，情報通信機器を用いた服薬指導を行った場合に係る処方箋の受付回数を特定の保険医療機関に係る処方箋の受付回数及び同一期間内に受け付けた全ての処方箋の受付回数に含めず算出する。 (厚4①)

Q5 注1のただし書きの施設基準（医療を提供しているが，医療資源の少ない地域に所在する保険薬局）及び注2の施設基準（保険医療機関と不動産取引等その他特別な関係を有している保険薬局）のいずれにも該当する場合，調剤基本料1と特別調剤基本料のどちらを算定するのか。

A 必要な届出を行えば，注1のただし書きに基づき調剤基本料1を算定することができる。（厚2①）

Q6 複数の保険医療機関が交付した処方箋を同時にまとめて受け付けた場合，注3の規定により2回目以降の受付分の調剤基本料は100分の80となるが，「同時にまとめて」とは同日中の別のタイミングで受け付けた場合も含むのか。

A 含まない。同時に受け付けたもののみが対象となる。（厚2①）

Q7 特別調剤基本料への該当性の判断には，保険薬局の開局年月日が含まれている。保険薬局の開設者の変更等の理由により，新たに保険薬局に指定された場合であっても遡及指定を受けることが可能な程度に薬局や患者の同等性が保持されているときには，当該薬局が最初に指定された年月日により特別調剤基本料への該当性を判断することで良いか。

A 最初に保険薬局として指定された年月日により判断する。（厚2⑤）

Q8 特定の保険医療機関に係る処方箋による調剤の割合を算出する際に除くこととしている，同一グループの保険薬局の勤務者には，保険薬局に勤務する役員も含まれるか。また，例えば本社の間接部門の勤務者等についても，含まれるか。

A 同一グループの保険薬局の勤務者には役員を含める。また，間接部門の勤務者等でも，保険薬局業務に関与する部門の勤務者であれば含める。（厚30）

Q9 特定の保険医療機関に係る処方箋による調剤の割合（処方箋集中率）について，「特定の保険医療機関に係る処方箋の受付回数（同一保険医療機関から，歯科と歯科以外の処方箋を受け付けた場合は，それらを合計した回数とする。）を，当該期間に受け付けた全ての処方箋の受付回数で除して得た値」とされたが，以下の場合の当該保険薬局の処方箋受付回数と集中率はどのように算出することになるか。

保険薬局の1年間の処方箋受付回数

A医療機関（歯科以外）	2,000回
A医療機関（歯科）	100回
A医療機関以外	20,000回

※A医療機関が最も処方箋受付回数が多い

A 処方箋受付回数について

2,000 + 100 + 20,000 = 22,100回　となる。

処方箋集中率について

((2,000 + 100) /22,100) × 100 = 9.5%　となる。（厚30）

Q10 年度内に新規に開設した保険薬局に対する調剤基本料注4（50/100減算）及び服薬管理指導料の特例の適用期間はどのように考えたらよいか。

A 開設日の属する月の翌月1日から1年間の実績により判断し，それ以降は前年5月から当年4月末までの実績により当年6月からの適用について判断すること。最初の判定までの間はこれらの減算又は特例は適用しないこと。（厚30）

Q11 新規に指定された保険薬局（遡及指定が認められる場合を除く。）が，新規指定時に調剤基本料の施設基準を届出後，一定期間を経て，処方箋受付回数の実績の判定をした際に，算定している調剤基本料の区分が変わらない場合は，施設基準を改めて届け出る必要はないと考えてよいか。

A 貴見のとおり。ただし，毎年8月1日現在で届出の基準の適合性を確認し，その結果について報告を行うことが必要となる。

なお，新規指定時に届け出た調剤基本料の区分から変更になった場合は速やかに届け出ること。（厚28）

Q12 既に指定を受けている保険薬局がある薬局グループに新たに属することになり，その結果，調剤基本料3の施設基準の要件に該当することになった場合は，年度の途中であっても調剤基本料の区分を変更するための施設基準を改めて届け出る必要があるか。

A 既に指定を受けている保険薬局としては，調剤基本料は6月1日から翌年5月末日まで適用されているので，同一グループに新たに所属したことをもって改めて届け出ることは不要であり，所属する前の調剤基本料が算定可能である。なお，次年度の調剤基本料の区分は，当年5月1日から翌年4月末日までの実績に基づき判断し，現在の区分を変更する必要がある場合は翌年5月中に調剤基本料の区分変更の届出を行うこと。（厚28）

Q13 同一グループ内の処方箋受付回数を計算する際，4月末時点に所属する保険薬局のうち，前年5月1日以降に所属することになった保険薬局については，処方箋受付回数を計算する際に同一グループに所属する以前の期間も含めて計算することでよいか。

A 貴見のとおり。前年5月1日から当年4月末の処方箋受付回数をもとに計算すること。（厚28）

Q14 不動産の賃貸借取引関係について，同一グループの範囲の法人が所有する不動産を保険医療機関に対して賃貸している場合は対象となるという理解でよいか。

A 貴見のとおり。（厚28）

Q15 同一グループの確認はどのようにするのか。

A 同一グループの範囲については，保険薬局の最終親会社等に確認を行い判断すること。また，当該最終親会社等にあっては，保険薬局が同一グループに属していることを確認できるよう，グループ内の各保険薬局に各グループに含まれる保険薬局の親会社，子会社等のグループ内の関係性がわかる資料を共有し，各保険薬局は当該資料を保管しておくこと。（厚28）

Q16 不動産の賃貸借の取引を確認する際，名義人として対象となる開設者の近親者とはどの範囲を指すのか。

A　直系2親等，傍系2親等を指す。　（厚28）

Q17　不動産の賃貸借取引関係を確認する範囲は「保険医療機関及び保険薬局の事業の用に供されるもの」とされているが，薬局の建物のほか，来局者のための駐車場（医療機関の駐車場と共有している場合も含む。）も含まれるのか。

A　含まれる。　（厚28）

Q18　調剤基本料の注4におけるかかりつけ薬局の基本的な機能に係る業務の算定回数について，処方箋受付1回につき複数項目を算定した場合は，算定項目ごとに回数をカウントしてよいか。

A　貴見のとおり。　（厚28）

Q19　調剤基本料の注4（所定点数の100分の50に相当する点数により算定）に該当する保険薬局は，地域支援体制加算を算定することが可能か。また，当該保険薬局の服薬管理指導料についてはどのように取り扱えばよいか。

A　算定できる。服薬管理指導料については45点または59点を算定する。
（厚28）

Q20　特定の保険医療機関に係る処方箋受付回数及び特定の医療機関に係る処方箋による調剤の割合（集中率）の計算については，調剤基本料の施設基準に規定されている処方箋の受付回数に従い，受付回数に数えない処方箋を除いた受付回数を用いることでよいか。

A　貴見のとおり。　（厚28）

Q21　調剤基本料および後発医薬品調剤体制加算の適用区分の計算にあたっては，健康保険法，国民健康保険法および後期高齢者医療制度に係る処方箋のみ（これらとの公費併用を含む）が対象であると理解してよいか。たとえば，公費単独扱いである生活保護に係る処方箋については，除外して計算するものと理解してよいか。

A　その通り。　（薬22）

①分割調剤時の調剤基本料（医師の分割指示に係る処方箋によるものを除く場合）

Q1　2回目と3回目の分割調剤を行った場合，それぞれ5点を算定することが可能か。

A　分割して調剤をする毎にそれぞれ算定する（ただし，長期投薬に係る処方箋の場合に限る。後発医薬品に係る処方箋の場合は，2回目のみ算定する）。（厚16）

Q2　2回目以降の分割調剤にかかる調剤基本料の算定は内服薬のみが対象ということか。

A　内服薬以外の薬剤も対象となる。（厚16）

Q3　2回目以降の分割調剤にかかる調剤基本料は，時間外加算等の対象となるか。

A　時間外加算，休日加算及び深夜加算を算定する場合の基礎額に含まれるので，当該加算の対象となる。（厚16）

Q4　同一薬局で分割調剤した場合，2回目以降（後発医薬品の試用に係る分割調剤の場合は2回目のみ）の調剤基本料は分割調剤として5点を算定するが，2回目以降を別の薬局で調剤した場合は何点となるのか。

A　2回目以降を異なる薬局で調剤した場合は，その薬局に適用される調剤基本料を算定する。（薬16）

Q5　分割調剤に係る調剤基本料（5点）は，投与日数が14日分以下の処方箋についても算定できるか。

A　薬剤の保存の困難性などの理由による場合には，14日分以下の処方箋を分割調剤しても，分割調剤時の調剤基本料（5点）は算定できないが，後発医薬品の試用を目的とした場合は算定できる。ただし，分割調剤の行為は，算定の可否にかかわらず実施できる。（薬16）

Q6　同一薬局で分割調剤した場合，2回目以降の処方箋受付は調剤基本料の区分を判断する上での受付回数としてカウントするのか。

A　同一薬局における分割調剤に係る2回目以降の処方箋受付については，通常の処方箋受付回数としてカウントしない。（薬16）

Q7　同一医師による処方箋のうち，通常の処方箋（新規）と分割調剤に係る処方箋を同時に調剤した場合，調剤基本料はそれぞれ算定できるか。

A　同一医師による処方箋であるか否かにかかわらず，新規の処方箋については通常の調剤基本料，分割調剤に係る処方箋については調剤基本料として5点をそれぞれ算定できる。（薬16）

(2) 地域支援体制加算

Q1　地域支援体制加算，連携強化加算及び在宅薬学総合体制加算の施設基準において，地域の行政機関又は薬剤師会等を通じて各加算の要件に示す情報を周知することとされているが，どのように周知すればよいのか。

A　各加算の施設基準において求められる機能等について，地域の住民や行政機関，保険医療機関，訪問看護ステーション及び福祉関係者等が当該情報を把握しやすいよう，市町村や地区の単位で整理し，周知することが求められるため，保険薬局においては，当該薬局の所在地の地域でこれらの対応を実施することになる行政機関又は薬剤師会等と相談されたい。また，このような情報は定期的に更新されている必要があり，さらに，都道府県単位で集約して周知されていることがより望ましい。

各加算に関して周知すべき情報としては，各加算の要件に基づき，例えば以下のようなものが考えられるが，これらに限らず地域にとって必要な情報を収集及び整理すること。

○地域支援体制加算

（当該加算で求めている周知すべき情報）

休日，夜間を含む開局時間外であっても調剤及び在宅業務に対応できる体制に係る情報

（具体的な項目例）

・休日，夜間に対応できる薬局の名称，所在地，対応できる日時（開局日，開局時間），連絡先等（地域ごとに，輪番制の対応も含め，具体的な日付における休日，夜間対応できる薬局の情報を示すこと）

○連携強化加算

（当該加算で求めている周知すべき情報）

災害や新興感染症における対応可能な体制に係る情報

（具体的な項目例）

・改正感染症法に基づく第二種協定指定医療機関としての指定に係る情報

・オンライン服薬指導の対応の可否
・要指導医薬品・一般用医薬品の取扱いに係る情報
・検査キット（体外診断用医薬品）の取扱いに係る情報

○在宅薬学総合体制加算
（当該加算で求めている周知すべき情報）
患者の急変時等の開局時間外における在宅業務に対応できる体制に係る情報
（具体的な項目例）
・開局時間外の在宅業務への対応の可否（対応可能な時間帯を含む。）
・医療用麻薬（注射薬を含む。）の取扱いに係る情報
・高度管理医療機器の取扱いの可否
・無菌製剤処理の対応の可否（自局での対応の可否を含む。）
・小児在宅患者（医療的ケア児等）の対応の可否
・医療材料・衛生材料の取扱いの可否
なお，既にこのような情報を地域で整理し，ホームページで公表しているものの，各加算で周知が求められる項目の一部が対応していない場合には，当面の間は，対応できていない情報を追加的にまとめた一覧を公表するなどの対応で情報を補完することでも差し支えない。（厚6②）

Q2 前問における周知について，薬局機能情報提供制度による情報に含まれる情報については，当該制度の情報提供をもって周知を行ったものとみなしてよいか。

A 不可。各施設基準において求める情報の周知については，薬局機能情報提供制度による網羅的な情報提供ではなく，地域における医薬品提供体制について，各加算の施設基準において求められる機能をわかりやすくまとめた形で情報提供を行うことが必要であり，また，休日，夜間対応については，地域で対応できる薬局の情報が随時更新される必要がある。（厚6①）

Q3 地域支援体制加算，連携強化加算及び在宅薬学総合体制加算の施設基準に関し，各加算の要件に示す情報を地域の薬剤師会を通じて周知しているが，当該薬剤師会が会員のみを対象として当該情報を整理，収集して公表している場合，施設基準を満たしていることになるか。

A 加算の要件の対応として適切ではないため不可。当該加算を届け出る保険薬局が所在する地域において，地域の住民や行政機関，保険医療機関，訪問看護ステーション及び福祉関係者等が当該情報を把握しやすいよう，地域の薬剤師会等の会員であるか

非会員であるかを問わず，市町村や地区の単位で必要な情報を整理し，周知されている必要がある。 （厚6③）

Q4 令和6年度診療報酬改定前の地域支援体制加算（以下本問において「旧加算」という。）の届出を行っていた保険薬局について，調剤基本料の区分が令和6年6月から変更となる場合であって，新たに令和6年度診療報酬改定後の地域支援体制加算（以下本問において「新加算」という。）の届出を行う場合，新加算に係る経過措置の適用をどのように考えればよいか。

A 変更後の調剤基本料に対応した新加算の施設基準に係る経過措置が適用される。（例えば，令和6年5月時点で調剤基本料1及び旧加算1の届出を行っていた保険薬局が，令和6年6月から調剤基本料2に変更となる場合は，新加算3又は4の施設基準の経過措置が適用されることになる。） （厚6①）

Q5 地域支援体制加算の施設基準において，要指導医薬品及び一般用医薬品の販売は，「48薬効群の品目を取り扱うこと」とされているが，48薬効群の医薬品全てを薬局で備蓄しておく必要があるのか。

A そのとおり。購入を希望して来局する者の求めに応じて，適切な医薬品が提供できるよう，薬局に必要かつ十分な品目を常備している必要がある。 （厚6①）

Q6 地域支援体制加算の施設基準における要指導医薬品及び一般用医薬品について，保険薬局に併設される医薬品の店舗販売業（医薬品，医療機器等の品質，有効性及び安全性の確保等に関する法律第25条第1号に基づく許可を有する店舗をいう。）において，これらの要指導医薬品等の全部又は一部を取り扱っている場合について，どのように考えればよいか。

A 当該保険薬局において要指導医薬品及び一般用医薬品の販売を求めていることから，販売にあたっての相談応需や指導，情報提供等の対応は薬局で行うことが必要であるが，薬局で要指導医薬品等を販売できる体制であれば，これらの品目を併設される医薬品の店舗販売業に備蓄しているものを用いることは差し支えない。

なお，要指導医薬品等の販売にあたっては，購入を希望して来局する者が，症状等に応じた医薬品が適切に選択できるよう，また，当該薬局を利用している患者であれば当該患者の服薬状況を一元的，継続的に把握することを前提に，必要な指導及び情報提供を行うこと。 （厚6①）

Q7 地域支援体制加算の施設基準において,「たばこ及び喫煙器具を販売していないこと。」が要件とされているが,この場合における「たばこ」とは何を指すのか。

A 健康増進法(平成14年法律第103号)第28条第1号にいう「たばこ」が該当する。また,同法の規制対象とならない喫煙器具であっても,薬局は医療法における医療提供施設であることに加え,地域支援体制加算が地域医療に貢献すること等への評価であることを踏まえ,その取扱いについては適切に対応されたい。 (厚6①)

Q8 地域支援体制加算について,緊急避妊薬を備蓄するとともに,当該医薬品を必要とする者に対する相談について適切に応需・対応し,調剤を行う体制を整備していることとされているが,届出にあたっては調剤の実績が必要となるか。

A 不要。なお,当該医薬品を必要とする者が来局した際に直ちに対応できる体制を常に整備しておく必要がある。 (厚6①)

Q9 地域支援体制加算の施設基準において,「オンライン診療に伴う緊急避妊薬の調剤等の対応も適切に行えるようにするため,「「オンライン診療の適切な実施に関する指針」を踏まえた緊急避妊に係る診療の提供体制整備に関する薬剤師の研修について(依頼)」(令和2年1月17日医薬・生活局総務課長通知)に基づく緊急避妊薬を調剤する薬剤師に対する研修を受講していることが望ましい。」とされているが,研修を受講せずに緊急避妊薬を備蓄している場合であっても要件をみたすか。

A オンライン診療に伴い薬局で緊急避妊薬を入手する必要がある者も想定されるため,可能な限り都道府県薬剤師会が開催する研修を受講しておくことが望ましい。なお,都道府県薬剤師会における研修の実施状況により受講することが困難である場合には,今後研修が開催された場合の薬剤師の受講計画を作成しておくこと。

また,緊急避妊薬は単に備蓄していれば要件を満たすものではなく,利用者への相談体制の整備や,地域における相談窓口等を把握しておくことが必要である。

(厚6①)

Q10　地域支援体制加算の施設基準において，「休日，夜間を含む開局時間外であっても調剤及び在宅業務に対応できる体制が整備されていること。」とあり，「地域医療の確保の観点から，救急医療対策の一環として設けられている輪番制に参加している場合も含まれる。」とされているが，例えば年に1回当番として，輪番に参加する場合であって要件を満たすか。

A　満たさない。休日・夜間対応の具体的な頻度は地域の実情に応じて判断すべきものであるが，当該要件が地域医療の確保を評価する観点によるものであることに鑑みれば，形式的に輪番に参加している程度の頻度ではなく，地域において輪番制が十分に機能するよう，定期的に休日・夜間の対応を行うことが必要である。（厚6①）

Q11　地域支援体制加算の施設基準において，これまで患者宅で残薬の調整等を行った場合は外来服薬支援料1を算定することで，地域支援体制加算の実績要件に含めることができたが，在宅移行初期管理料を算定した場合に，外来服薬支援料1に相当する業務として地域支援体制加算の実績要件に含まれるような取扱いはできないのか。

A　できない。在宅移行初期管理料は，地域支援体制加算の実績要件に含まれない。（厚6①）

Q12　地域支援体制加算の施設基準における「地域の多職種と連携する会議」とは，どのような会議が該当するのか。

A　次のような会議が該当する。

ア　介護保険法第115条の48で規定され，市町村又は地域包括支援センターが主催する地域ケア会議

イ　指定居宅介護支援等の事業の人員及び運営に関する基準（平成11年厚生省令第38号）第13条第9号で規定され，介護支援専門員が主催するサービス担当者会議

ウ　地域の多職種が参加する退院時カンファレンス（厚2①）

Q13　「地域の多職種と連携する会議」への参加実績は，非常勤の保険薬剤師が参加した場合も含めて良いか。

A　良い。ただし，複数の保険薬局に所属する保険薬剤師の場合にあっては，実績として含めることができるのは1箇所の保険薬局のみとする。（厚2①）

Q14　地域支援体制加算の算定要件に「当該保険薬局の開局時間は，平日は1日8時間以上，土曜日又は日曜日のいずれかの曜日には一定時間以上開局し，かつ，週45時間以上開局していること」とあるが，祝日を含む週（日曜始まり）については，「週45時間以上開局」の規定はどのように取り扱うのか。

A　国民の祝日に関する法律（昭和23年法律第178号）第3条に規定する休日並びに1月2日，3日，12月29日，12月30日及び31日が含まれる週以外の週の開局時間で要件を満たすか否か判断すること。（厚28）

Q15　地域支援体制加算の算定要件について，「土曜日又は日曜日のいずれかの曜日には一定時間以上開局」とあるが，「一定時間以上」は具体的に何時間必要か。

A　地域支援体制加算の開局時間の要件は，特定の医療機関の診療時間にあわせるのではなく，地域住民のため，必要なときに調剤応需や相談等に応じられる体制を評価するために定めたものである。平日は毎日1日8時間以上の開局が必要であるが，土曜日又は日曜日の開局時間に関しては，具体的な時間数は規定しない。ただし，算定要件を満たすためだけに開局するのではなく，地域の保険医療機関や患者の需要に対応できる開局時間を確保することが必要である。（厚28）

Q16　地域支援体制加算の算定要件について「患者のプライバシーに配慮していること」とされているが，具体的にはどのような対応が必要となるのか。

A　患者との会話のやりとりが他の患者に聞こえないように配慮する必要がある。具体的には，複数のカウンターがある保険薬局はその両サイドをパーテーションで区切ることが考えられる。また，カウンターと待合室との距離が短い場合は十分な距離を確保することや，会話が他の患者に聞こえないような対策をとるなど，やりとりが漏れ聞こえないような対応が必要となる。（厚28）

Q17　連携する保険薬局の要件である「近隣」の定義はあるか。

A　地域における患者の需要に対応できること等が必要である。（厚26）

Q18　地域支援体制加算の要件である調剤従事者等の資質の向上を図るための研修とは，地域薬剤師会による研修会でも良いか。

A　良い。職員等に対する研修実施計画を作成し，当該計画書に基づき資質向上のための研修を行うことであり，地域の薬剤師会による研修以外に，研修認定薬剤師制度の対象学会，セミナー等の参加もあり得る。また特に，研修時間，講師などについても規約はない。なお，研修で用いた資料は必要に応じて参照できるよう保存・管理を行うこと。（厚16）

Q19 施設基準を満たした調剤薬局において，2回目以降の分割調剤5点の調剤基本料算定時に（医師の分割指示に係る処方箋によるものを除く），地域支援体制加算は認められるのか。

A 認められない。（厚16）

(3) 連携強化加算

Q1 連携強化加算及び医療DX推進体制整備加算の施設基準として，「サイバー攻撃に対する対策を含めセキュリティ全般について適切な対応を行うこと」とされており，「薬局におけるサイバーセキュリティ対策チェックリスト」及び「薬局におけるサイバーセキュリティ対策チェックリストマニュアル～薬局・事業者向け～」を活用することとされているが，これらの資料が更新された場合には，いつまでに，その内容を踏まえて当該体制を見直すことが必要か。

A 医療情報システムを取り巻く環境は刻一刻と変動していくものであり，セキュリティに関する内容も，最新のガイドライン，チェックリスト等を活用し，適切な対応を行う必要があることから，関係するガイドライン等が更新された場合には，速やかに対応する必要がある。

なお，現時点においては，『令和6年度版「薬局におけるサイバーセキュリティ対策チェックリスト」及び「薬局におけるサイバーセキュリティ対策チェックリストマニュアル～薬局・事業者向け～」について』（令和6年5月13日付医政参発0513第9号・医薬総発0513第2号，医政局特定医薬品開発支援・医療情報担当参事官・医薬局総務課長通知）の別添1および別添2が最新の資料となるが，厚生労働省のホームページに医療情報システムの安全管理に関するガイドラインに関する最新の情報が掲載されているので，適宜参照されたい。

https://www.mhlw.go.jp/stf/shingi/0000516275_00006.html （厚6⑤）

Q2 連携強化加算に関する施設基準において，保険薬局の保険薬剤師が年1回以上，感染症に係る最新の科学的知見に基づいた適切な知識を習得することを目的とした研修及び新型インフルエンザ等感染症等に係る医療の提供に当たっての訓練を受けることとされているが，当該加算の届出までにこれらの研修及び訓練を受けていなければならないのか。

A 届出までに当該研修及び当該訓練を受けていなくても差し支えないが，当該加算で求められることに対応する前提となるため，できる限り速やかに実施すること。また，保険薬局の保険薬剤師が年1回以上，必要な研修及び訓練を受けることができるよう，あらかじめ計画を策定し，確実に実施することも必要である。

なお，厚生労働省の事業により，公益社団法人日本薬剤師会が薬局における新興感染症への対応を含めた感染対策に係る研修プログラムや研修資材等の作成を行ったところであり，準備が整い次第厚生労働省のホームページに掲載される予定である。

（厚6⑤）

(4) 後発医薬品調剤体制加算

Q1 後発医薬品調剤体制加算について，いわゆるバイオAG（先行バイオ医薬品と有効成分等が同一の後発医薬品）はバイオ後続品と同様に後発医薬品の使用割合に含まれるのか。

A 含まれる。（厚2⑤）

Q2 後発医薬品調剤体制加算に係る施設基準の届出については，届出後の内容に変更が生じない限り，改めて行う必要はないのか。

A 届出後については，毎月，直近3カ月間の後発医薬品の規格単位数量が所定割合（80%，85%，90%）以上であることを確認しなければならないが，当該基準を満たしている限りは改めて届出を行う必要はない（別途，毎年8月1日現在の状況については報告が必要）。

当該基準を下回った場合には，速やかに変更の届出を行う必要がある。（薬20）

Q3 後発医薬品の規格単位数量の計算にあたり，小数点の部分については四捨五入して差し支えないか。それとも，切り捨てるのか。

A 小数点部分は切り捨てた上で判断する。（薬20）

(5) 在宅薬学総合体制加算

Q1 在宅薬学総合体制加算2の施設基準について,「無菌製剤処理を行うための無菌室, クリーンベンチ又は安全キャビネットを備えていること。」とあるが, 他の薬局の設備を共同利用することが確保されている場合であっても要件を満たすか。また, このような設備について必要な規格等の要件や, 設置する際の留意点はあるのか。

A 在宅薬学総合体制加算2は, 特に高度な在宅医療の提供体制を評価するものであり, 無菌製剤処理に係る要件については, 自局で必要な設備を整備していることが必要であるため, 他の薬局の無菌調剤室を共同利用できる体制を確保していることでは要件を満たさない。

無菌製剤処理を行うための設備に関しては, 特に規格等の要件はないが, 薬局で必要な無菌製剤処理ができる設備を備えること。

また, これらの設備に関しては, 単に設置していれば要件を満たすものではなく, 設備の清掃やプレフィルターの洗浄等の日常の管理や清浄度, HEPAフィルターの性能等に係る定期的な保守点検を実施することなどにより, 必要が生じた際に速やかに無菌製剤処理を実施できる状態を維持していなければ, 要件を満たしていると考えることはできない。

なお, 無菌製剤処理を実施する環境の確保に当たっては, 公益社団法人日本薬剤師会「薬局における無菌製剤（注射剤）の調製について」も参考にされたい。（厚6④）

Q2 在宅協力薬局が訪問薬剤管理指導を実施し, 在宅基幹薬局が在宅患者訪問薬剤管理指導料を算定した場合, 在宅薬学総合体制加算の届出に係る算定回数については, どちらの薬局のものとして計上するのか。

A 在宅基幹薬局の算定回数として計上する。（厚24）

Q3 在宅患者訪問薬剤管理指導料を算定している患者について, 当該患者の薬学的管理指導計画に係る疾病と別の疾病又は負傷に係る臨時の投薬が行われた場合にも, 在宅薬学総合体制加算は算定できるのか。

A 算定できる。（厚24）

Q4 在宅薬学総合体制加算の届出に係る管理・指導の実績は，届出時の直近1年間の在宅薬剤管理指導（在宅患者訪問薬剤管理指導料，在宅患者緊急訪問薬剤管理指導料，在宅患者緊急時等共同指導料，居宅療養管理指導費，介護予防居宅療養管理指導費）の合計算定回数により判断するが，同加算は届出からどの程度適用することができると解釈するのか。また，届出を行った以降も，直近1年間の状況を毎月計算する必要があるのか。

A 在宅薬学総合体制加算は，届出時の直近1年間の実績で判断し，届出が受理された日の属する月の翌月1日（月の最初の開庁日に届出が受理された場合は，当月1日）から当年度の5月末日まで適用することができる（それ以後は，前年5月1日から当年4月末日までの実績により，当年6月1日から1年間適用）。したがって，その間は毎月直近の算定実績を計算する必要はない。（厚24）

Q5 在宅薬学総合体制加算の届出に係る在宅薬剤管理指導の実績（直近1年間の合計算定回数）については，①在宅患者訪問薬剤管理指導料（在宅患者オンライン薬剤管理指導料を除く），②在宅患者緊急訪問薬剤管理指導料，③在宅患者緊急時等共同指導料，④居宅療養管理指導費，⑤介護予防居宅療養管理指導費が対象とされているが，それ以外（退院時共同指導料）は，算定実績の対象には含まれないのか。

A そのとおり。（厚24）

(6) 医療DX推進体制整備加算

Q1 医療DX推進体制整備加算の施設基準において，「医療DX推進の体制に関する事項及び質の高い医療を提供するための十分な情報を取得し，及び活用して調剤を行うことについて，当該保険薬局の見やすい場所に掲示していること。」とされており，（イ）から（ハ）までの事項が示されているが，（イ）から（ハ）までの事項は別々に掲示する必要があるか。また，掲示内容について，参考にするものはあるか。

A まとめて掲示しても差し支えない。また，掲示内容については，以下のURLに示す様式を参考にされたい。

◎オンライン資格確認に関する周知素材について

｜周知素材について（これらのポスターは医療DX推進体制整備加算の掲示に関する施設基準を満たします。）

https://www.mhlw.go.jp/stf/index_16745.html（厚6①）

Q2　医療DX推進体制整備加算の施設基準において，「マイナンバーカードの健康保険証利用を促進する等，医療DXを通じて質の高い医療を提供できるよう取り組んでいる保険薬局であること。」を当該保険薬局の見やすい場所に掲示することとしているが，「マイナ保険証を促進する等，医療DXを通じて質の高い医療を提供できるよう取り組んでいる」については，具体的にどのような取組を行い，また，どのような掲示を行えばよいか。

A　保険薬局において「マイナ保険証をお出しください」等，マイナ保険証の提示を求める案内や掲示（前問に示す掲示の例を含む。）を行う必要があり，「保険証をお出しください」等，単に従来の保険証の提示のみを求める案内や掲示を行うことは該当しない。（厚6①）

Q3　医療DX推進体制整備加算の算定要件として，「紙の処方箋を受け付け，調剤した場合を含めて，調剤結果を電子処方箋管理サービスに登録」することとされているが，保険薬局において1週間分の調剤結果をまとめて登録するような場合でも要件を満たすか。

A　不可。処方医への疑義照会を踏まえた薬剤の変更等を含め，最新の薬剤情報を活用できるようにするため，調剤後速やかに調剤結果を電子処方箋管理サービスに登録すること。（厚6②）

(7) 分割調剤

①処方薬の長期保存の困難その他の理由，後発医薬品の試用

Q1　後発医薬品の分割調剤は，内用薬だけでなく，外用薬なども対象となるのか。

A　医薬品の長期保存の困難性などの理由から分割調剤する場合と同様に，対象となる。（薬20）

Q2　分割調剤にあたり，医薬品の長期保存の困難性などの理由によるケースと後発医薬品の試用を目的とするケースが混在する場合には，どちらの分割調剤を行ったものとして算定しなければならないのか。

A　いずれか一方の点数しか算定できないが，どちらの分割調剤として算定しても差し支えない。ただし，長期保存の困難性などの理由で分割調剤を行った場合には，2回目の調剤時において服薬管理指導料等を算定することはできない。（薬20）

②医師の分割指示に係る処方箋

Q1 分割指示に係る処方箋について，何回目の分割調剤であるかにかかわらず，別紙を含む全ての処方箋が提出されない場合は，処方箋を受け付けられないという理解でよいか。

A 貴見のとおり。 (厚30)

Q2 同一医療機関で複数の診療科から発行された処方箋を同時に受け付けた際に，ある診療科からの処方箋は分割指示があり，他の診療科の処方箋では分割指示がない場合，調剤報酬の算定はどのように取り扱うべきか。

A 通常，同一患者から同一日に複数の処方箋を受け付けた場合は受付回数を1回とするが，分割指示の処方箋が含まれる場合に限っては，同時に受け付けた場合であっても，分割指示の処方箋として1回，分割指示のない処方箋として1回のように，処方箋ごとに別で取り扱い，それぞれの受付ごとに調剤報酬を算定して差し支えない。

なお，このような事例については，特定の診療科の処方箋のみ分割調剤することが妥当かどうか確認の上，医師に疑義照会するなど必要な対応を行うこと。 (厚28)

Q3 上記の際に，分割指示の処方箋が複数あり，分割指示の方法（分割回数や期間）が異なる場合，どのように取り扱うべきか。

A 分割指示が異なる場合は，分割調剤の方法が異なることにより，患者が適切に服薬できるか等の妥当性を確認の上，医師に疑義照会するなど必要な対応を行うべきである。 (厚28)

Q4 調剤基本料の「注11」の医師の指示に伴う分割調剤について，例えば2回目の調剤時に，残薬や副作用が確認され，医師に疑義照会して2回目以降の処方内容が変更された場合，重複投薬・相互作用等防止加算又は在宅患者重複投薬・相互作用等防止管理料の算定は可能と理解してよいか。

A 貴見のとおり。

なお，当該分割調剤時に算定できる点数は，重複投薬・相互作用等防止加算又は在宅患者重複投薬・相互作用等防止管理料を含んだ技術料の合計を分割回数で按分した点数を算定する（ただし，服薬情報等提供料は按分しない）。 (厚28)

Q5 調剤基本料の「注11」の医師の指示に伴う分割調剤について，例えば，分割指示が3回で，1回目は時間外加算の対象，2回目は時間外加算の対象外，3回目は時間外加算の対象の場合，どのように算定することになるか。

A それぞれの分割調剤を実施する日に，当該処方箋について分割調剤を実施しない場合に算定する点数（調剤基本料及びその加算，調剤調製料及びその加算並びに薬学管理料）を合算した点数の3分の1に相当する点数を算定する（ただし，服薬情報等提供料は按分しない）。したがって，調剤時に時間外加算の要件を満たす場合には，当該加算も合算した点数に基づき算定することになる。

【具体例】（90日分処方 → 30日×3回の分割指示，調剤時には一包化を行う）
※薬剤料は調剤した分を算定

〈1回目〉

項目	点数	
・調剤基本料1	45点	
・地域支援体制加算1	32点	
・薬剤調製料（2剤の場合）	48点	
・時間外加算	245点	
・調剤管理料（2剤の場合）	120点	（90日分）
・服薬管理指導料	45点	
・外来服薬支援料2	240点	（90日分）
計	775点	× 1/3 ＝ 258点＋薬剤料（30日分）

〈2回目〉

項目	点数	
・調剤基本料1	45点	
・地域支援体制加算1	32点	
・薬剤調製料（2剤の場合）	48点	
・調剤管理料（2剤の場合）	120点	（90日分）
・服薬管理指導料	45点	
・外来服薬支援料2	240点	（90日分）
計	530点	× 1/3 ＋30点 ＝ 207点＋薬剤料（30日分）

・服薬情報等提供料1　30点

〈3回目〉※時間外加算を含めて合算する。

項目	点数	
・調剤基本料1	45点	
・地域支援体制加算1	32点	
・薬剤調製料（2剤の場合）	48点	
・時間外加算	245点	
・調剤管理料（2剤の場合）	120点	（90日分）
・服薬管理指導料	45点	
・外来服薬支援料2	240点	（90日分）
計	775点	× 1/3 ＋30点 ＝ 288点＋薬剤料（30日分）

・服薬情報等提供料1　30点

（厚30）

(8) リフィル処方箋

Q1 「リフィル処方箋により調剤した場合は，調剤した内容，患者の服薬状況等について必要に応じ処方医へ情報提供を行うこと」とされているが，この場合において，服薬情報等提供料は算定可能か。

A 算定要件を満たしていれば，服薬情報等提供料1又は2を算定可。（厚4①）

Q2 リフィル処方箋による2回目以降の調剤については，「前回の調剤日を起点とし，当該調剤に係る投薬期間を経過する日を次回調剤予定日とし，その前後7日以内」に行うこととされているが，具体的にはどのように考えればよいか。

A 例えば，次回調剤予定日が6月13日である場合，次回調剤予定日を含まない前後7日間の6月6日から6月20日までの間，リフィル処方箋による調剤を行うことが可能である。ただし，調剤した薬剤の服薬を終える前に次回の調剤を受けられるよう，次回調剤予定日までに来局することが望ましいこと等を患者に伝えること。（厚4①）

Q3 リフィル処方箋の写しは，いつまで保管する必要があるのか。

A 当該リフィル処方箋の写しに係る調剤の終了日から3年間保管すること。（厚4①）

Q4 一般名処方によるリフィル処方箋を受け付けた場合，2回目以降の調剤においてはどのように取り扱えばよいか。

A 2回目以降の調剤においても，一般名処方されたものとして取り扱うことで差し支えないが，初回来局時に調剤した薬剤と同一のものを調剤することが望ましい。

（厚4①）

Q5 リフィル処方箋を次回調剤予定日の前後7日以外の日に受け付けた場合は，当該リフィル処方箋による調剤を行うことはできるか。

A 不可。なお，調剤可能な日より前に患者が来局した場合は，再来局を求めるなど適切に対応すること。（厚4①）

(9) 薬剤調製料（内服薬，外用薬）

Q1 内服薬と外用薬の薬剤調製料の取扱いについて，同一の有効成分であって同一剤形の薬剤が複数ある場合は，その数にかかわらず1剤（1調剤）とされているが，「同一剤形」の範囲はどのように考えたらよいか。

A 下記の剤形については，それぞれ別剤形として取り扱う。

○内用薬

錠剤，口腔内崩壊錠，分散錠，粒状錠，カプセル剤，丸剤，散剤，顆粒剤，細粒剤，末剤，液剤，シロップ剤，ドライシロップ剤，経口ゼリー剤，チュアブル，バッカル，舌下錠

○外用薬

軟膏剤，クリーム剤，ローション剤，液剤，スプレー剤，ゼリー，パウダー剤，ゲル剤，吸入粉末剤，吸入液剤，吸入エアゾール剤，点眼剤，眼軟膏，点鼻剤，点耳剤，耳鼻科用吸入剤・噴霧剤，パップ剤，貼付剤，テープ剤，硬膏剤，坐剤，膣剤，注腸剤，口嗽剤，トローチ剤

（参考：「薬価算定の基準について」（令和6年2月14日保発0214第1号）の別表1）

なお，本取扱いは，内服薬と外用薬に係る薬剤調製料における考え方であり，例えば，調剤時の後発医薬品への変更に関する剤形の範囲の取扱いとは異なることに留意すること。

（厚28）

(10) 浸煎薬・湯薬

Q1 湯薬の薬剤調製料は調剤日数に応じた点数となったが，薬剤料はどのように計算するのか。1日分を所定単位として計算した上で調剤日数を乗じるのか，それとも，従来どおり1調剤分を所定単位として計算するのか。

A 湯薬の薬剤料については，内服薬に係る計算方法と同様に「1調剤ごとに1日分」を所定単位として計算する。ただし，浸煎薬については，従来どおり「1調剤分」を所定単位とする。

（薬22）

Q2 従来の自家製剤加算における「浸煎剤，湯剤」の算定要件と同様，2種類以上の生薬を混合調剤した場合に算定するものなのか。

A 浸煎薬とは，生薬の種類数に関係なく，生薬を薬局において浸煎し，液剤として製したものをいい，湯薬とは，薬局において2種類以上の生薬（粗切，中切又は細切したもの）を混合調剤し，患者が服用するために煎じる量ごとに分包したものをいう。

（厚16）

Q3 浸煎薬，湯薬について，自家製剤加算及び計量混合調剤加算を併せて算定することは可能か。

A 従来の浸煎剤，湯剤に係る自家製剤加算を廃止・再編した上で新たに浸煎薬及び湯薬の薬剤調製料（旧・調剤料）を設定したものであり，自家製剤加算及び計量混合調剤加算を併せて算定することはできない。（厚16）

Q4 浸煎薬又は湯薬を屯服として服用した場合の薬剤調製料の算定はどうなるのか。

A 浸煎薬及び湯薬の薬剤調製料については，それぞれの調製にかかる調剤技術を評価したものであることから，浸煎薬及び湯薬の定義に合致するものであれば，浸煎薬及び湯薬として算定する。（厚16）

Q5 次のような場合，浸煎薬または湯薬の薬剤調製料は何調剤として算定するか。

例）処方1	生薬A末	3g	
	生薬B末	3g	
	生薬C末	6g	分3毎食後×28日分
処方2	生薬D末	3g	
	生薬E末	3g	分3毎食後×14日分

A 2調剤として算定する。（薬16）

(11) 無菌製剤処理加算

Q1 施設基準に適合した薬局において麻薬を無菌製剤処理した場合，無菌製剤処理加算と併せて麻薬加算も算定可能と理解して良いか。

さらに，当該麻薬の服用及び保管状況等について説明の上で必要な薬学管理等を行った場合は，無菌製剤処理加算及び麻薬加算と併せて麻薬管理指導加算についても算定可能と理解して良いか。

A いずれも貴見のとおり。（厚26）

Q2 中心静脈栄養法用輸液及び抗悪性腫瘍剤のうち1以上に加えて麻薬を合わせて1つの注射剤として無菌製剤処理を行い，主たるものとして，中心静脈栄養法用輸液又は抗悪性腫瘍剤の所定点数のみを算定した場合であっても，無菌製剤処理加算と併せて麻薬加算も算定可能と理解して良いか。

さらに，当該麻薬の服用及び保管状況等について説明の上で必要な薬学管理等を行った場合は，無菌製剤処理加算及び麻薬加算と併せて麻薬管理指導加算についても算定可能と理解して良いか。

A いずれも貴見のとおり。（厚26）

Q3 中心静脈栄養法用輸液，抗悪性腫瘍剤又は麻薬のうち2以上を合わせて1つの注射剤として無菌製剤処理を行った場合，無菌製剤処理加算については，主たるものの所定点数のみを算定すると理解して良いか。

A 貴見のとおり。（厚26）

Q4 無菌調剤室を有しない薬局が他の薬局の無菌調剤室を利用して無菌製剤処理を行った場合（医薬品医療機器法施行規則第11条の8第1項のただし書における無菌調剤室の共同利用），予め無菌調剤室提供薬局の名称・所在地について地方厚生局に届け出ていれば，無菌製剤処理加算を算定できると理解して良いか。

A 貴見のとおり。（厚26）

Q5 以下について，無菌製剤処理加算を算定できると理解して良いか。

① 無菌製剤処理を行うにつき十分な施設又は設備を有しない薬局の薬剤師が，他局の無菌調剤室を利用して無菌製剤処理を行う

② 無菌製剤処理を行うにつき十分な施設又は設備を有しない薬局の薬剤師が，他局のクリーンベンチを利用して無菌製剤処理を行う

A ①については，医薬品医療機器法施行規則第11条の8第1項のただし書に該当するケースであり，届出を行った上で算定可能である。

②の設備（クリーンベンチ，安全キャビネット）の共同利用については，薬機法において認められていない。（厚26）

(12) 自家製剤加算

Q1 自家製剤加算について，錠剤を分割する場合は，割線の有無にかかわらず，所定点数の100分の20に相当する点数を算定するのか。

A そのとおり。 (厚4①)

Q2 自家製剤加算における「同一剤形」の範囲は，どのように考えたらよいか。

A 内服薬の下記の剤形については，それぞれ別剤形として取り扱うこと。その他については，内服薬及び外用薬における「同一剤形」の取扱いと同様である。なお，本取扱いは，内服薬に係る自家製剤加算における考え方であり，例えば，調剤時の後発医薬品への変更に関する剤形の範囲の取扱いとは異なることに留意すること。

○内用薬
①錠剤，口腔内崩壊錠，分散錠，粒状錠，カプセル剤，丸剤
②散剤，顆粒剤，細粒剤，末剤

（参考）「薬価算定の基準について」（令和6年2月14日保発0214第1号）別表1 (厚4①)

Q3 自家製剤加算について「調剤した医薬品と同一剤形及び同一規格を有する医薬品が薬価基準に収載されている場合は算定できないこと」とされているが，以下のような場合も同様に算定できないと理解してよいか。

RP A錠200mg 1回1.5錠 疼痛時服用
（注 A錠と同一有効成分の100mg規格は薬価基準に収載されていないが，300mg規格が収載されている。）

A この場合，200mg錠を1.5錠調剤したとしても，同量に相当する300mg錠があるので算定不可。 (厚28)

Q4 自家製剤加算および計量混合調剤加算のうち，「特別の乳幼児用製剤を行った場合」の点数は廃止されたが，乳幼児の調剤のために，矯味剤等を加えて製剤した場合や微量のために賦形剤・矯味矯臭剤等を混合した場合には，自家製剤加算又は計量混合調剤加算を算定できるという理解で良いか。

A 貴見のとおり。 (厚24)

Q5　6歳未満の乳幼児（以下単に「乳幼児」という。）の調剤のために，矯味剤等を加えて製剤した場合や微量のために賦形剤・矯味矯臭剤等を混合した場合には，自家製剤加算又は計量混合調剤加算を算定することができるとされているが，当該加算は，乳幼児ごとにその必要性を適切に判断した上で行われるものであって，すべての乳幼児に対して一律に算定できるものではないという理解で良いか。

A　貴見のとおり。　（厚24）

Q6　自家製剤加算において，錠剤の半割を行った場合に算定する区分（錠剤，丸剤，カプセル剤，散剤，顆粒剤又はエキス剤の内服薬。ただし，特別の乳幼児用製剤を行った場合を除く。）については，投与日数が7又はその端数を増すごとに所定点数を算定することとされたが，この「投与日数」とは，服用時点に関係なく，実際に自家製剤の上調剤した日数と解釈してよいか。

A　その通り。隔日投与等の場合であっても実際に自家製剤の上調剤した日数分について算定する。　（厚20）

Q7　自家製剤加算を算定した場合には，計量混合調剤加算は算定できないとあるが，剤が異なる場合は，算定可能か。

A　以下の事例のように，「剤」が異なれば，両者の算定は可能である。

◇別剤（2剤）の場合

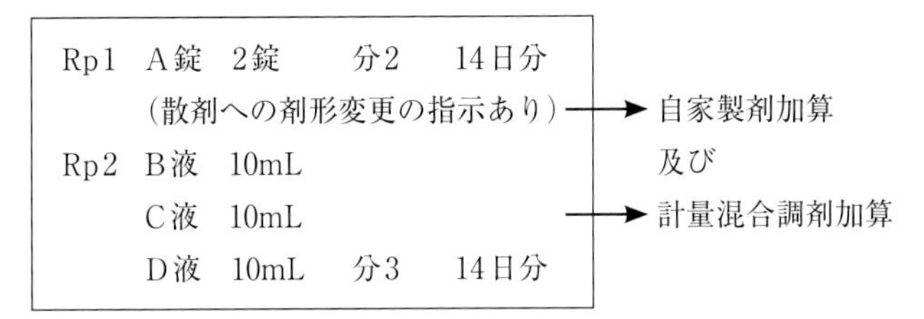

◇同一剤（1剤）の場合

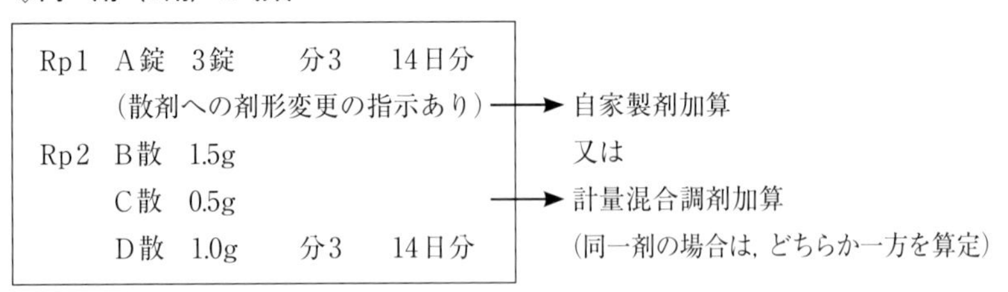

（厚16）

Q8 1回量が1錠に満たない場合など，錠剤を粉砕し乳糖などを賦形して散剤とした場合などに使用した乳糖は，薬剤料として別途請求可能か。

A 賦形剤は請求できる。なお，自家製剤加算は，個々の患者の特性に合わせ，市販されている剤形，含量では対応できない場合の製剤技術を評価したものであり，製剤工程中に使用した製剤化に必要な安定剤，溶解剤，矯味・矯臭剤などは，薬価収載されているものであっても別に請求することはできない。 (厚16)

(13) 計量混合調剤加算

Q1 例のように濃度を変更するなどの目的で，2種類以上の薬剤の比率を変えて混合した処方が複数ある場合は，それぞれの処方を別調剤として取り扱った上で，計量混合調剤加算を算定できるか。

例) Rp.1　A剤10g
　　　　　B剤20g　} 混合

　　Rp.2　A剤20g
　　　　　B剤20g　} 混合

A 2種類の薬剤を計量し，かつ，混合した処方が複数ある場合は，それぞれについて計量混合調剤加算を算定できる。(例の場合は，Rp.1とRp.2のそれぞれについて，薬剤調製料と計量混合調剤加算を算定できる) (厚28)

Q2 医師の指示に基づき，液剤に散剤を加え，用時振とうして服用するよう患者に指示の上交付したものは，計量混合調剤加算が算定可能か。

A 計量混合調剤加算は，①2種類以上の散剤または顆粒剤を各々計量混合した場合，②2種類以上の液剤を各々計量混合した場合，③2種類以上の軟・硬膏剤を各々計量混合した場合であり，それ以外には，調剤上の特殊な技術工夫を伴わない，ドライシロップ剤と液剤の混合なども計量混合調剤加算の対象である。 (厚16)

Q3 ブロチン液とセネガシロップを混合した場合には，計量混合調剤加算を算定するのか。

A その通り。自家製剤加算は，個々の患者の特性に合わせ，市販されている剤形，含量では対応できない場合の製剤技術を評価したものであり，原則，剤形変更が伴う場合に算定可能である。一方，計量混合調剤加算は，剤形変更を認めない散剤，顆粒剤，液剤，軟・硬膏剤の混合の場合に算定する。

また，以下のような計量混合の場合も計量混合調剤加算を算定できる。

①軟膏＋クリーム

②散剤＋顆粒 （厚16）

Q4 計量混合調剤加算は，内服薬及び屯服薬の場合のみか。

A その他，外用剤として軟・硬膏剤，外用散剤，外用液剤も算定可能である。（厚16）

Q5 服用しやすくするためにシロップ剤に単シロップなどの矯味・矯臭剤を加えても計量混合調剤加算が算定できるか。

A 医療上の必要性が認められる場合は算定可能であるが，医療上の必要性が認められず，患者の希望に基づく甘味剤等の添加では計量混合調剤加算は算定できない。なお，当該サービスについて，一定の要件を満たせば患者から費用を徴収しても差し支えない。（厚16）

Q6 計量混合調剤加算の場合，賦形のみでは算定不可か。

A 算定できない。処方された医薬品が微量のためそのままでは調剤又は服用が困難である場合において，医師の了解を得た上で賦形剤などを混合した場合に算定できるのは，乳幼児のみである。ただし，医療上の必要性から処方箋上に保険医が乳糖などの混合の指示をした場合は，計量混合調剤加算を算定できる。（厚16）

(14) 時間外加算等，夜間・休日等加算

Q1 平日の開局時間が午後7時までの保険薬局において，来局患者が多かったため，やむを得ず平日の午後8時まで開局時間を延長した場合は，午後7時から8時までの間に処方箋を持参した患者について，夜間・休日等加算を算定しても差し支えないか。

A 差し支えない。ただし，夜間・休日等加算の算定にあたっては，開局時間を薬局内外に表示するとともに，同加算の対象となる日および受付時間帯を薬局内に掲示しておく必要がある。（薬20）

Q2 土曜日の開局時間が午後3時までの保険薬局において，土曜日の午後3時過ぎにいったん閉局した後，午後5時に患者から処方箋調剤の求めがあった場合は，夜間・休日等加算を算定しても差し支えないか。それとも，従来の時間外加算を算定すべきか。

A 夜間・休日等加算を算定して差し支えない。従来の時間外加算は，午前8時前と午後6時以降が標準とされているため，土曜日の午後6時までは算定できない。ただし，夜間・休日等加算の算定にあたっては，開局時間を薬局内外に表示するとともに，同加算の対象となる日および受付時間帯を薬局内に掲示しておく必要がある。 (薬20)

Q3 同一薬局において分割調剤を行った場合であっても（医師の分割指示に係る処方箋によるものを除く），2回目以降の調剤時に夜間・休日等加算を算定することは可能か。

A 夜間・休日等加算は「処方箋受付1回につき」算定するものとされている。同一薬局において分割調剤を行った際の2回目以降の調剤は，処方箋受付回数には含まれない取り扱いとなることから，夜間・休日等加算は算定することができない。 (薬20)

Q4 平日の開局時間が午後7時までの保険薬局において，いったん午後7時に閉局した後，午後9時に患者から調剤の求めがあったために，調剤を実施した上で時間外加算（100分の100）を算定したが，その間，さらに別の患者からも調剤の求めがあった。この場合，2人目の患者については，1人目の患者と同様に時間外加算を算定しても差し支えないか。それとも，夜間・休日等加算を算定しなければならないのか。

A 時間外加算を算定して差し支えない。 (薬20)

Q5 日曜日と祝日を休日としている薬局が，近隣の医療機関が急きょ日曜日に診療することとなったため，それに合わせて日曜日に臨時に開局し，常態として調剤応需の態勢をとったような場合には，夜間・休日等加算を算定しても差し支えないか。

A 差し支えない。ただし，夜間・休日等加算の算定要件である開局時間の表示や同加算の対象日・受付時間帯の掲示が必要であることは言うまでもない。

なお，当日の開局が，輪番制などによる休日当番に該当し，「客観的に休日における救急医療の確保のために調剤を行っていると認められる」場合には，従来通り，休

日加算を算定することができる。 (薬20)

2. 薬学管理料

(1) 調剤管理料

Q1 調剤管理料における「内服薬」に，浸煎薬及び湯薬は含まれないのか。

A そのとおり。 (厚4①)

Q2 内服薬（内服用滴剤，浸煎薬，湯薬及び屯服薬であるものを除く。）と外用薬が同時に処方された場合，調剤管理料1及び調剤管理料2を同時に算定可能か。

A 不可。内服薬（内服用滴剤，浸煎薬，湯薬及び屯服薬を除く。）以外のみが処方された場合，調剤管理料2を算定する。 (厚4①)

(2) 重複投薬・相互作用等防止加算

Q1 重複投薬・相互作用等防止加算及び在宅患者重複投薬・相互作用等防止管理料の算定対象の範囲について，「そのほか薬学的観点から必要と認める事項」とあるが，具体的にはどのような内容が含まれるのか。

A 薬剤師が薬学的観点から必要と認め，処方医に疑義照会した上で処方が変更された場合は算定可能である。具体的には，アレルギー歴や副作用歴などの情報に基づき処方変更となった場合，薬学的観点から薬剤の追加や投与期間の延長が行われた場合は対象となるが，保険薬局に備蓄がないため処方医に疑義照会して他の医薬品に変更した場合などは当てはまらない。 (厚28)

Q2 これまでの「重複投薬・相互作用防止加算」では，同一医療機関の同一診療科の処方箋について処方変更があったとしても算定できないとされていたが，平成28年度診療報酬改定で見直した「重複投薬・相互作用等防止加算」及び「在宅患者重複投薬・相互作用等防止管理料」については，同一医療機関の同一診療科から発行された処方箋であっても，重複投薬，相互作用の防止等の目的で，処方医に対して照会を行い，処方に変更が行われた場合は算定可能と理解してよいか。

A 「重複投薬・相互作用等防止加算」及び「在宅患者重複投薬・相互作用等防止管理料」は，薬学的観点から必要と認められる事項により処方が変更された場合には算定可能としているので，上記の内容も含め，これまで算定できないとされていた「薬剤の追加，投与期間の延長」等であっても，要件に該当するものについては算定可能で

ある。（厚28）

(3) 調剤管理加算

Q1 同一保険医療機関の複数診療科から合計で6種類以上の内服薬（特に規定するものを除く。）が処方されている患者について，調剤管理加算は算定可能か。

A 不可。（厚4①）

Q2 複数の保険医療機関から合計で6種類以上の内服薬（特に規定するものを除く。）が処方されている患者について，当該患者の複数の保険医療機関が交付した処方箋を同時にまとめて受け付けた場合，処方箋ごとに調剤管理加算を算定可能か。

A 算定不可。複数の保険医療機関が交付した同一患者の処方箋を同時にまとめて受け付けた場合，調剤管理加算は1回のみ算定できる。（厚4①）

Q3 「初めて処方箋を持参した場合」とは，薬剤服用歴に患者の記録が残っていない場合と考えてよいか。

A よい。ただし，薬剤服用歴等に患者の記録が残っている場合であっても，当該患者の処方箋を受け付けた日として記録されている直近の日から3年以上経過している場合には，「初めて処方箋を持参した場合」として取り扱って差し支えない。（厚4①）

Q4 「処方内容の変更により内服薬の種類が変更した場合」とは，処方されていた内服薬について，異なる薬効分類の有効成分を含む内服薬に変更された場合を指すのか。

A そのとおり。（厚4①）

Q5 調剤管理加算の施設基準における「過去一年間に服用薬剤調整支援料を1回以上算定した実績を有していること」について，「過去一年間」の範囲はどのように考えればよいか。

A 服用薬剤調整支援料の直近の算定日の翌日から翌年の同月末日までの間は，「1回以上算定した実績」を有するものとしてよい。例えば，令和6年4月20日に服用薬剤調整支援料を算定した場合，その翌日の令和6年4月21日から令和7年4月末日までの間，調剤管理加算の施設基準を満たすこととする。（厚4①）

(4) 医療情報取得加算

Q1 医療情報取得加算について，情報通信機器を用いた診療を行う場合であっても算定できるのか。

A 居宅同意取得型のオンライン資格確認等システムを活用することで，当該加算を算定できる。

なお，情報通信機器を用いた診療において，オンライン資格確認を行うに際しては，事前準備として，次の点について留意すること。

・あらかじめ，保険薬局において，オンライン資格確認等システムにおいて「マイナ在宅受付Web」のURL又は二次元コードを生成・取得すること等が必要であること。

・患者において，自らのモバイル端末等を用いて二次元コード等から「マイナ在宅受付Web」へアクセスし，マイナンバーカードによる本人確認を行うことで，オンライン資格確認が可能となり，薬剤情報等の提供について，同意を登録すること可能となること。

（参考）「訪問診療等におけるオンライン資格確認の仕組み（居宅同意取得型）の実施上の留意事項について」（令和6年3月21日保連発0321第1号・保医発0321第9号）
https://iryohokenjyoho.service-now.com/csm?id=kb_article_view&sysparm_article=KB0010235

（厚6①）

Q2 令和6年度診療報酬改定前の医療情報・システム基盤整備体制充実加算1又は2を算定した場合において，医療情報取得加算1又は2をいつから算定できるか。

A 医療情報取得加算は，診療報酬改定に伴い，加算の名称が変更された点数であり，算定時期の取扱いは改定前の医療情報・システム基盤整備体制充実加算から引き継ぐ。例えば，令和6年5月に医療情報・システム基盤整備体制充実加算1を算定した場合は，6月経過後に医療情報取得加算1又は2を算定できる。（厚6①）

Q3 医療情報取得加算1又は2について，6月に1回に限り所定点数に加算することとされているが，同一患者が複数の保険医療機関から交付された処方箋を受け付けた場合に，医療機関ごとに算定できるか。

A 算定不可。患者につき6月に1回に限り算定する。（厚6④）

(5) 服薬管理指導料

Q1 服薬管理指導料の「4」情報通信機器を用いた服薬指導を行った場合（オンライン服薬指導）及び在宅患者オンライン薬剤管理指導料における「関連通知」とは，具体的には何を指すのか。

A 「医薬品，医療機器等の品質，有効性及び安全性の確保等に関する法律施行規則等の一部を改正する省令の施行について（オンライン服薬指導関係）」（令和4年3月31日薬生発0331第17号。厚生労働省医薬・生活衛生局長通知）を指す。 （厚4①）

Q2 患者が日常的に利用する保険薬局の名称等の手帳への記載について，患者又はその家族等が記載する必要があるか。

A 原則として，患者本人又はその家族等が記載すること。 （厚2①）

Q3 手帳における患者が日常的に利用する保険薬局の名称等を記載する欄について，当該記載欄をシールの貼付により取り繕うことは認められるか。

A 認められる。 （厚2①）

Q4 「患者に残薬が一定程度認められると判断される場合には，患者の残薬の状況及びその理由を患者の手帳に簡潔に記載し，処方医に対して情報提供するよう努めること。」とされているが，残薬がどの程度あれば手帳に記載すべきか。

A 治療上の重要性や服用頻度が患者や薬剤ごとに異なるため，一概に判断することは困難である。数日分の残薬が判明した場合に必ず手帳に記載することは要しないが，記載の必要性は個別の事例ごとに保険薬剤師により判断されたい。 （厚2⑤）

Q5 調剤報酬明細書において，服薬管理指導料について手帳の持参の有無等により分けて記載することとなったが，患者に交付する明細書についても同様に分けて記載すべきか。

A 貴見のとおり。3月以内に再度処方箋を持参した患者か否か，3月以内に再度処方箋を持参した患者に対しては，手帳持参の有無が患者に分かるように記載すること。例えば，3月以内に再度処方箋を持参した患者の場合は服薬管理指導料の記載に加えて「手帳あり」又は「手帳なし」を，3月以内に再度処方箋を持参した患者以外の患者の場合は同指導料の記載に加えて「3月外」を追記することなどが考えられる。 （厚30）

Q6 服薬管理指導料「1」について，「3月内に再度処方箋を持参した患者」とあるが，3月を超えた処方箋であっても，当該指導料を算定するのはどのようなケースか。

A 1回の投薬が3ヶ月を超える場合の次回来局時などが考えられる。 (厚28)

Q7 手帳を持参していない患者に対して，患者から求めがなければ手帳に関する説明をしなくても59点を算定可能か。

A そのような患者については，手帳を保有することの意義，役割及び利用方法等について十分な説明を行い，患者が手帳を用いない場合はその旨を薬剤服用歴の記録に記載することとしているため，手帳に関する説明を全くしていない場合は服薬管理指導料を算定してはならない。 (厚28)

Q8 薬剤情報提供料（医科）の手帳記載加算や，服薬管理指導料（調剤）の算定に当たっては，薬剤服用歴が経時的に管理できる手帳（経時的に薬剤の記録が記入でき，必要事項を記録する欄がある薬剤の記録用の手帳）を用いることとされているが，算定のために必須のこれらの欄に加えて，医療・介護サービスを提供する事業者等による情報共有及び連携のため，患者自らの健康管理に必要な情報の記録（患者の状況・治療内容・サービス提供の状況等）を含めて総合的に記載することができる手帳についても，当該手帳として用いても差し支えないか。

A 差し支えない。 (厚28)

Q9 患者が電子版の手帳を持参してきたが，保険薬局が提携している電子版の手帳の運営事業者と患者が利用する電子版の手帳の運営事業者が異なる場合や運営事業者と提携していない保険薬局の場合など，薬剤師が薬局の電子機器等から患者の手帳の情報を閲覧できない場合はどのようになるのか。

A 電子版の手帳については，「電子版お薬手帳ガイドラインについて」（令和5年3月31日薬生総発第0331第1号）の「3. 提供施設が留意すべき事項」の「5）データの閲覧・書込」に示す一元的に情報閲覧できる仕組みが公益社団法人日本薬剤師会より提供されているので，当該仕組みの活用により，患者から手帳の情報が含まれる電子機器の画面を直接閲覧することなく情報把握することを原則とする。

このような仕組みが活用できない保険薬局においては，受付窓口等で患者の保有する手帳情報が含まれる電子機器の画面を閲覧し，薬剤服用歴に必要情報を転記した場合に限り，服薬管理指導料を算定可能とする。この際，患者の保有する電子機器を直接受け取って閲覧等を行おうとすることは，患者が当該電子機器を渡すことを望まない場合もあるので，慎重に対応すること。

なお，このような方法で情報を閲覧等できない場合は，患者が手帳を持参していない場合の点数（59点）を算定するのではなく，服薬管理指導料自体が算定できないことに留意すること。（厚28）

Q10 電子版お薬手帳の場合，手帳に記載すべき情報はどのように提供すべきか。

A 「電子版お薬手帳ガイドラインについて」（令和5年3月31日薬生総発第0331第1号）で示しているとおり，QRコードにより情報を提供すること。（厚28）

Q11 薬剤情報提供文書による「後発医薬品に関する情報」の提供にあたり，後発医薬品の有無については，含量違い又は類似した別剤形も含めて判断しなければならないのか。

A 同一規格・同一剤形で判断する。ただし，異なる規格単位を含めた後発医薬品の有無等の情報を提供することは差し支えない。（厚24）

Q12 調剤した先発医薬品に対応する後発医薬品の有無の解釈については，該当する後発医薬品の薬価収載日を基準に判断するのか。それとも，販売の有無で判断すればよいのか。

A 後発医薬品の販売の時までに適切に対応できれば良い。（厚24）

Q13 調剤した先発医薬品に対して，自局において支給可能又は備蓄している後発医薬品が複数品目ある場合，全品目の後発医薬品の情報提供をしなければならないのか。

A いずれか1つの品目に関する情報で差し支えない。（厚24）

Q14 調剤した薬剤が全て先発医薬品しか存在しない場合又は全て後発医薬品である場合は，「後発医薬品に関する情報」として，薬価収載の有無又は既に後発医薬品であることを患者に提供する事で足りると理解して良いか。また，薬価が先発医薬品より高額又は同額の後発医薬品については，診療報酬上の加算等の算定対象から除外されているが，これらについても後発医薬品であることを薬剤情報提供文書で提供するものと理解して良いか。

A いずれも貴見のとおり。 （厚24）

Q15 調剤した先発医薬品について，薬価基準に後発医薬品は収載されているが，自局の備蓄医薬品の中に該当する後発医薬品が1つもない場合は，「後発医薬品に関する情報」として，薬価収載の有無及び自局では該当する後発医薬品の備蓄がない旨を患者に提供することで足りると理解してよいか。

A 貴見のとおり。 （厚24）

Q16 調剤した先発医薬品に対する後発医薬品の情報提供にあたっては，当該品目の「名称及びその価格」を含むこととされているが，この価格とは，規格・単位当たりの薬価であることが必要か。それとも，たとえば投与日数に応じた患者負担分の金額等でも構わないのか。

A 調剤した先発医薬品との価格差が比較できる内容になっていれば，いずれの方法でも差し支えない。 （厚24）

Q17 服薬管理指導料の算定要件である「後発医薬品に関する情報」は，薬剤情報提供文書により提供することとされているが，当該情報は必ず同一の用紙でなければ認められないのか。

A 患者にとってわかりやすいものであれば，別紙であっても差し支えない。 （厚24）

Q18 服薬管理指導料の算定要件である「後発医薬品に関する情報」は，処方箋に後発医薬品への変更不可の指示があるか否かに関わらず，提供する必要があるのか。

A そのとおり。 （厚24）

Q19 服薬管理指導料の算定要件である「後発医薬品に関する情報」について，調剤した医薬品が先発医薬品に該当しない場合には，どのように取り扱うべきか。

A 医薬品の品名別の分類（先発医薬品／後発医薬品の別など）については，厚生労働省より「薬価基準収載品目リスト及び後発医薬品に関する情報について（令和6年4月17日適用）」※が公表されている。

この整理の中で，①「先発医薬品」であり，それに対する同一剤形・同一規格の後発医薬品が薬価収載されている場合は，1）該当する後発医薬品が薬価収載されていること，2）うち，自局で支給可能又は備蓄（以下「備蓄等」という。）している後発医薬品の名称とその価格（ただし，いずれの後発医薬品も備蓄等していなければ，後発医薬品の備蓄等がない旨でも可），②「先発医薬品」であるが，それに対する同一剤形・同一規格の後発医薬品が薬価収載されていない場合は，1）調剤した医薬品は先発医薬品であること，2）これに対する後発医薬品は存在しないこと（含量規格が異なる後発医薬品または類似する別剤形の後発医薬品がある場合に，その情報を提供することは差し支えない），③「後発医薬品」である場合は，調剤した医薬品は既に後発医薬品であること，④いずれにも該当しない場合は，長年に亘り使用されている医薬品であることや，漢方製剤や生薬であり後発医薬品は存在しないことなど－を「後発医薬品に関する情報」として患者へ提供することが求められる。

また，「後発医薬品に関する情報」に関しては，「可能であれば一般的名称も併せて記載することが望ましい」とされていることにも留意されたい。

※「薬価基準収載品目リスト及び後発医薬品に関する情報について（令和6年4月17日適用）」（今後，逐次更新予定。）
厚生労働省トップページ > 政策について > 分野別の政策一覧 > 健康・医療 > 医療保険 > 医療保険が適用される医薬品について > 薬価基準収載品目リスト及び後発医薬品に関する情報について（令和6年4月17日適用）
http://www.mhlw.go.jp/topics/2024/04/tp20240401-01.html （厚24）

Q20 服薬管理指導料に係る業務の中で，調剤した薬剤に関する情報提供は実施したが，患者から「文書による交付は不要」との申し出があった場合，その他の要件を満たしていれば，服薬管理指導料を算定できるか。

A 患者への薬剤情報提供文書の交付は，服薬指導の一環として実施される情報提供の中に含まれている手段の1つである。患者からの特段の申し出があったために，結果として患者に薬剤情報提供文書を交付しなかった場合であっても，患者の医薬品の適正使用が確保されるよう，文書を用いた説明を行うなど調剤した医薬品に関する情報提供が適切に実施されていれば問題ない。

ただし，その理由を薬剤服用歴の記録に記載すること。 （薬18）

Q21　服薬管理指導料に係る業務に含まれる薬剤情報提供は「文書又はこれに準ずるもの」により行うとあるが，「これに準ずるもの」とは具体的に何を指すのか。口頭による行為も含まれるのか。

A　視覚障害者に対する点字，ボイスレコーダー等への録音などが該当する。口頭による行為は含まれない。　（薬18）

(6) 麻薬管理指導加算

Q1　服薬管理指導料において，麻薬を調剤した場合に必要な薬学的管理及び指導を行った場合の加算は，毎回算定可能か。

A　服薬管理指導料を算定した日に限り算定可能である。　（厚16）

(7) 特定薬剤管理指導加算1

Q1　特定薬剤管理指導加算1について，「イ」又は「ロ」に該当する複数の医薬品がそれぞれ処方されている場合に，「イ」及び「ロ」はそれぞれ算定可能か。

A　特定薬剤管理指導加算1はハイリスク薬に係る処方に対して評価するものであり，1回の処方で「イ」又は「ロ」に該当する複数の医薬品が存在し，それぞれについて必要な指導を行った場合であっても，「イ」又は「ロ」のみ算定すること。　（厚6①）

Q2　特定薬剤管理指導加算1の「イ」について，以下の場合には算定できないと考えてよいか。

①患者としては継続して使用している医薬品ではあるが，当該薬局において初めて患者の処方を受け付けた場合

②同一成分の異なる銘柄の医薬品に変更された場合

A　いずれもそのとおり。なお，いずれの場合においても，保険薬剤師が必要と認めて指導を行った場合には，要件をみたせば特定薬剤管理指導加算1の「ロ」が算定可能。

（厚6①）

Q3　薬効分類上の「腫瘍用薬」，「不整脈用剤」，「抗てんかん剤」に該当するが他の効能も有する薬剤については，それぞれ，「悪性腫瘍」，「不整脈」，「てんかん」の目的で処方され，必要な指導等を実施した場合に限り算定可能と理解してよいか。

A　貴見のとおり。

なお，対象薬剤の一覧については，厚生労働省のホームページに掲載している。
http://www.iryohoken.go.jp/shinryohoshu/ （厚28）

Q4 これまで薬効分類上「腫瘍用薬」，「不整脈用剤」及び「抗てんかん剤」以外の薬効分類に属する医薬品であって，悪性腫瘍，不整脈及びてんかんに対応する効能を有するものについて，当該目的で処方された場合は「特に安全管理が必要な医薬品」に含まれるとされてきたが，この取扱いに変更はないか。また，薬局では得ることが困難な診療上の情報の収集については必ずしも必要としないとあるが，前述に該当する場合，当該目的で処方された場合か否かの確認をする必要はあるか。

A 処方内容等から「特に安全管理が必要な医薬品」に該当するか否かが不明である場合には，これまで通り，当該目的で処方されたものであるかの情報収集及び確認を行った上で，当該加算の算定可否を判断する必要がある。 （厚24）

Q5 特定薬剤管理指導加算1の対象となる「特に安全管理が必要な医薬品」の範囲は，診療報酬点数表の薬剤管理指導料の「2」の対象となる医薬品の範囲と同じと考えてよいか。

A その通り。 （厚22）

Q6 「特に安全管理が必要な医薬品」の範囲については，以下の考え方でよいか。

① 「抗悪性腫瘍剤」には，薬効分類上の「腫瘍用薬」が該当するほか，それ以外の薬効分類に属する医薬品であって悪性腫瘍に対する効能を有するものについて，当該目的で処方された場合が含まれる。

② 「不整脈用剤」には，薬効分類上の「不整脈用剤」が該当するほか，それ以外の薬効分類に属する医薬品であって不整脈に対する効能を有するものについて，当該目的で処方された場合が含まれる。

③ 「抗てんかん剤」には，薬効分類上の「抗てんかん剤」が該当するほか，それ以外の薬効分類に属する医薬品であっててんかんに対する効能を有するものについて，当該目的で処方された場合が含まれる。

A いずれもその通り。 （厚22）

Q7 特定薬剤管理指導加算1の対象となる「免疫抑制剤」の範囲については，以下の考え方でよいか。

① 薬効分類245「副腎ホルモン剤」に属する副腎皮質ステロイドの内服薬，注射薬及び外用薬は含まれるが，副腎皮質ステロイドの外用薬のうち，その他の薬効分類（131「眼科用剤」，132「耳鼻科用剤」，225「気管支拡張剤」，264「鎮痛，鎮痒，収斂，消炎剤」等）に属するものについては含まれない。

② 関節リウマチの治療に用いられる薬剤のうち，メトトレキサート，ミゾリビン，レフルノミド，インフリキシマブ（遺伝子組換え），エタネルセプト（遺伝子組換え），アダリムマブ（遺伝子組換え）及びトシリズマブ（遺伝子組換え）は含まれるが，金チオリンゴ酸ナトリウム，オーラノフィン，D-ペニシラミン，サラゾスルファピリジン，ブシラミン，ロベンザリット二ナトリウム及びアクタリットは含まれない。

③ 移植における拒絶反応の抑制等に用いられるバシリキシマブ（遺伝子組換え），ムロモナブ-CD3，アザチオプリン，エベロリムス，塩酸グスペリムス，タクロリムス水和物，シクロスポリン及びミコフェノール酸モフェチルは含まれる。

A いずれもその通り。（厚22）

Q8 特定薬剤管理指導加算1の対象となる「血液凝固阻止剤」には，血液凝固阻止目的で長期間服用するアスピリンは含まれるが，イコサペント酸エチル，塩酸サルポグレラート，ベラプロストナトリウム，リマプロストアルファデクス及び解熱・鎮痛を目的として投与されるアスピリンは含まれないと考えてよいか。

A その通り。（厚22）

Q9 特定薬剤管理指導加算1の対象となる「精神神経用剤」には，薬効分類112「催眠鎮静剤，抗不安剤」に属する医薬品及び薬効分類116「抗パーキンソン剤」に属する医薬品は含まれないと考えてよいか。

A その通り。薬効分類117「精神神経用剤」に属する医薬品のみが対象となる。

（厚22）

Q10 特定薬剤管理指導加算1の対象となる「抗HIV薬」には，薬効分類625「抗ウイルス剤」に属する医薬品のうち，HIV感染症，HIV-1感染症，後天性免疫不全症候群（エイズ）等の効能・効果を有するものが該当すると考えてよいか。

A その通り。 (厚22)

Q11 複数の適応を有する医薬品であって，特定薬剤管理指導加算1の対象範囲とされている適応以外の目的で使用されている場合であっても，同加算は算定可能であると理解してよいのか。

A 特定薬剤管理指導加算1の対象範囲以外の目的で使用されている場合には，同加算の算定は認められない。 (薬22)

(8) 特定薬剤管理指導加算2

Q1 特定薬剤管理指導加算1と特定薬剤管理指導加算2は併算定可能か。

A 特定薬剤管理指導加算2の算定に係る悪性腫瘍剤及び制吐剤等の支持療法に係る薬剤以外の薬剤を対象として，特定薬剤管理指導加算1に係る業務を行った場合は併算定ができる。 (厚2①)

Q2 患者が服用等する抗悪性腫瘍剤又は制吐剤等の支持療法に係る薬剤の調剤を全く行っていない保険薬局であっても算定できるか。

A 算定できない。 (厚2①)

Q3 電話等により患者の副作用等の有無の確認等を行い，その結果を保険医療機関に文書により提供することが求められているが，算定はどの時点から行うことができるのか。

A 保険医療機関に対して情報提供を行い，その後に患者が処方箋を持参した時である。

この場合において，当該処方箋は，当該加算に関連する薬剤を処方した保険医療機関である必要はない。なお，この考え方は，調剤後薬剤管理指導加算においても同様である。 (厚2①)

Q4 電話等による服薬状況等の確認は，メール又はチャット等による確認でもよいか。

A 電話の他，ビデオ通話による確認が必要であり，メール又はチャット等による確認は認められない。なお，電話等による患者への確認に加え，メール又はチャット等を

補助的に活用することは差し支えない。（厚2①）

(9) 特定薬剤管理指導加算3

Q1 特定薬剤管理指導加算3について，1回の処方で「イ」に該当する医薬品と「ロ」に該当する医薬品が同時に処方されている場合に，「イ」及び「ロ」をそれぞれ算定可能か。

A 特定薬剤管理指導料3の「イ」及び「ロ」は算定できる対象が異なることから，必要事項を満たした説明を行うのであれば算定可能。（厚6①）

Q2 特定薬剤管理指導加算3について，1つの医薬品が，「イ」と「ロ」の両方に該当する場合に，「イ」と「ロ」を重複して算定することが可能か。

A 当該事例が生じることは想定されないが，それぞれの観点で必要な説明をしているのであれば算定可能。（厚6①）

Q3 特定薬剤管理指導加算3の「イ」について，患者向けの医薬品リスク管理計画（以下，RMPという。）に係る資材を用いて指導を行った場合は，指導に使用した患者向けRMP資材を薬剤服用歴等に添付もしくは資材の名称等を記載する必要があるのか。

A 患者向けRMP資材の薬剤服用歴等への添付及び資材の名称等の記載は不要であるが，指導の要点を薬剤服用歴等に記載すること。（厚6①）

Q4 特定薬剤管理指導加算3の「イ」について，RMPに係る患者向け資材がない医薬品については算定できないのか。また，薬機法の再審査が終了し，RMPの策定・実施が解除された医薬品については算定の対象外になるのか。

A いずれの場合も算定不可。RMP提出品目及び資材については，医薬品医療機器総合機構のウェブサイトにて最新の情報を確認した上で指導をすること。
（https://www.pmda.go.jp/safety/info-services/drugs/itemsinformation/rmp/0001.html）（厚6①）

Q5 特定薬剤管理指導加算3の「ロ」の後発医薬品が存在する先発医薬品であって，一般名処方又は銘柄名処方された医薬品について，選定療養の対象となる先発医薬品を選択しようとする患者に対して説明を行った場合には，患者が先発医薬品を希望しているにもかかわらず，説明の結果，後発医薬品を選択して選定療養とならなかった場合も算定可能か。

A 可能である。 （厚6①）

(10) 乳幼児服薬指導加算

Q1 乳幼児服薬指導加算について，「指導の内容等について，手帳に記載すること」とされているが，手帳を持参していない患者に対して，手帳を交付又は手帳に貼付するシール等を交付した場合であっても，当該加算を算定できると理解してよいか。

A 乳幼児服薬指導加算については，手帳を利用しているが手帳を持参し忘れた患者にはシール等を交付することでよいが，手帳を利用していない患者に対しては手帳を交付した場合に算定できるものであること。

なお，シール等を交付した患者が次回以降に手帳を持参した場合は，当該シール等が貼付されていることを確認すること。 （厚28）

(11) 服薬管理指導料の特例（手帳の活用実績が相当程度あると認められない保険薬局）

Q1 服薬管理指導料の注13に規定する特例（手帳の活用実績が相当程度あると認められない保険薬局が算定する服薬管理指導料）の対象薬局について，かかりつけ薬剤師指導料，かかりつけ薬剤師包括管理料又は服薬管理指導料の注14に規定する特例（かかりつけ薬剤師と連携する他の薬剤師が対応した場合）は算定可能か。

A 不可。 （厚4①）

Q2 服薬管理指導料の特例について，「適切な手帳の活用実績が相当程度あると認められない保険薬局」に該当した場合であっても，直近3月間における割合が50％を上回った場合には，その時点で「適切な手帳の活用実績が相当程度あると認められない保険薬局」に該当しないとされているが，日単位ではなく月単位で判断することでよいか。

A 貴見のとおり。3月で算出した割合が50％を上回った翌月から，通常の服薬管理指導料を算定すること。 （厚30）

(12) 服薬管理指導料の特例（かかりつけ薬剤師との連携）

Q1 「算定に当たっては，かかりつけ薬剤師がやむを得ない事情により業務を行えない場合にかかりつけ薬剤師と連携する他の薬剤師が服薬指導等を行うことについて，･･･患者の同意を得ること」とあるが，処方箋を受け付け，実際に服薬指導等を実施する際に同意を得ればよいか。

A 事前に患者の同意を得ている必要があり，同意を得た後，次回の処方箋受付時以降に算定できる。 （厚4①）

Q2 かかりつけ薬剤師と連携する他の薬剤師に該当する薬剤師が，異動等により不在の場合は，次回の服薬指導の実施時までに，新たに別の薬剤師を当該他の薬剤師として選定すれば，当該服薬指導の実施時に服薬管理指導料の特例（かかりつけ薬剤師と連携する他の薬剤師が対応した場合）を算定可能か。

A 不可。次に要件を満たした際に算定可能。 （厚4①）

Q3 既にかかりつけ薬剤師指導料等の算定に係る同意を得ている患者に対し，かかりつけ薬剤師と連携する他の薬剤師が対応した場合の特例に係る同意を追加で得る場合は，かかりつけ薬剤師の同意書に追記する又は別に当該特例に係る同意を文書で得るといった対応をすればよいか。

A よい。ただし，既存の同意書に当該特例に係る同意に関して追記する場合には，当該同意を得た日付を記載するとともに，改めて患者の署名を得るなど，追記内容について新たに同意を取得したことが確認できるようにすること。また，別に文書により当該特例に係る同意を得る場合については，既存の同意書と共に保管すること。

（厚4①）

Q4 かかりつけ薬剤師と連携する他の薬剤師が対応することについて，事前に患者の同意を得ている場合であって，当該他の薬剤師が以下のとおり対応する場合は，それぞれ服薬管理指導料の特例（かかりつけ薬剤師と連携する他の薬剤師が対応した場合）を算定可能か。

① 週3回勤務の薬剤師が対応する場合

② 当該店舗で週3回，他店舗で週2回勤務の薬剤師が対応する場合

A かかりつけ薬剤師と連携する他の薬剤師の要件を満たせば，①及び②のいずれの場合についても算定可。 （厚4①）

Q5 かかりつけ薬剤師と連携する他の薬剤師については，かかりつけ薬剤師と同様に届出が必要か。

A 不要。 （厚4①）

Q6 服薬管理指導料の注14に規定する特例（かかりつけ薬剤師と連携する他の薬剤師が対応した場合）を算定した場合についても，服薬管理指導料の注13に規定する特例（手帳の活用実績が相当程度あると認められない保険薬局が算定する服薬管理指導料）に係る手帳を提示した患者への服薬管理指導料の算定回数の割合の算出に含める必要があるのか。

A そのとおり。 （厚4①）

Q7 服薬管理指導料の特例（かかりつけ薬剤師と連携する他の薬剤師が対応した場合）を算定した場合には，算定要件を満たせば服薬管理指導料の各注に規定する加算を算定できるのか。

A そのとおり。 （厚4①）

(13) かかりつけ薬剤師指導料，かかりつけ薬剤師包括管理料

Q1 かかりつけ薬剤師指導料及びかかりつけ薬剤師包括管理料の施設基準である「医療に係る地域活動の取組に参加していること」に該当するものとして，「疑義解釈資料の送付について（その3）」（平成28年5月19日事務連絡。以下「平成28年事務連絡」という。）別添1の問2において，「当面の間は要件に該当する」とされていた事例は，今後も要件として認められるのか。

A 「医療に係る地域活動の取組に参画していること」の要件についての考え方は，平成28年事務連絡の問1に示したとおりであり，同事務連絡の問2に示す活動についても，引き続き当面の間は差し支えないが，薬局の薬剤師として主体的・継続的に参画することが必要である。なお，実施期間が設定されている活動については，単に年に1回程度参加しているだけではなく，複数の活動に1年を通して，薬局の薬剤師として積極的に参画する必要がある。

（参考）「疑義解釈資料の送付について（その3）」（平成28年5月19日厚生労働省保険局医療課事務連絡）別添1（抄）

問1 かかりつけ薬剤師指導料及びかかりつけ薬剤師包括管理料の施設基準である，「医療に係る地域活動の取組に参画していること」について，どのように考えればよいか。

（答）「医療に係る地域活動の取組に参画していること」の要件についての考え方は，次のような活動に主体的・継続的に参画していることである。

・地域包括ケアシステムの構築に向けた，地域住民を含む，地域における総合的なチーム医療・介護の活動であること。
・地域において人のつながりがあり，顔の見える関係が築けるような活動であること。

具体的には，地域における医療・介護等に関する研修会等へ主体的・継続的に参加する事例として以下のようなことが考えられる。

①地域ケア会議など地域で多職種が連携し，定期的に継続して行われている医療・介護に関する会議への主体的・継続的な参加
②地域の行政機関や医療・介護関係団体等（都道府県や郡市町村の医師会，歯科医師会及び薬剤師会並びに地域住民に対して研修会等サービスを提供しているその他の団体等）が主催する住民への研修会等への主体的・継続的な参加

問2　上記の活動のほかに，「医療に係る地域活動の取組に参画していること」に該当するものはあるのか。

（答）本来の地域活動の取組としては，上記のような考え方に基づく活動に薬局の薬剤師として積極的に参画することが求められるが，以下のような事例も当面の間は要件に該当すると考えられる。なお，薬局として対応している場合は，届出に係る薬剤師が関与していることが必要である。

・行政機関や学校等の依頼に基づく医療に係る地域活動（薬と健康の週間，薬物乱用防止活動，注射針の回収など）への主体的・継続的な参画（ただし，薬局内でのポスター掲示や啓発資材の設置のみでは要件を満たしているとはいえない。）
・行政機関や地域医師会，歯科医師会，薬剤師会の協力のもとで実施している休日夜間薬局としての対応，休日夜間診療所への派遣・委嘱を受けて行う学校薬剤師の業務等　（厚6②）

Q2　かかりつけ薬剤師指導料又はかかりつけ薬剤師包括管理料（以下「かかりつけ薬剤師指導料等」という。）について，かかりつけ薬剤師が情報通信機器を用いた服薬指導を行う場合は算定可能か。

A　それぞれの算定要件を満たせば算定可。　（厚4①）

Q3　薬剤師が在籍・勤務期間中に，育児休業，産前・産後休暇又は介護休業（以下「育児休業等」という。）を取得した場合，当該薬剤師が育児休業等から復帰して1年又は3年以上経過しない限り，「当該保険薬局に1年以上の在籍」「3年以上の薬局勤務経験」の要件を満たさないのか。

A　育児休業等を取得した薬剤師については，育児休業等の期間を除いた通算の期間が1年又は3年以上であれば，要件を満たすものとする。したがって，育児休業等の取得前に1年以上在籍又は3年以上勤務していれば，育児休業等から復帰した時点にお

いても当該要件を満たすこととなる。

なお，この取扱いについては，地域支援体制加算の施設基準における管理薬剤師の在籍・勤務期間についても同様である。 (厚4①)

Q4 かかりつけ薬剤師指導料において，「必要に応じ，患者が入手している調剤及び服薬指導に必要な血液・生化学検査結果の提示について，患者の同意が得られた場合は当該情報を参考として，薬学的管理及び指導を行う。」とされているが，具体的にどのような業務を想定しているのか。

A 例えば，腎機能低下により投与量の調節が必要な薬剤が処方されている患者に対して，腎機能検査結果（血清クレアチニン（Cr），推定糸球体濾過量（eGFR））を参照するなどにより，用法・用量の適切性や有害事象の発現の有無を確認することが想定される。 (厚30)

Q5 かかりつけ薬剤師指導料及びかかりつけ薬剤師包括管理料の患者の同意取得について，例えば，患者が最初に来局した際にアレルギー歴や後発医薬品を使用することの意向等を確認するアンケートの中でかかりつけ薬剤師についても意向を確認した場合，そのアンケートの署名をもって同意を取得したことになるのか。

A アンケートを行う際に，アンケートとは別に，かかりつけ薬剤師を選択することの意向確認を行うことは差し支えないが，同意の取得に当たっては，かかりつけ薬剤師の業務内容，かかりつけ薬剤師を持つことの意義，役割等について，当該指導料を算定しようとする薬剤師が改めて説明した上で，かかりつけ薬剤師に対する患者の同意を取得する必要がある。また，アンケートへの署名ではかかりつけ薬剤師の同意を取得したことにならないので，別途，かかりつけ薬剤師への同意に係る署名であることが明確にわかるようにすること。 (厚28)

Q6 患者がかかりつけ薬剤師を別薬局の薬剤師に変更する場合はどのような対応が必要になるか。

A かかりつけ薬剤師指導料及びかかりつけ薬剤師包括管理料については，同一月内は同じ薬剤師により算定することが必要である。このため，患者の希望によりかかりつけ薬剤師を変更する場合，変更後のかかりつけ薬剤師は，変更前の算定状況を患者に確認して，算定可能となる時期(変更前のかかりつけ薬剤師が算定していた翌月以降)に留意して対応すること。この場合，変更前後の薬局においては，薬剤服用歴の記録に，かかりつけ薬剤師が変更された旨記載しておくこと。

なお，かかりつけ薬剤師は頻繁に変更されるものではないが，患者の引っ越し等の理由により，患者が別薬局で新たなかかりつけ薬剤師を選択する場合も想定されるため，かかりつけ薬剤師は患者に対して，かかりつけ薬剤師を変更する場合は，その旨を事前に伝えるよう説明しておくこと。（厚28）

Q7 かかりつけ薬剤師が退職する等の理由で，当該薬局の別の薬剤師に引き継ぎを行う場合，新たなかかりつけ薬剤師として当該薬剤師が継続してかかりつけ薬剤師指導料又はかかりつけ薬剤師包括管理料を算定することは可能か。

A 同一薬局内であっても，かかりつけ薬剤師を変更する場合には，新たなかかりつけ薬剤師を選択することの患者の同意が必要である。また，同一月内は同じ薬剤師により算定することとしているため，患者の同意を取得する時期も含め，薬局内で円滑に引き継ぎを行うこと。

なお，かかりつけ薬剤師指導料及びかかりつけ薬剤師包括管理料は，患者の同意を取得した後の次回処方箋受付時以降に算定可能となるので，患者の同意を得る時期によっては，継続して算定することができない場合があることにも留意すること。

（厚28）

Q8 服薬管理指導料，かかりつけ薬剤師指導料又はかかりつけ薬剤師包括管理料のいずれを算定するかは，薬局側が選択できるという理解でよいか。

A かかりつけ薬剤師指導料及びかかりつけ薬剤師包括管理料については，患者の同意を得た薬剤師が算定できるものであり，算定要件を満たす場合は患者の同意の下でいずれかの点数を算定する。それ以外の場合は，算定要件を満たせば服薬管理指導料を算定することになる。（厚28）

Q9 かかりつけ薬剤師指導料及びかかりつけ薬剤師包括管理料の算定要件に「患者から休日，夜間を含む時間帯の相談に応じる体制をとり，開局時間外の連絡先を伝える」とあるが，担当患者に伝える連絡先は，かかりつけ薬剤師が専有する携帯電話等でなければならないか。

A 相談に応じる体制は，かかりつけ薬剤師が対応することを原則としているが，当該薬局の別の薬剤師による対応でも可能である。したがって，かかりつけ薬剤師又はあらかじめ患者に伝えた当該薬局の別の薬剤師が対応できる連絡先であればよい。

（厚28）

Q10 かかりつけ薬剤師指導料及びかかりつけ薬剤師包括管理料を算定する際の患者の同意については，患者本人の同意取得が困難な場合は，介護を行っている家族等の同意でもよいか。

A 貴見のとおり。

なお，施設の入所者等に対する患者本人の同意取得については，患者ごとの状況に応じて個別に判断すべきものであり，施設単位でまとめて同意取得すべきではない。

（厚28）

Q11 特別養護老人ホーム入所者に対して，患者の同意を得た場合，かかりつけ薬剤師指導料及びかかりつけ薬剤師包括管理料を算定することは可能か。

A 特別養護老人ホームに入所している患者に対して，かかりつけ薬剤師指導料及びかかりつけ薬剤師包括管理料は算定できない。施設での適切な服薬管理等を支援するための評価として設けられた服薬管理指導料「3」を算定すること。（厚28）

Q12 かかりつけ薬剤師指導料及びかかりつけ薬剤師包括管理料の施設基準について，「保険薬剤師として3年以上の薬局勤務経験があること」とされているが，病院薬剤師の勤務経験についても勤務実績の期間に含めることは可能か。

A 病院薬剤師としての勤務経験が1年以上ある場合，1年を上限として薬局勤務経験の期間に含めることができる。

なお，この考え方については，地域支援体制加算の施設基準である，管理薬剤師の勤務経験の取扱いも同様である。（厚28）

Q13 かかりつけ薬剤師指導料及びかかりつけ薬剤師包括管理料の施設基準について，別薬局と併任して勤務を行っていた期間であっても，当該期間については在籍期間とみなしてよいか。

A 施設基準として当該保険薬局に週32時間以上の勤務を求めていることを踏まえると，在籍期間に関しても勤務要件と同等の当該保険薬局における十分な勤務を前提とするものであり，当該保険薬局において施設基準と同等の十分な勤務時間が必要である。

なお，この考え方については，地域支援体制加算の施設基準である，管理薬剤師の在籍期間の取扱いも同様である。（厚28）

Q14　保険薬局の在籍・勤務期間に関しては，施設基準の届出時点における直近の連続した在籍・勤務期間になるのか。例えば，3年前に当該保険薬局に「継続して1年間の在籍期間」又「3年間の勤務期間」があれば，それぞれ「当該保険薬局に継続して1年以上の在籍」又は「3年以上の薬局勤務経験」を満たすのか。

A　届出時点における直近の連続した在籍・勤務期間が必要となる。例示のような場合は，要件を満たさない。

なお，この考え方については，地域支援体制加算の施設基準である，管理薬剤師の在籍・勤務期間の取扱いも同様である。（厚28）

Q15　かかりつけ薬剤師指導料及びかかりつけ薬剤師包括管理料の施設基準について，M＆Aで店舗を買収した場合，買収前の薬局における在籍期間を買収後の在籍期間に含めることは可能か。

A　開設者の変更(親から子へ，個人形態から法人形態へ，有限会社から株式会社へ等)又は薬局の改築等の理由により医薬品医療機器法上の薬局の開設許可を取得し直し，保険薬局の指定について薬局の当該許可の日までの遡及指定が認められる場合は，当該期間を在籍期間に含めることは可能。（厚28）

Q16　かかりつけ薬剤師指導料及びかかりつけ薬剤師包括管理料に関する施設基準の研修要件について，「薬剤師認定制度認証機構が認証している研修認定制度等の研修認定を取得していること」とされているが，「等」には日本学術会議協力学術研究団体である一般社団法人日本医療薬学会の認定制度は含まれるか。

A　含まれる。（厚28）

Q17　かかりつけ薬剤師指導料及びかかりつけ薬剤師包括管理料の施設基準として，「医療に係る地域活動の取組に参画していること」とあるが，具体的にはどのような取組が該当するか。

A　地域の行政機関や医療関係団体等が主催する住民への説明会，相談会，研修会等への参加や講演等の実績に加え，学校薬剤師として委嘱を受け，実際に児童・生徒に対する医薬品の適正使用等の講演等の業務を行っている場合が該当する。

なお，企業が主催する講演会等は，通常，地域活動の取組には含まれないと考えられる。（厚28）

Q18 かかりつけ薬剤師指導料及びかかりつけ薬剤師包括管理料については，「患者の同意を得た後，次回の処方箋受付時以降に算定できる」とされているが，午前中に処方箋を持参した患者の同意を取得し，午後に当該患者が別の処方箋を持参した場合，かかりつけ薬剤師指導料及びかかりつけ薬剤師包括管理料を算定することは可能か。

A 同一患者から同一日に複数の処方箋を受け付けた場合，同一保険医療機関の同一医師によって交付された処方箋又は同一の保険医療機関で一連の診療行為に基づいて交付された処方箋については算定できない。それ以外の場合は，別の受付となるので，午後の処方箋受付時に算定できる。 （厚28）

Q19 患者の同意を得ていても，来局時に患者が手帳を持参し忘れた場合，かかりつけ薬剤師指導料又はかかりつけ薬剤師包括管理料を算定できないのか。

A 手帳を持参し忘れたことのみをもって，当該指導料及び管理料が算定できないものではないが，患者や処方医等から確認すること等により，必要な情報を収集した上で指導等を行う必要がある。 （厚28）

Q20 かかりつけ薬剤師指導料及びかかりつけ薬剤師包括管理料の同意取得のために患者へ説明する際に，かかりつけ薬剤師を変更する際の対応についても説明が必要か。

A 貴見のとおり。

なお，かかりつけ薬剤師指導料及びかかりつけ薬剤師包括管理料は，患者が薬剤師を選択するものであり，患者の意向によって変更することも可能であることから，患者が本制度の取扱いを理解できるよう，同意取得時にはその旨を併せて説明すること。 （厚28）

Q21 かかりつけ薬剤師指導料及びかかりつけ薬剤師包括管理料の施設基準である，「医療に係る地域活動の取組に参画していること」について，どのように考えればよいか。

A 「医療に係る地域活動の取組に参画していること」の要件についての考え方は，次のような活動に主体的・継続的に参画していることである。

・地域包括ケアシステムの構築に向けた，地域住民を含む，地域における総合的なチーム医療・介護の活動であること。

・地域において人のつながりがあり，顔の見える関係が築けるような活動であること。

具体的には，地域における医療・介護等に関する研修会等へ主体的・継続的に参加する事例として以下のようなことが考えられる。

①地域ケア会議など地域で多職種が連携し，定期的に継続して行われている医療・介護に関する会議への主体的・継続的な参加

②地域の行政機関や医療・介護関係団体等（都道府県や郡市町村の医師会，歯科医師会及び薬剤師会並びに地域住民に対して研修会等サービスを提供しているその他の団体等）が主催する住民への研修会等への主体的・継続的な参加 （厚28）

Q22 上記の活動のほかに，「医療に係る地域活動の取組に参画していること」に該当するものはあるのか。

A 本来の地域活動の取組としては，上記のような考え方に基づく活動に薬局の薬剤師として積極的に参画することが求められるが，以下のような事例も当面の間は要件に該当すると考えられる。

なお，薬局として対応している場合は，届出に係る薬剤師が関与していることが必要である。

・行政機関や学校等の依頼に基づく医療に係る地域活動（薬と健康の週間，薬物乱用防止活動，注射針の回収など）への主体的・継続的な参画（ただし，薬局内でのポスター掲示や啓発資材の設置のみでは要件を満たしているとはいえない。）

・行政機関や地域医師会，歯科医師会，薬剤師会の協力のもとで実施している休日夜間薬局としての対応，休日夜間診療所への派遣・委嘱を受けて行う学校薬剤師の業務等 （厚28）

(14) 外来服薬支援料

①外来服薬支援料1

Q1 外来服薬支援料1については，どの時点で算定するのか。

A 実施した時点で，その都度，算定する。 （薬20）

Q2 外来服薬支援料1に係る服薬支援は，当該薬局で調剤した薬剤のみ対象になるのか。

A 当該薬局で調剤した薬剤のほか，他の薬局で調剤された薬剤や医療機関から直接投

与された薬剤（院内投薬）についても対象となる。

ただし，実施にあたっては，他の薬局で調剤された薬剤や院内投薬された薬剤まで含めて整理するよう努めることが求められている。（薬20）

②外来服薬支援料2

Q1 処方医からの一包化薬の指示がある処方箋と共に，他の薬局で調剤された薬剤や保険医療機関で院内投薬された薬剤を併せて薬局に持参した場合であって，処方箋に基づく調剤を行う際に全ての薬剤の一包化を行い，服薬支援を行った場合には，外来服薬支援料2は算定可能か。

A 他の薬局で調剤された薬剤や保険医療機関で院内投薬された薬剤を一包化したことに対しては外来服薬支援料1，一包化薬の指示がある処方箋を一包化したことに対しては外来服薬支援料2を算定できるが，併算定不可。（厚4①）

Q2 外来服薬支援料2を算定した場合においては，自家製剤加算及び計量混合調剤加算は算定できないとされているが，外来服薬支援料2の算定と無関係の剤について自家製剤加算又は計量混合調剤加算を算定すること（例えば，以下の処方において，処方1又は処方2で外来服薬支援料2，処方3で計量混合調剤加算を算定すること）は可能か。

処方1　A錠，B錠　1日3回毎食後×14日分
処方2　C錠，D錠　1日2回朝夕食後×14日分
処方3　E散，F散　1日1回就寝前×14日分

A 算定可能。

自家製剤加算及び計量混合調剤加算は，原則として1調剤行為に対して算定することとしている。質問の例においては，処方1と処方2で外来服薬支援料2の算定要件を満たしており，処方1又は処方2のいずれかで外来服薬支援料2を算定することになるが，処方3は，外来服薬支援料2の算定対象となる処方1及び処方2のいずれとも服用時点の重複がなく，外来服薬支援料2の算定対象とならないことから，処方3について計量混合調剤加算の算定が可能である。（厚22）

Q3 外来服薬支援料2を算定した場合，自家製剤加算および計量混合調剤加算は「算定できない」とされているが，この要件は内服用固形剤のみ（外来服薬支援料2の算定対象とならない部分を除く）に適用されるものであると理解してよいか。

A　その通り。（薬22）

Q4　外来服薬支援料2を算定した場合，自家製剤加算および計量混合調剤加算は「算定できない」とされているが，①服用時点の異なる2種類以上の内服用固形剤，または，②1剤であっても3種類以上の内服用固形剤のいずれにも該当しない部分（剤）については，適用されないものと解釈してよいか。

例）処方1　1日3回毎食後×14日分
処方2　1日1回朝食後×14日分
処方3　1日1回就寝前×14日分（薬剤は2種類以下）
→ いずれも内服用固形剤が処方されているものと仮定。
処方1と処方2を一包化。処方3は，処方1・処方2のいずれにも重複する服用時点はないが，自家製剤または計量混合に該当する行為あり。

A　上記例の場合，外来服薬支援料2の算定対象となるのは処方1と処方2のみであり，処方3は外来服薬支援料2の対象とならない。したがって，処方3において自家製剤加算または計量混合調剤加算を算定しても差し支えない。（薬22）

Q5　処方箋の指示により，1剤で3種類の散剤を計量し，かつ，混合して，服用時点ごとに一包化した場合には，計量混合調剤加算を算定するのか，それとも，外来服薬支援料2を算定することになるのか。

A　処方箋の指示の具体的内容及び患者の状態（治療上，一包化が必要か否か）にもよるが，基本的には，1剤で3種類の散剤を計量し，かつ，混合して，服用時点ごとに一包化した場合には，計量混合調剤加算を算定する。ただし，患者の状態が外来服薬支援料2の算定要件を満たしており，かつ，処方箋における一包化の指示が当該患者の状態を踏まえたものであることが明確である場合には，外来服薬支援料2を算定することができる。（厚20）

Q6　外来服薬支援料2の算定要件における「投与日数が7」とは，服用時点に関係なく，実際に調剤された日数と解釈して良いか。

A　その通り。隔日投与の場合であっても実際に一包化した調剤日数分となる。（厚16）

Q7 患者の服薬及び服用する薬剤の識別を容易にすること等の観点から，散剤と錠剤を別々に一包化した場合等でも算定できるとあるが，具体的にどのような場合か。別に一包化した場合の理由として「服用しづらいから」でも良いか。

A 一包化の目的を考えた場合，別々にして患者に交付することは好ましいことではないが，数種類の錠剤と1回数gの散剤を一包化することによって，患者の服薬及び服用する薬剤の識別が困難な場合などは，別々に一包化することは可能である。その際は，別に一包化した理由を調剤録等に記載すること。

また一包化が医師の指示によるものであった場合には，別々に一包化する理由を処方医に伝えて了解を得た上で，その旨も併せて調剤録に記載すること。（厚16）

Q8 同一保険医療機関の異なる診療科から交付された2枚の処方箋を同時に受け付けたケースにおいて，1枚の処方箋だけでは外来服薬支援料2の要件を満たさないが，2枚の処方箋を併せれば要件を満たすような場合には，外来服薬支援料2を算定しても差し支えないか。

なお，いずれの処方箋についても，処方医による一包化の指示があるものと仮定して考える。

A 差し支えない。具体的には，次のような例が考えられる。

【例1】 処方箋1　A病院　内科　A錠，B錠　1日3回毎食後
処方箋2　A病院　整形外科　C散，D散　1日1回朝食後
→ 2枚の処方箋を併せて外来服薬支援料2を算定（用法の異なる2剤）

【例2】 処方箋1　A病院　内科　A錠，B錠　1日3回毎食後
処方箋2　A病院　整形外科　C散，D散　1日3回毎食後
→ 2枚の処方箋を併せて外来服薬支援料2を算定（1剤3種類以上）（薬20）

Q9 異なる保険医療機関から交付された2枚の処方箋を同時に受け付けたケースにおいて，1枚の処方箋だけでは外来服薬支援料2の要件を満たさないが，2枚の処方箋を併せれば要件を満たすような場合には，外来服薬支援料2を算定しても差し支えないか。

なお，いずれの処方箋についても，処方医による一包化の指示があるものと仮定して考える。

A 算定できない。（薬20）

(15) 服用薬剤調整支援料

①服用薬剤調整支援料1

Q1 服用薬剤調整支援料1に規定する内服薬に，浸煎薬及び湯薬は含まれないと理解してよいか。

A 貴見のとおり。 (厚30)

Q2 服用薬剤調整支援料1について，内服薬の種類数は2種類以上同時に減少する必要があるか。同時でなくてもよい場合，内服薬の種類数の減少はいつを起点とすればよいか。

A 同時でなくてよい。保険薬剤師が減薬の提案を行った日以降に，内服薬の種類数が2種類以上減少し，その状態が4週間以上継続した場合に算定する。 (厚30)

Q3 服用薬剤調整支援料1について，「保険医療機関から提供された処方内容の調整結果に係る情報は，薬剤服用歴の記録に添付する等の方法により記録・保持する。」となっているが，医療機関から情報が得られるのか。

A 保険薬局において服用薬剤調整支援料1を算定する場合，基本的に保険医療機関は薬剤総合評価調整管理料の算定要件を満たすことになり，保険医療機関から情報提供がなされることが想定される。

(参考：薬剤総合評価調整管理料の算定要件（抜粋))

保険薬局からの提案を踏まえて，処方内容の評価を行い，処方内容を調整した場合には，その結果について当該保険薬局に情報提供を行う。 (厚30)

②服用薬剤調整支援料2

Q1 重複投薬等の解消に係る提案を行い，服用薬剤調整支援料2を算定した後に，当該提案により2種類の薬剤が減少して服用薬剤調整支援料1の要件を満たした場合には，服用薬剤調整支援料1も算定できるか。

A 算定できない。 (厚2①)

Q2 同一患者について，同一月内に複数の医療機関に対して重複投薬等の解消に係る提案を行った場合，提案を行った医療機関ごとに服用薬剤調整支援料2を算定できるか。

A 同一月内に複数の医療機関に対して提案を行った場合でも，同一患者について算定できるのは1回までである。 (厚2①)

Q3 医療機関Aに重複投薬等の解消に係る提案を行って服用薬剤調整支援料2を算定し，その翌月に医療機関Bに他の重複投薬等の解消に係る提案を行った場合，服用薬剤調整支援料2を算定できるか。

A 服用薬剤調整支援料2の算定は患者ごとに3月に1回までであり，算定できない。 (厚2①)

Q4 保険薬局が重複投薬等の解消に係る提案を行ったものの状況に変更がなく，3月後に同一内容で再度提案を行った場合に服用薬剤調整支援料2を算定できるか。

A 同一内容の場合は算定できない。 (厚2①)

Q5 医療機関に提供する患者の重複投薬等に係る報告書における「現在服用中の薬剤の一覧」については，一覧表に記載することに代えて手帳の写しを添付することで差し支えないか。

A 患者が服用中の全ての薬剤を容易に把握できる一覧を作成することが目的であることから，手帳の写しの添付では不十分である。このため，要件を満たさない。 (厚2⑤)

(16) 調剤後薬剤管理指導料

Q1 心疾患による入院歴のある作用機序が異なる複数の治療薬の処方を受けている慢性心不全患者に，新たに糖尿病用剤が処方等された場合に，それぞれの疾患に関して必要な薬学的管理指導等を行った場合に，調剤後薬剤管理指導料「1」及び「2」を同一月に算定可能か。

A それぞれの要件を満たせば算定可。ただし，単に慢性心不全の治療にも用いられることがある糖尿病剤が処方されているだけでは要件を満たしたことにはならないことに留意すること。 (厚6①)

(17) 服薬情報等提供料

Q1 服薬情報等提供料は，特別調剤基本料Aを算定している保険薬局において，当該保険薬局と不動産取引等その他の特別な関係を有している保険医療機関への情報提供を行った場合は算定できないこととされているが，当該保険医療機関が不明である場合は算定できるのか。

A 不可。（厚4①）

Q2 服薬情報等提供料について，保険医療機関への情報提供については，「患者1人につき同一月に2回以上服薬情報等の提供を行った場合においても，月1回のみの算定とする」こととされているが，服薬情報等提供料1，2又は3をそれぞれ同一月に1回算定することは可能か。

A 可能。ただし，同一の情報を同一保険医療機関に対して提供した場合は算定できない。なお，保険医療機関への情報提供については，服薬情報等提供料1及び2については月1回に限り，服薬情報等提供料3については3月に1回に限り算定可。（厚4③）

Q3 服薬情報等提供料について，かかりつけ薬剤師指導料，かかりつけ薬剤師包括管理料又は在宅患者訪問薬剤管理指導料を算定している場合には算定できないこととされているが，同一月内でこれらの指導料等を算定していれば，服薬情報等提供料は算定できないのか。

A かかりつけ薬剤師指導料等を算定している月であれば，服薬情報等提供料に相当する業務も当該指導料等の中で行うことになるので，服薬情報等提供料は算定できない。（厚28）

Q4 服薬情報等提供料は，服薬管理指導料を算定していなくても算定可能か。

A 算定できる。薬歴に基づき保険薬局が情報提供の必要性を認めた場合のほか，医師の求めに応じ患者の服薬状況を保険医療機関に情報提供する場合や，患者又はその家族等の求めにより処方箋受付時に提供した薬剤情報以外の情報で患者の服薬期間中に新たに知り得た情報を提供した場合もある。（厚16）

Q5 服薬情報等提供料は，処方箋受付のない日でも，算定要件を満たせば算定可能か。

A 可能。次回の処方箋受付時に算定できる。（厚16）

Q6 処方箋の記入上の疑義等では算定できないとあるが，具体的にはどのようなものか。

A 薬学的な判断を伴わない，以下のようなものがあげられる。
①単なる処方箋上の記入漏れ，記入ミス，判読不能。
②軟膏をどこに塗るか。
③点眼をどちらの目にさすか。　など　(厚16)

Q7 調剤上問題のある処方が繰り返して続く場合は，その都度算定してよいか。

A 算定できない。　(厚16)

Q8 患者またはその家族等の同意については，文書により得る必要があるのか。

A 文書による同意は必要ない。ただし，その旨を薬歴または調剤録に記載しておく必要がある。　(薬16)

①服薬情報等提供料1

Q1 服薬情報等提供料1・2は，医療機関ごとに月1回算定できると考えて良いか。

A その通り。ただし，異なる医療機関又は診療科に対する服薬情報提供であれば，当該医療機関又は診療科ごとに月1回に限り算定できる。　(厚16)

Q2 服薬情報等提供料1・2を算定した場合には，レセプト摘要欄への記載が必要か。

A レセプト摘用欄への記載は必要ないが，医療機関等に情報提供した文書の写しを薬剤服用歴の記録などに添付しておくことが求められる。　(厚16)

②服薬情報等提供料2

Q1 かかりつけ薬剤師指導料や在宅患者訪問薬剤管理指導料等を算定していない患者について，当該患者の介護にかかわっている介護支援専門員等からの求めに応じ，服薬状況の確認及び必要な指導の内容について提供した場合に，服薬情報等提供料2を算定できるのか。

A 患者の同意を得るなどの要件を満たせば，算定できる。　(厚30)

③服薬情報等提供料3

Q1 服薬情報等提供料1を算定する患者について，同一月内に服薬情報等提供料3は算定可能か。

A 異なる内容について情報提供を行う場合は，算定可。 (厚4①)

Q2 服薬情報等提供料3について，「必要に応じて当該患者が保険薬局に持参した服用薬の整理を行う」とあるが，服用薬の整理の要否については，薬剤師の判断によるという理解でよいか。

A そのとおり。ただし，当該患者が保険薬局に持参した服用薬の現品を確認した上で判断すること。 (厚4③)

Q3 服薬情報等提供料3について，保険医療機関への情報提供時又は患者の次回来局時に算定できるという理解でよいか。

A そのとおり。 (厚4③)

(18) 在宅患者訪問薬剤管理指導料

Q1 「在宅療養を担う保険医療機関の保険医と連携する他の保険医については，担当医に確認し，薬学的管理指導計画書等に当該医師の氏名と医療機関名を記載すること」とあるが，担当医への確認は，在宅療養を担う保険医療機関の保険医と連携する他の保険医の求めにより，患家を訪問して必要な薬学的管理指導を行った後に行ってもよいか。

A よい。なお，この場合においては，薬学的管理指導の実施後に担当医への情報提供を行う際に確認を行うこと。 (厚4①)

Q2 在宅患者訪問薬剤管理指導における医師の指示は，どのような方法で行えばよいか。

A 医師による訪問の指示については，診療状況を示す文書，処方箋等（電子メール，FAX等によるものを含む。以下「文書等」という。）に，「要訪問」「訪問指導を行うこと」等の指示を行った旨が分かる内容及び処方日数を記載することにより行われる必要がある。ただし，処方日数については，処方から1か月以内の訪問を指示する場合は記載されている必要はなく，緊急やむを得ない場合においては，後日文書等によ

り処方日数が示されていればよい。（厚4①）

Q3 在宅患者訪問薬剤管理指導料は，保険薬剤師1人につき「1」から「3」並びに在宅患者オンライン薬剤管理指導料までを合わせて週40回に限り算定できるとされたが，当該回数には，介護保険の居宅療養管理指導費及び介護予防居宅療養管理指導費の算定回数は含まれないと理解して良いか。

A 貴見のとおり。（厚26）

Q4 在宅協力薬局が訪問薬剤管理指導を実施する場合にも，在宅患者訪問薬剤管理指導を行う旨を地方厚生（支）局長へ届出を行う必要があるという理解で良いか。

A 貴見のとおり。（厚24）

Q5 既に在宅基幹薬局として訪問薬剤管理指導を実施している保険薬局が，在宅協力薬局となることはできるのか。

A できる。ただし，同一の患者において，在宅基幹薬局と在宅協力薬局との位置付けが頻繁に変わることは認められない。（厚24）

Q6 在宅協力薬局についても，在宅基幹薬局と同様に，患家からの距離が16km以内でなければならないのか。

A 貴見のとおり。ただし，特殊の事情のあった場合を除く。（厚24）

Q7 在宅協力薬局として1つの保険薬局が，複数の在宅基幹薬局と連携することは可能か。

A 可能。ただし，在宅協力薬局として在宅業務に支障がない範囲で対応する必要がある。（厚24）

Q8 在宅協力薬局が在宅基幹薬局に代わり医療用麻薬を使用している患者の訪問薬剤管理指導を実施する場合は，在宅基幹薬局及び在宅協力薬局のいずれの保険薬局も麻薬小売業の免許を取得していなければならないという理解で良いか。

A 貴見のとおり。（厚24）

Q9　在宅基幹薬局に代わって在宅協力薬局が処方箋調剤及び訪問薬剤管理指導を実施し，在宅基幹薬局が在宅患者訪問薬剤管理指導料を算定した場合，在宅基幹薬局及び在宅協力薬局がレセプト請求できる項目は何か。

A　次のとおりである。

	在宅基幹薬局	在宅協力薬局
調剤技術料（調剤基本料，薬剤調製料）及びその加算	×	○
薬学管理料（在宅患者訪問薬剤管理指導料等）及びその加算※	○	×
薬剤料及び特定保険医療材料料	×	○

※医療用麻薬が処方され，麻薬管理指導加算を算定する場合には，在宅基幹薬局及び在宅協力薬局の双方が麻薬小売業の免許を取得していなければならない。（厚24）

Q10　在宅訪問薬剤管理指導業務のうち，在宅基幹薬局に代わって在宅協力薬局が実施することができるものはどれか。

A　在宅協力薬局による実施（在宅基幹薬局で算定）が認められているのは，①在宅患者訪問薬剤管理指導料，②在宅患者緊急訪問薬剤管理指導料，③在宅患者重複投薬・相互作用等防止管理料，④居宅療養管理指導費，⑤介護予防居宅療養管理指導費に限られる。在宅患者緊急時等共同指導料および退院時共同指導料は認められていない。

（厚24）

Q11　どのような場合に，在宅基幹薬局に代わって在宅協力薬局が在宅訪問薬剤管理指導業務を実施することができるのか。

A　在宅薬剤管理指導は，1人の患者に対して1つの保険薬局（在宅基幹薬局）が担当することが基本であることから，連携している他の保険薬局（在宅協力薬局）に代わりの対応を求めることができるのは，在宅基幹薬局において「緊急その他やむを得ない事由がある場合」に限られている。

したがって，1人の患者に対して，在宅協力薬局による在宅薬剤管理指導が頻繁に実施されることは認められない。（厚24）

Q12 在宅患者訪問薬剤管理指導料は月4回まで算定できるが，算定日の間隔は，従来通り6日以上空ける必要があるか。

A その通り。（厚16）

Q13 在宅患者訪問薬剤管理指導料は，調剤を行っていない日でも算定可能か。

A 在宅患者訪問薬剤管理指導料は投薬又は注射の投与が行われており，投薬期間中であれば，算定可能である。（厚16）

Q14 介護保険の居宅療養管理指導費を算定している場合には，在宅患者訪問薬剤管理指導料は算定できないのか。

A 算定できない。（厚16）

Q15 在宅患者訪問薬剤管理指導料は，特別養護老人ホームの入所者についても算定することができるのか。

A 特別養護老人ホームの入所者については，末期の悪性腫瘍の患者である場合に限り算定することができる。それ以外の場合は，服薬管理指導料「3」（介護老人福祉施設等入所者に対して行った場合）を算定する。（薬20）

Q16 在宅患者緊急訪問薬剤管理指導料や在宅患者緊急時等共同指導料など，在宅医療に関連する点数は，介護保険の適用患者である場合にも算定できると解釈して差し支えないか。

A 差し支えない。介護保険の適用患者の場合は，在宅患者訪問薬剤管理指導料（医療保険）ではなく，居宅療養管理指導費または介護予防居宅療養管理指導費（いずれも介護保険）を算定することとされているが，在宅患者緊急訪問薬剤管理指導料や在宅患者緊急時等共同指導料などについては，医療保険を適用（算定）することができる。

また，介護保険の適用患者であって，当該患者の薬学的管理指導計画に係る疾病と別の疾病または負傷に係る臨時の投薬が行われた場合（ただし，在宅患者緊急訪問薬剤管理指導料には該当しない場合）は，服薬管理指導料，かかりつけ薬剤師指導料又はかかりつけ薬剤師包括管理料を算定することができる。（薬20）

Q17　末期の悪性腫瘍の患者，注射による麻薬の投与が必要な患者および中心静脈栄養法の対象患者については月8日（週2回）まで算定できるとされているが，週2回とはどのように考えるのか。実施日の間隔について制限はあるのか。

A　末期の悪性腫瘍の患者，注射による麻薬の投与が必要な患者および中心静脈栄養法の対象患者の場合は週2回まで算定できるが，1週間のうちであれば特に実施日の間隔について制限は設けられていない。（薬16）

Q18　主治医が，在宅医療に必要な衛生材料の提供を指示できる薬局については，当該患者に健康保険に基づく「在宅患者訪問薬剤管理指導」を行っている薬局とされているが，介護保険法に基づく「居宅療養管理指導」又は「居宅予防療養管理指導」を行っている場合についても，同様と理解して良いか。

A　貴見のとおり。（厚26）

(19) 麻薬管理指導加算（在宅患者訪問薬剤管理指導料）

Q1　在宅患者訪問薬剤管理指導料の麻薬管理指導加算も，月4回まで算定可能か。

A　その通り。（厚16）

Q2　末期の悪性腫瘍の患者，注射による麻薬の投与が必要な患者及び中心静脈栄養法の対象患者については，麻薬管理指導加算も月8回まで可能なのか。

A　その通り。（厚16）

(20) 在宅患者医療用麻薬持続注射療法加算

Q1　在宅患者医療用麻薬持続注射療法加算について，在宅患者訪問薬剤管理指導料と同様に，処方箋受付がない場合であっても算定可能か。

A　算定可。在宅患者中心静脈栄養法加算についても同様である。（厚4①）

Q2「在宅患者医療用麻薬持続注射療法加算については，麻薬管理指導加算を算定している患者については算定できない」とあるが，これらの加算は併算定不可ということか。

A　そのとおり。なお，麻薬管理指導加算を算定する日以外の日に在宅患者訪問薬剤管

理指導料等を算定し，要件を満たせば，在宅患者医療用麻薬持続注射療法加算を算定できる。（厚4③）

(21) 小児特定加算

Q1 小児特定加算の対象患者について，「児童福祉法第56条の6第2項に規定する障害児である患者」であることは，どのように確認するのか。

A 国や地方自治体が発行する手帳の確認，処方医への問合せ等の適切な方法により確認すること。なお，確認できない場合は，当該加算は算定できない。（厚4①）

(22) 在宅中心静脈栄養法加算

Q1 在宅中心静脈栄養法加算について，薬剤調製料の無菌製剤処理加算（中心静脈栄養法用輸液）との併算定は可能か。また，在宅患者医療用麻薬持続注射療法加算との併算定は可能か。

A いずれも併算定可。（厚4①）

(23) 在宅患者緊急訪問薬剤管理指導料

Q1 在宅患者緊急訪問薬剤管理指導料における「状態の急変等に伴い」には，化学療法の副作用対策としての支持薬処方，状態変化に伴う処方変更など，今後の継続的な薬物療法に影響を及ぼすことが想定される場合は該当するか。

A 当該患者の在宅療養を担う保険医療機関の保険医又は当該保険医療機関と連携する他の保険医療機関の保険医の求めがある場合には，該当する。（厚4①）

Q2 当該患者に在宅患者訪問薬剤管理指導料，居宅療養管理指導費又は介護予防居宅療養管理指導費を算定していない保険薬局は，在宅患者緊急訪問薬剤管理指導料2を算定できるか。

A 算定できない。なお，在宅基幹薬局に代わって在宅協力薬局が実施した場合には，在宅基幹薬局が在宅患者緊急訪問薬剤管理指導料2を算定できる。（厚2①）

(24) 在宅患者緊急時等共同指導料

Q1 午前中に在宅患者訪問薬剤管理指導を行った患者について，病状の急変や診療方針の大幅な変更等の必要が生じたことに伴い，同日の夕方に，当該患者の在宅療養を担う保険医の求めにより患家を訪問し，関係する医療関係職種等と共同でカンファレンスを行い，必要な薬学的管理指導を行った場合は，在宅患者訪問薬剤管理指導料と在宅患者緊急時等共同指導料の両方を算定してもよいか。

また，同様に，在宅患者訪問薬剤管理指導料と在宅患者緊急訪問薬剤管理指導料を同日に算定することは可能か。

A 在宅患者緊急時等共同指導料は，計画的な訪問薬剤管理指導の内容に加えてカンファレンスの結果を踏まえた療養上必要な薬学的管理指導を行うことを評価したものであるため，同日に両方を算定することはできない。

なお，在宅患者訪問薬剤管理指導料と在宅患者緊急訪問薬剤管理指導料については，それぞれの算定要件を満たしていれば，同日でも両方を算定することが可能である。 (厚20)

Q2 在宅患者緊急時等共同指導料は，医療関係職種等によるカンファレンスとともに，それに伴う薬学的管理指導を実施した場合に算定できるが，カンファレンス1回につき指導を2回実施した場合には，当該点数を2回算定することは可能か。

A カンファレンス1回につき薬学的管理指導を2回実施した場合であっても，在宅患者緊急時等共同指導料は1回しか算定できない。 (薬20)

(25) 経管投薬支援料

Q1 当該患者に調剤を行っていない保険薬局は，経管投薬支援料を算定できるか。

A 算定できない。 (厚2①)

Q2 在宅患者訪問薬剤管理指導料，居宅療養管理指導費又は介護予防居宅療養管理指導費を算定していない患者であっても，必要な要件を満たせば経管投薬支援料を算定できるか。

A 算定できる。 (厚2①)

(26) 在宅移行初期管理料

Q1 訪問薬剤管理指導を実施している在宅での療養を行っている患者が入院した場合であって，退院後に再び在宅療養を継続する場合に，在宅移行初期管理料を算定できるか。

A 算定不可。本管理料は在宅での療養に移行する予定の患者であって計画的な訪問薬剤管理指導を実施する前の段階における薬学的管理及び指導に対する評価であり，入院前に訪問薬剤管理指導を実施していた場合など，すでに在宅療養における環境が整っている患者においては，本管理料の対象とならない。 （厚6①）

(27) 退院時共同指導料

Q1 退院時共同指導料については，どの時点で算定するのか。

A 指導を実施した時点で算定する。 （薬20）

Q2 退院時共同指導料は，介護保険の適用患者についても算定できるのか。

A 算定できる（医療保険が適用される）。ただし，退院後に在宅で療養を行う患者が対象であり，他の保険医療機関，社会福祉施設，介護老人保健施設，介護老人福祉施設に入院もしくは入所する患者（いわゆる転院や転床），または，死亡退院した場合については算定できない。 （薬20）

Q3 退院時共同指導料の算定後に患者が死亡退院した場合，当該指導料の保険請求についてはどう取り扱うべきか。

A 患者が死亡退院した場合は，退院時共同指導料に係る保険請求を取り下げる必要がある。 （薬20）

Q4 入院から在宅医療へ移行するにあたっては，病院（入院中）ではなく，退院直後に患家でカンファレンスを実施することもあるが，患家でカンファレンスを実施した場合にも退院時共同指導料は算定できるのか。

A 退院時共同指導料は入院中の患者について算定するものであり，患家で指導を実施した場合には算定できない。 （薬20）

3. その他

(1) 施行時期

Q1 令和6年度の診療報酬改定において，施行時期が令和6年6月1日に変更になったが，令和6年4月又は5月に新規の届出又は変更の届出を行った場合における，令和6年6月以降の経過措置の取扱い如何。

A 令和6年4月以降に令和6年度診療報酬改定前の施設基準による届出を行った保険薬局については，令和6年度診療報酬改定における施設基準（以下「新施設基準」という。）の経過措置であって，令和6年3月31日において現に届出を行っていることを要件としている経過措置の対象にならない。（厚6①）

Q2 前問について，令和6年4月又は5月に新規の届出又は変更の届出を行った保険薬局における令和6年6月1日以降の届出についてどのように考えればよいか。

A それぞれ以下のとおり。

①施設基準で改正がない場合（名称のみが改正された場合を含む。）又は施設基準が改正された場合であって届出が必要でない場合

令和6年6月3日以降に再度届出を行う必要はない。

②施設基準が改正された場合であって届出が必要な場合（経過措置が置かれているものであって，令和6年3月31日において現に届出を行っていることを要件としている場合を含む。）

令和6年6月3日までに新施設基準による届出を行う必要がある。なお，当該届出を行った保険医療機関については，経過措置終了時期（例えば令和6年10月1日）の再度の届出は必要ない。（厚6①）

(2) 届出

Q1 令和6年度診療報酬改定に係る新設又は要件変更となった施設基準について網羅的な一覧はないか。

A 「令和6年度診療報酬改定に係る施設基準届出チェックリストの送付について」（令和6年3月25日厚生労働省保険局医療課事務連絡）の別添のチェックリストを参照のこと。（厚6②）

Q2 令和6年度診療報酬改定が施行される令和6年6月診療分の施設基準の届出に係る届出期限についてどのように考えればよいか。

A 令和6年6月診療分の施設基準の届出については，令和6年5月2日から6月3日まで地方厚生（支）局等において受け付けているところ，令和6年5月下旬以降に地方厚生（支）局等の窓口は届出が集中し，混雑が予想されることから，可能な限り令和6年5月17日までの届出に努めること。

ただし，令和6年6月診療分の施設基準の届出に係る電子申請は令和6年5月20日から受付開始となるため，留意すること。（厚6②）

(3) 横断的事項

Q1 オンライン会議システムやe-learning形式等を活用し，研修を実施することは可能か。

A 可能。なお，オンライン会議システム，動画配信やe-learning形式を活用して研修を実施する場合は，それぞれ以下の点に留意すること。

＜オンライン会議システムを活用した実施に係る留意点＞

○出席状況の確認

（例）

- 受講生は原則として，カメラをオンにし，講義中，事務局がランダムな時間でスクリーンショットを実施し，出席状況を確認すること。
- 講義中，講師等がランダムにキーワードを表示し，受講生に研修終了後等にキーワードを事務局に提出させること。

○双方向コミュニケーション・演習方法

（例）

- 受講生からの質問等については，チャットシステムや音声発信を活用すること。
- ブレイクアウトルーム機能を活用してグループごとに演習を実施後，全体の場に戻って受講生に検討内容を発表させること。

○理解度の確認

（例）

- 確認テストを実施し，課題を提出させること。

＜動画配信又はe-learning形式による実施に係る留意点＞

○研修時間の確保・進捗の管理

（例）

- 主催者側が，受講生の学習時間，進捗状況，テスト結果を把握すること。

・早送り再生を不可とし，全講義の動画を視聴しなければレポート提出ができないようにシステムを構築すること。

○双方向コミュニケーション

（例）

・質問を受け付け，適宜講師に回答を求めるとともに，質問・回答について講習会のWebページに掲載すること。

・演習を要件とする研修については，オンライン会議システムと組み合わせて実施すること。

○理解度の把握

（例）

・読み飛ばし防止と理解度の確認のため，講座ごとに知識習得確認テストを設定すること。 （厚6①）

(4) 領収証，明細書

Q1 自己負担のない患者への明細書は，患者から求めのない場合も発行しなければならないのか。

A 全額公費負担の患者である場合を除き，発行する必要がある。 （厚28）

Q2 公費負担医療であれば，明細書無料発行の対象となるのか。例えば，生活保護受給者は対象となるのか。

A 費用負担が全額公費により行われる場合を除き，対象となる。生活保護については，健康保険と公費併用のものは対象となる。 （厚28）

Q3 明細書を希望しない患者の場合，その意向確認は書類で行う必要があるのか。

A 必ずしも書類で行う必要はない。 （厚22）

Q4 会計を患者の家族の方が代わりに行った場合，明細書はどのように取り扱えばよいのか。

A 明細書は，保険医療機関や保険薬局が支払を受けた際に発行すべきものであり，その支払を患者が家族に代理させた場合には，本人に発行すべき明細書を代理の者に発行することとしても差し支えない。ただし，患者のプライバシーの観点から，患者が家族に病名等を知られたくない場合も考えられるため，会計窓口に「明細書には薬剤の名称や行った検査の名称が記載されます。ご家族の方が代理で会計を行う場合のその代理の方への交付も含めて，明細書の交付を希望しない場合は事前に申し出て下さい。」と掲示すること等を通じて，その意向を的確に確認できるようにすること。

（厚22）

Q5　「医療費の内容の分かる領収証及び個別の診療報酬の算定項目の分かる明細書の交付について」（令和6年3月5日保発0305第11号 厚生労働省保険局長通知）において，医療費の内容の分かる領収証は「調剤報酬にあっては点数表の各節単位で金額の内訳の分かるもの」とされ，別紙様式3では「調剤技術料」等の項目は点数を記載することになっているが，金額を表記することでも差し支えないか。

A　点数，金額のいずれかで表記することでよいが，単位を表記すること。　（厚18）

Q6　医療費の内容の分かる領収証の様式について，医療機関及び薬局によっては，算定することがほとんどない項目（部）（薬局の場合は節。以下同じ。）がある。そのような項目（部）は当該医療機関及び薬局で使用する領収証の様式からあらかじめ除外しても差し支えないか。

A　差し支えない。　（厚18）

Q7　一部負担金を徴収する際に，患者から「領収証は不要である」旨の意思表示があったため文書に署名を得て確認した上，領収証を交付しなかったが，後日当該患者が診療当日の領収証の交付を求めた場合，交付しなければならないのか。

A　この場合，あらためての交付は義務とはならない。　（厚18）

Q8　医療費の内容の分かる領収証について，紛失など患者の都合により領収証の再交付を求められた場合，領収証を再交付しなければならないのか。

A　医療機関及び薬局はすでに領収証を交付しており，再交付の義務はない。　（厚18）

Q9　「保険薬局及び保険薬剤師療養担当規則」の一部改正により内容の分かる領収証・明細書の交付が義務付けられ，領収証・明細書の標準様式が通知（令和6年3月5日保発0305第11号）にて示されたが，保険薬局において実際に使用する様式は，当該標準様式の内容を具備していれば施設ごとに異なるものであっても問題ないと解釈してよいか。

A　差し支えない。内容が患者にわかるよう表記されていればよい。（薬18）

(5) 評価療養

Q1　薬機法上の承認後90日間は，薬剤料について患者から特別の料金を徴収することができるが，90日以前に保険収載されたことが明らかな場合は，どうなるのか。

A　処方箋受付時に当該医薬品が保険収載されていた場合は，保険上の取り扱いとなる。処方箋受付時に当該医薬品が保険収載されていなければ，処方箋受付時点が薬機法上の承認後90日以内の範囲であれば，服用時点が91日目以降となっても特別の料金を徴収することができる。（厚16）

Q2　収載前医薬品を処方箋により交付する場合においても，医療機関において当該医薬品の名称，用法・用量，効能・効果，副作用及び相互作用に関する主な情報を文書により患者に提供することとなっているが，保険薬局で患者に提供した場合，服薬管理指導料などが算定可能か。

A　薬剤料以外は保険上の請求が可能である。（厚16）

Q3　収載前医薬品の投与日数の制限はあるか。

A　薬機法上の承認内容に従い，個々の患者の疾患及び当該医薬品の特性に応じ，処方医の判断による。（厚16）

(6) 消費税

Q1　消費税率の引き上げに伴い，すでに入院している患者に対して，差額室料やオムツ代の同意書は，あらためて取り直す必要があるか。

A　徴収額に変更がある場合は，改めて同意書を取り直す必要がある。（厚26）

Q2 徴収する額がすべて変わることになるが，選定療養費分など各厚生局に届け出ている額については，改めて各厚生局への届出が必要となるか。

A 各厚生局に届け出ている額について変更がある場合は，改めて届出を行う必要がある。 （厚26）

(7) 掲示

Q1 調剤報酬点数表の通則に，「患者が薬局における業務内容及びその費用を理解できるよう，調剤報酬点数表の一覧等について，薬剤を交付する窓口等，患者が指導等を受ける際にわかりやすい場所に掲示するとともに，患者の求めに応じて，その内容を説明すること」とあるが，これは，告示内容そのものを掲示するよう求めているのか。それとも，項目名称と点数が記載されている簡便な一覧表でも差し支えないか。

A 調剤報酬点数表の各項目とその点数が一覧になっているものでも差し支えない。 （薬20）

(8) 後発医薬品への変更調剤

Q1 処方箋において変更不可とされていない処方薬については，後発医薬品への変更調剤は認められているが，基礎的医薬品への変更調剤は行うことができるか。

A 基礎的医薬品であって，それらが基礎的医薬品に指定される以前に変更調剤が認められていたもの（「診療報酬における加算等の算定対象となる後発医薬品」等）については，従来と同様に変更調剤を行うことができる。なお，その際にも「処方せんに記載された医薬品の後発医薬品への変更について」（平成24年3月5日付保医発0305第12号）に引き続き留意すること。 （厚30）

Q2 処方箋の交付にあたり，後発医薬品のある医薬品を一般名処方で行った場合，保険医療機関では「該当する医薬品の薬価のうち最も低いものの薬価とみなす」とされているが，保険薬局において当該処方箋を調剤する際にも，最も低い薬価の後発医薬品を調剤しなければならないのか。

A 患者と相談の上，当該薬局で備蓄している後発医薬品の中から選択することで差し支えない。 （厚24）

Q3　一般名処方による処方箋を受け付け，先発医薬品もしくは後発医薬品のいずれを調剤した場合であっても，実際に調剤した医薬品の名称等に関する処方箋発行医療機関への情報提供は必要か。

A　必要となる。ただし，当該医療機関との間であらかじめ合意が得られている場合には，当該合意に基づく方法で情報提供することで差し支えない。（厚24）

Q4　後発医薬品への変更調剤において，処方医から含量規格や剤形に関する変更不可の指示がなく，かつ，変更調剤後の薬剤料が変更前と同額以下である場合に限り，含量規格が異なる後発医薬品または類似する別剤形の後発医薬品に変更できるが，一般名で記載された処方箋により，先発医薬品を調剤する場合にも，含量規格や剤形の変更は可能か。

A　含量規格が異なる医薬品または類似する別剤形の医薬品への変更については，後発医薬品へ変更調剤する場合に限り認められる。変更調剤は，後発医薬品の使用促進のための一環として導入されている措置であることから，一般名処方に基づき，先発医薬品を調剤する場合は対象とされていない。（厚24）

Q5　処方箋に含量規格や剤形に関する変更不可の指示がなく，変更調剤後の薬剤料が変更前と同額以下であれば「含量規格が異なる後発医薬品又は類似する別剤形の後発医薬品」に変更できるが，一般名処方に基づいて後発医薬品を調剤する際に，該当する先発医薬品が複数存在し，それぞれ薬価が異なる場合には，変更前の薬剤料についてどのように考えるべきか。

A　一般名で記載された先発医薬品に該当していれば，いずれの先発医薬品の薬剤料と比較するものであっても差し支えない。ただし，患者が当該一般名に該当する先発医薬品を既に使用している場合は，当該医薬品の薬剤料と比較すること。（厚24）

Q6　一般名処方の場合，当該調剤に係る処方箋を発行した保険医療機関に，情報提供することとされているが，すべてのケースで実施される必要はなく，例えば医療機関との合意に基づき，保険薬局で調剤した薬剤が前回の来局時に調剤した薬剤と同一である場合には，保険薬局から保険医療機関へ改めて情報提供する必要はないものとしてよいか。

A　よい。（厚24）

Q7 類似する別剤形の後発医薬品への変更調剤に関して，変更調剤後の薬剤料が変更前のものと比較して同額以下であり，かつ，患者の同意が得られた場合，以下の例についても，処方医に事前に確認することなく変更調剤することが可能と考えてよいか。
（注：「↓」の上側が処方箋の記載内容，下側が調剤する内容を示す。）

先発医薬品（10mg錠剤） 1錠
（「錠剤を粉砕すること」との指示あり）
1日1回 朝食後
↓
後発医薬品（散剤） 10mg
1日1回 朝食後

A 差し支えない。 （厚22）

Q8 処方箋に記載された医薬品を①含量規格が異なる後発医薬品または②類似する別剤形の後発医薬品－に変更調剤する場合，「患者に対して説明し同意を得ることを条件」に，「変更調剤後の薬剤料が変更前のものと比較して同額以下であるものに限り」認められているが，比較にあたっては薬価（円）でなく，薬剤料（点）によるものと理解してよいか。

A その通り。 （薬22）

Q9 処方箋に記載された医薬品を含量規格が異なる後発医薬品に変更して調剤する場合，患者の同意が得られ，かつ，薬剤料が同額以下であれば可能だが，たとえば1錠10mgが処方されているケースで，1錠20mgを半錠化したものに変更することも可能か。

A 差し支えない。 （薬22）

Q10 処方箋に記載された医薬品を後発医薬品に変更する場合，患者の同意が得られており，かつ，薬剤料が同額以下であれば，①含量規格が異なる後発医薬品または②類似する別剤形の後発医薬品に変更調剤することは可能だが，①と②はどちらか一方しか認められないのか。それとも，①と②をともに満たすケースも認められると理解してよいのか。

A　①および②をともに満たすケースについても，変更調剤が認められる。（薬22）

Q11　一般名で記載された処方箋については，処方医への確認なしに，①含量規格が異なる後発医薬品または②類似する別剤形の後発医薬品－に変更調剤することが可能か。

A　差し支えない。（薬22）

Q12　後発医薬品への変更が可能な処方箋において，先発医薬品と後発医薬品で効能・効果などに違いがある医薬品が含まれていた場合は，どのように取り扱うべきか。

A　処方箋に記載されている先発医薬品を後発医薬品に変更して調剤することに差し支えがある場合は，処方医により，処方箋の処方欄（当該医薬品の近傍）もしくは備考欄に変更不可の旨が記載されることになっているが，後発医薬品への変更が可能な処方箋であっても，処方箋に記載されている先発医薬品の用法・用量または併用薬などから後発医薬品が有しない効能・効果に係る使用が推測されるなど，後発医薬品への変更にあたり疑義が生じた場合には，処方医に対して照会する必要がある。

なお，先発医薬品等と効能･効果等に違いがある後発医薬品リスト（再審査期間中，特許期間中，審査期間中等の理由により，後発医薬品が効能を取得できないもの）については，日本ジェネリック製薬協会のホームページにも掲載されているので参考にされたい（http://www.jga.gr.jp/）。（薬20）

Q13　後発医薬品へ変更可能な処方箋の場合であっても，漢方製剤については変更の対象外（すなわち，他の銘柄の漢方製剤へ変更するためには疑義照会が必要）と解釈するのか。

A　その通り。漢方製剤の場合は，先発・後発という概念はないことから，後発医薬品への変更可能という指示には該当しない。（薬20）

Q14　後発医薬品への変更が可能な処方箋に基づき，保険薬局において後発医薬品へ変更して調剤した場合，保険薬剤師は，調剤した医薬品の銘柄を処方箋に記載する必要があるのか。

A　処方箋に記載する必要はないが，調剤録には，実際に調剤した医薬品の銘柄を記載しなければならない。ただし，調剤済みの処方箋をもって調剤録として保存する場合

には，実際に調剤した医薬品の銘柄を記載することになる。 （薬18）

Q15 後発医薬品への変更が可能な処方箋に後発医薬品の銘柄が記載されている場合，記載されている銘柄以外の後発医薬品への変更が可能であると解釈してよいか。

A 差し支えない。記載されている銘柄以外の後発医薬品に変更して調剤した場合には，実際に調剤した後発医薬品の銘柄等について，処方箋を交付した保険医療機関へ情報提供すること。 （薬18）

(9) 使用薬剤料

Q1 使用薬剤料について，特別調剤基本料A又はBを算定する保険薬局において，1処方につき7種類以上の内服薬（特に規定するものを除く。）の調剤を行った場合には，所定点数の100分の90に相当する点数により算定することと定められたが，

①ここでの「1処方につき7種類以上」とは，「同一処方月日において7種類以上」という理解でよいか。

②当該種類数のカウントの取扱いは，保険薬局が処方箋を受け付けた後に残薬調整等により一部の内服薬が削除された場合においては，削除された内服薬は種類数のカウントに含めないという理解でよいか。

③医療上の必要性が認められ，賦形・矯味矯臭目的で賦形剤・矯味矯臭剤を保険請求する場合においては，賦形剤・矯味矯臭剤についても当該種類数のカウントに含めるという理解でよいか。

A ①～③いずれもそのとおり。 （厚6①）

(10) 他医療機関の受診

Q1 入院中の患者が他医療機関を受診して処方箋が交付された場合，出来高入院料を算定する病床の入院患者であれば，平成24年3月までは調剤情報提供料を算定できたが，平成24年4月からは，調剤情報提供料及び服薬情報提供料を統合して新設された服薬情報等提供料を算定できるものと理解して良いか。

A 貴見のとおり。 （厚24）

Q2 出来高入院料を算定する病床に入院中の患者について，入院医療機関において行うことができない専門的な診療が必要となり，他医療機関を受診した際に，投薬を行った場合には，その費用はどのように取り扱うのか。

A 他医療機関において，専門的な診療に特有な薬剤を用いた投薬に係る費用（調剤料，薬剤料，処方料又は処方箋料等）を算定できる。また，薬局において調剤した場合には，当該薬局において調剤に係る費用を算定できる。

※出来高入院料を算定する病床とは，DPC算定病床以外の病床であって，療養病棟入院基本料，有床診療所療養病床入院基本料及び特定入院基本料を除く入院基本料を算定する病床をいう。（厚22）

Q3 入院中の患者が他医療機関を受診する場合，入院医療機関，他医療機関，薬局間での処方内容等の情報共有は，どのように行うのか。

A 他医療機関において院内処方を行う場合には，他医療機関が入院医療機関に対して処方の内容を情報提供する。

また，他医療機関が処方箋を交付する場合には，処方箋の備考欄に，①入院中の患者である旨，②入院医療機関の名称，③出来高入院料を算定している患者であるか否かについて記載して交付することとし，当該処方箋に基づき調剤を行った薬局は，調剤内容について入院医療機関に情報提供する。

※出来高入院料を算定する患者とは，DPC算定病棟に入院する患者以外の患者であって，療養病棟入院基本料，有床診療所療養病床入院基本料及び特定入院基本料を除く入院基本料を算定する患者をいう。（厚22）

Q4 入院中の患者（DPC算定病棟に入院している患者を除く。）について，入院医療機関において行うことができない専門的な診療のため他医療機関の受診が必要となり，当該他医療機関から交付された処方箋に基づき薬局において調剤した場合，調剤報酬の算定等は具体的にどのように行うのか。

A 当該薬局において，調剤基本料（加算を含む。）及び服薬情報等提供料（算定要件を満たす場合に限る。）を算定することができる。ただし，当該患者が出来高入院料を算定する病床に入院している患者である場合には，これらの費用のほか，薬剤調製料（加算を含む。），薬剤料及び特定保険医療材料料についても算定することができる（服薬情報等提供料以外の薬学管理料については，算定することはできない）。

算定に当たっては，調剤報酬明細書の摘要欄に，①入院中の患者である旨，②入院医療機関の名称，③出来高入院料を算定している患者であるか否かについて記載すること。

また，調剤内容（医薬品名，規格単位，用法・用量，調剤数量（投薬日数，調剤回数等）等）について，入院医療機関に情報提供すること。

※出来高入院料を算定する病床とは，DPC算定病床以外の病床であって，療養病棟

入院基本料，有床診療所療養病床入院基本料及び特定入院基本料を除く入院基本料を算定する病床をいう。（厚22）

Q5 入院中の患者（DPC算定病棟に入院している患者に限る。）について，入院医療機関において行うことができない専門的な診療のため他医療機関の受診が必要となり，当該他医療機関から交付された処方箋に基づき薬局において調剤した場合，調剤報酬の算定等は具体的にどのように行うのか。

A 当該薬局における調剤に係る費用は，入院医療機関が行った調剤に係る費用と同様の取扱いとし，入院医療機関において算定することとなるため，この場合の入院医療機関と当該薬局との間での診療報酬の分配は，相互の合議により行うこと。

また，調剤内容（医薬品名，規格単位，用法・用量，調剤数量（投薬日数，調剤回数等）等）について，入院医療機関に情報提供すること。（厚22）

(11) 貼付剤

Q1 貼付剤については，1処方当たりの枚数が制限されているが，これは貼付剤の種類ごとの上限枚数ではなく，1処方における全ての種類の貼付剤の合計に係る上限枚数という理解でよいか。

A よい。（厚4⑥）

Q2 貼付剤については，1処方につき63枚の上限枚数となっているが，ジクトルテープ75mgを「腰痛症，肩関節周囲炎，頸肩腕症候群及び腱鞘炎における鎮痛・消炎」の目的で使用する場合も同取扱いの対象となるか。また，ジクトルテープ75mgを含め，処方された貼付剤全体の合計上限枚数が63枚ということか。

A そのとおり。本剤は，当該取扱いに該当している既存の製剤とは異なり，製剤上の工夫により全身作用を有する経皮吸収型製剤であり，薬効分類が解熱鎮痛消炎剤である。ただし，本剤は当該取扱いに該当する医薬品と同様の「効能又は効果」も有している貼付剤であることから，「腰痛症，肩関節周囲炎，頸肩腕症候群及び腱鞘炎における鎮痛・消炎」の目的で使用する場合は対象となる。また，医師が疾患の特性等により必要性があると判断し，やむを得ず63枚を超えて投薬する場合には，その理由を処方箋及び診療報酬明細書に記載することで算定可能とすること。

また，「各種がんにおける鎮痛」の目的で使用する場合は，当該取扱いの対象とならない。（厚4㊼）

(12) その他（医科点数表）

①地域包括診療加算／地域包括診療料

Q1 24時間開局薬局，および24時間対応薬局の定義はどのようなものか。

A 24時間開局薬局とは，以下を満たす薬局である。

- 保険薬剤師が当直を行う等，保険薬剤師を24時間配置し，来局した患者の処方箋を直ちに調剤できる体制を有していること。
- 当該保険薬局が客観的に見て24時間開局していることがわかる表示又はこれに準ずる措置を講じること。なお，防犯上の観点から必要であれば，夜間休日においては，夜間休日専用出入口又は窓口で対応することで差し支えない。

24時間対応薬局とは，以下を満たす薬局である。

- 保険薬剤師が患者の求めに応じて24時間調剤等が速やかに実施できる体制を整備していること。
- 当該保険薬局は，当該担当者及び当該担当者と直接連絡がとれる連絡先電話番号等，緊急時の注意事項等について，原則として初回の処方箋受付時に（変更があった場合はその都度），患者又はその家族等に対して説明の上，文書（これらの事項が薬袋に記載されている場合を含む。）により交付していること。（厚26）

Q2 地域包括診療料及び地域包括診療加算において，患者に交付する薬剤を院内と院外に分けて交付することは可能か。つまり，処方箋料と処方料のいずれも算定できるか。

A 1回の受診に対して，患者毎に院外処方か院内処方かいずれか一方しか認められない。なお，地域包括診療料においては処方料及び処方箋料は包括されているので院内処方であっても院外処方であっても算定できない。地域包括診療加算においては，該当する処方料又は処方箋料のいずれか一方を患者毎に算定できる。（厚26）

Q3 院内処方を行っている保険医療機関において地域包括診療料又は地域包括診療加算を算定する患者が，他の保険医療機関で院外処方されている場合にも，保険薬局との連携やリストの交付は必要か。

A 当該保険医療機関で院外処方を行わない場合は，必ずしも必要ではない。（厚26）

Q4 地域包括診療料および地域包括診療加算において，患者に薬局のリストの中から選択させる際，リストの中に該当薬局が1つしかなかった場合であっても算定可能か。

A 院外処方をする際に，保険薬局は原則として複数から選択させる必要があるが，患家や当該保険医療機関の近隣に対応できる薬局が1つしかない場合等，複数の保険薬局リストの作成が事実上困難な場合においては，当該リストの中に該当薬局が1つしかない場合でも差し支えない。（厚26）

②その他（在宅医療）

Q1 C200薬剤において，「厚生労働大臣の定める注射薬のうち，「注射用抗菌薬」とは，病原体に殺菌的又は静菌的に作用する注射薬をいう。」とあるが，抗真菌薬と抗インフルエンザ薬についても該当するか。

A 該当する。（厚26）

Q2 C200薬剤の留意事項通知の（1）の厚生労働大臣の定める薬剤に「pH4処理酸性人免疫グロブリン（皮下注射）製剤，電解質製剤及び注射用抗菌薬」が追加されたが，電解質製剤には，脂肪乳剤は含まれるか。

A 該当しない。（厚26）

調剤報酬

（令和6年6月1日施行）

第1節　調剤技術料

項目	届出	主な要件，算定上限	点数
●調剤基本料		処方箋受付1回につき	注1）妥結率50％以下などは▲50％で算定 注2）異なる保険医療機関の複数処方箋の同時受付，1枚目以外は▲20％で算定
①調剤基本料1	○	②～⑤以外，または 医療資源の少ない地域に所在する保険薬局	45点
②調剤基本料2	○	処方箋受付回数および集中率が，次のいずれかに該当する保険薬局 イ）月4,000回超＆上位3医療機関に係る合計受付回数の集中率70％超 ロ）月2,000回超＆集中率85％超 ハ）月1,800回超＆集中率95％超 ニ）特定の保険医療機関に係る処方箋が月4,000回超 ※1. 保険薬局と同一建物内の複数保険医療機関の受付回数は合算 ※2. 同一グループの他の保険薬局で集中率が最も高い保険医療機関が同一の場合は，当該処方箋受付回数を含む	29点
③調剤基本料3	○	同一グループの保険薬局の処方箋受付回数（または店舗数）の合計および当該薬局の集中率が，次のいずれかに該当する保険薬局 イ）・月3.5万回超～4万回以下＆集中率95％超 ・月4万回超～40万回以下＆集中率85％超 ・月3.5万回超＆特定の保険医療機関と不動産の賃貸借取引 ロ）・月40万回超（または300店舗以上）＆集中率85％超 ・月40万回超（または300店舗以上）＆特定の保険医療機関と不動産の賃貸借取引 ハ）・月40万回超（または300店舗以上）＆集中率85％以下	イ）24点 ロ）19点 ハ）35点

項目	届出	主な要件，算定上限	点数
④特別調剤基本料A	○	保険医療機関と特別な関係（同一敷地内）＆集中率50%超の保険薬局 ※1. 地域支援体制加算・後発医薬品調剤体制加算等は▲90%で算定 ※2. 薬学管理料に属する項目（一部を除く）は算定不可 ※3. 1処方につき7種類以上の内服薬の薬剤料は▲10%で算定	5点
⑤特別調剤基本料B	—	調剤基本料に係る届出を行っていない保険薬局 ※1. 調剤基本料の各種加算および薬学管理料に属する項目は算定不可 ※2. 1処方につき7種類以上の内服薬の薬剤料は▲10%で算定	3点
分割調剤（長期保存の困難性等） 〃（後発医薬品の試用）		1分割調剤につき（1処方箋の2回目以降） 1分割調剤につき（1処方箋の2回目のみ）	5点 5点
地域支援体制加算1 地域支援体制加算2 地域支援体制加算3 地域支援体制加算4	○	調剤基本料1の保険薬局，基本体制＋必須1＋選択2以上 調剤基本料1の保険薬局，基本体制＋選択8以上 調剤基本料1以外の保険薬局，基本体制＋必須2＋選択1以上 調剤基本料1以外の保険薬局，基本体制＋選択8以上	32点 40点 10点 32点
連携強化加算	○	災害・新興感染症発生時等の対応体制	5点
後発医薬品調剤体制加算1 後発医薬品調剤体制加算2 後発医薬品調剤体制加算3	○	後発医薬品の調剤数量が80%以上 後発医薬品の調剤数量が85%以上 後発医薬品の調剤数量が90%以上	21点 28点 30点
後発医薬品減算	—	後発医薬品の調剤数量が50%以下，月600回以下の保険薬局を除く	▲5点
在宅薬学総合体制加算1	○	在宅患者訪問薬剤管理指導料等24回以上，緊急時等対応，医療・衛生材料等	15点
在宅薬学総合体制加算2		同加算1の算定要件，①医療用麻薬（注射薬含）の備蓄＆無菌製剤処理体制 または②乳幼児・小児特定加算6回，かかりつけ薬剤師24回，高度管理医療機器ほか	50点
医療DX推進体制整備加算	○	電子処方箋の応需体制，電子薬歴，マイナ保険証の利用実績ほか，月1回まで	4点

（次頁へ続く）

項目	届出	主な要件，算定上限	点数
●薬剤調製料			
内服薬		1剤につき，3剤分まで	24点
屯服薬			21点
浸煎薬		1調剤につき，3調剤分まで	190点
湯薬		1調剤につき，3調剤分まで	7日分以下　190点 8～27日分　120点 ＋10点／1日分 28日分以上　400点
注射薬			26点
外用薬		1調剤につき，3調剤分まで	10点
内服用滴剤		1調剤につき	10点
無菌製剤処理加算 中心静脈栄養法用輸液 抗悪性腫瘍剤 麻薬	○	1日につき　※注射薬のみ 2以上の注射薬を混合 2以上の注射薬を混合（生理食塩水等で希釈する場合を含む） 麻薬を含む2以上の注射薬を混合（〃）または原液を無菌的に充填	 69点（6歳未満137点） 79点（6歳未満147点） 69点（6歳未満137点）
麻薬等加算（麻薬，向精神薬，覚醒剤原料，毒薬）		1調剤につき	麻薬70点， 麻薬以外8点
自家製剤加算（内服薬） 錠剤，丸剤，カプセル剤，散剤，顆粒剤，エキス剤 液剤		1調剤につき 錠剤を分割した場合は20/100に相当する点数を算定	7日分につき 20点 45点
自家製剤加算（屯服薬） 錠剤，丸剤，カプセル剤，散剤，顆粒剤，エキス剤 液剤		1調剤につき	90点 45点
自家製剤加算（外用薬） 錠剤，トローチ剤，軟・硬膏剤，パップ剤，リニメント剤，坐剤 点眼剤，点鼻・点耳剤，浣腸剤 液剤		1調剤につき	90点 75点 45点
計量混合調剤加算 液剤 散剤，顆粒剤 軟・硬膏剤		1調剤につき ※内服薬・屯服薬・外用薬	 35点 45点 80点
時間外等加算（時間外，休日，深夜）		基礎額＝調剤基本料（加算含）＋薬剤調製料＋無菌製剤処理加算＋調剤管理料	基礎額の100％（時間外），140％（休日），200％（深夜）

項目	届出	主な要件，算定上限	点数
夜間・休日等加算		処方箋受付1回につき	40点

第2節　薬学管理料

項目	届出	主な要件，算定上限	点数
●調剤管理料		処方箋受付1回につき，薬剤服用歴の記録・管理	
①内服薬あり		内服薬1剤につき，3剤分まで	7日分以下 4点， 8～14日分28点 15～28日分 50点， 29日分以上 60点
②①以外			4点
重複投薬・相互作用等防止加算		処方変更あり	残薬調整以外 40点， 残薬調整 20点
調剤管理加算	—	複数医療機関から合計6種類以上の内服薬が処方されている患者	初来局時　3点 2回目以降（処方変更・追加）3点
医療情報取得加算1	—	オンライン資格確認体制，6月に1回まで	3点
医療情報取得加算2	—	オンライン資格確認体制，電子資格確認による薬剤情報等取得，6月に1回まで	1点
●服薬管理指導料		処方箋受付1回につき，薬剤情報提供・服薬指導	
①通常（②・③以外）		3カ月以内の再調剤（手帳による情報提供あり）または それ以外	再調剤 45点， それ以外 59点
②介護老人福祉施設等入所者		ショートステイ等の利用者も対象，オンラインによる場合含む。月4回まで	45点
③情報通信機器を使用（オンライン）		3カ月以内の再調剤（手帳による情報提供あり）または それ以外	再調剤 45点， それ以外 59点
麻薬管理指導加算			22点
特定薬剤管理指導加算1		厚生労働大臣が定める特に安全管理が必要な医薬品	新たに処方 10点， 指導の必要 5点
特定薬剤管理指導加算2	○	抗悪性腫瘍剤の注射&悪性腫瘍の治療に係る調剤，月1回まで	100点
特定薬剤管理指導加算3		イ）医薬品リスク管理計画に基づく指導，対象医薬品の最初の処方時1回まで ロ）選定療養（長期収載品の選択）等の説明，対象薬の最初の処方時1回まで	5点
乳幼児服薬指導加算		6歳未満の乳幼児	12点

（次頁へ続く）

項目	届出	主な要件，算定上限	点数
小児特定加算		医療的ケア児（18歳未満）	350点
吸入薬指導加算		喘息または慢性閉塞性肺疾患の患者，3月に1回まで	30点
服薬管理指導料（特例）	—	3カ月以内の再調剤のうち手帳の活用実績が50％以下，加算は算定不可	13点
	—	処方箋受付1回につき，かかりつけ薬剤師との連携対応，かかりつけ薬剤師指導料等の算定患者	59点
●かかりつけ薬剤師指導料	○	処方箋受付1回につき，服薬情報等提供料の併算定不可	76点
麻薬管理指導加算			22点
特定薬剤管理指導加算１		厚生労働大臣が定める特に安全管理が必要な医薬品	新たに処方10点，指導の必要5点
特定薬剤管理指導加算２	○	抗悪性腫瘍剤の注射＆悪性腫瘍の治療に係る調剤，月1回まで	100点
特定薬剤管理指導加算３		イ）医薬品リスク管理計画に基づく指導，対象医薬品の最初の処方時1回まで ロ）選定療養（長期収載品の選択）等の説明，対象薬の最初の処方時1回まで	5点
乳幼児服薬指導加算		6歳未満の乳幼児	12点
小児特定加算		医療的ケア児（18歳未満）	350点
吸入薬指導加算		喘息または慢性閉塞性肺疾患の患者，3月に1回まで	30点
●かかりつけ薬剤師包括管理料	○	処方箋受付1回につき	291点
●外来服薬支援料１		月1回まで	185点
●外来服薬支援料２		一包化支援，内服薬のみ	34点／7日分，43日分以上240点
施設連携加算		入所中の患者を訪問，施設職員と協働した服薬管理・支援，月1回まで	50点
●服用薬剤調整支援料１		内服薬6種類以上→2種類以上減少，月1回まで	125点
●服用薬剤調整支援料２	—	内服薬6種類以上→処方医への重複投薬等の解消提案，3月に1回まで 重複投薬等の解消の実績あり またはそれ以外	実績あり110点，それ以外 90点

項目	届出	主な要件，算定上限	点数
●調剤後薬剤管理指導料		地域支援体制加算の届出を行っている保険薬局，月1回まで 1）糖尿病患者，糖尿病用剤の新たな処方または投薬内容の変更 2）慢性心不全患者，心疾患による入院経験あり	60点 60点
●服薬情報等提供料1		保険医療機関からの求め，文書による情報提供，月1回まで	30点
●服薬情報等提供料2		薬剤師が必要性ありと判断，文書による情報提供，月1回まで イ）保険医療機関 ロ）リフィル処方箋の調剤後 ハ）介護支援専門員	20点
●服薬情報等提供料3		保険医療機関からの求め，入院予定患者，3月に1回まで	50点
●在宅患者訪問薬剤管理指導料	○	在宅療養患者，医師の指示，薬学的管理指導計画	
①単一建物患者　1人		合わせて月4回まで（末期の悪性腫瘍の患者，注射による麻薬投与が必要な患者，中心静脈栄養法の患者は週2回＆月8回まで）保険薬剤師1人につき週40回まで（①～④合わせて）	650点
②単一建物患者　2～9人			320点
③単一建物患者　10人以上			290点
④在宅患者オンライン薬剤管理指導料			59点
麻薬管理指導加算		オンラインの場合は処方箋受付1回につき	100点 （オンライン22点）
在宅患者医療用麻薬持続注射療法加算	○	医療用麻薬持続注射療法を行っている在宅患者，オンライン不可	250点
乳幼児加算		6歳未満の乳幼児，オンラインの場合は処方箋受付1回につき	100点 （オンライン12点）
小児特定加算		医療的ケア児（18歳未満），オンラインの場合は処方箋受付1回につき	450点 （オンライン350点）
在宅中心静脈栄養法加算	○	在宅中心静脈栄養法を行っている患者，オンライン不可	150点
●在宅患者緊急訪問薬剤管理指導料		在宅療養患者，医師の指示，状態の急変等に伴う対応　※新興感染症対応含む	
①計画的な訪問薬剤指導に係る疾患の急変		合わせて月4回まで（末期の悪性腫瘍の患者・注射による麻薬投与が必要な患者は，①②を合わせ原則として月8回まで）主治医と連携する他の保険医の指示でも可	500点
②①・③以外			200点
③在宅患者緊急オンライン薬剤管理指導料			59点

（次頁へ続く）

項目	届出	主な要件，算定上限	点数
麻薬管理指導加算		オンラインの場合は処方箋受付1回につき	100点（オンライン22点）
在宅患者医療用麻薬持続注射療法加算	○	医療用麻薬持続注射療法を行っている患者，オンライン不可	250点
乳幼児加算		6歳未満の乳幼児，オンラインの場合は処方箋受付1回につき	100点（オンライン12点）
小児特定加算		医療的ケア児（18歳未満），オンラインの場合は処方箋受付1回につき	450点（オンライン350点）
在宅中心静脈栄養法加算	○	在宅中心静脈栄養法を行っている患者，オンライン不可	150点
夜間・休日・深夜訪問加算		末期の悪性腫瘍の患者，注射による麻薬投与が必要な患者	夜間400点，休日600点，深夜1,000点
●在宅患者緊急時等共同指導料		在宅療養患者，主治医と連携する他の保険医の指示でも可，月2回まで	700点
麻薬管理指導加算			100点
在宅患者医療用麻薬持続注射療法加算	○	医療用麻薬持続注射療法を行っている患者	250点
乳幼児加算		6歳未満の乳幼児	100点
小児特定加算		医療的ケア児（18歳未満）	450点
在宅中心静脈栄養法加算	○	在宅中心静脈栄養法を行っている患者	150点
●在宅患者重複投薬・相互作用等防止管理料		在宅患者訪問薬剤管理指導料または居宅療養管理指導費の算定患者 1）疑義照会に伴う処方変更 2）処方箋交付前の処方提案に伴う処方箋	残薬調整以外40点，残薬調整20点
●経管投薬支援料		初回のみ	100点
●在宅移行初期管理料		在宅療養開始前の管理・指導，在宅患者訪問薬剤管理指導料等の初回に算定	230点
●退院時共同指導料		入院中1回（末期の悪性腫瘍の患者等は入院中2回）まで，ビデオ通話可	600点

第3節　薬剤料

項目	主な要件	単位数
●使用薬剤料 （所定単位につき15円以下の場合） （所定単位につき15円を超える場合）	薬剤調製料の所定単位につき 〃	1点 10円またはその端数を増すごとに1点
多剤投与時の逓減措置	1処方につき7種類以上の内服薬，特別調剤基本料A・Bの保険薬局の場合	所定点数の90/100に相当する点数

第４節　特定保険医療材料料

項目	主な要件	単位数
●特定保険医療材料	厚生労働大臣が定めるものを除く	材料価格を10円で除して得た点数

介護報酬

（令和6年6月1日施行）

項目	主な要件，算定上限	単位数
●居宅療養管理指導費，介護予防居宅療養管理指導費	《薬局の薬剤師の場合》	
①単一建物居住者　1人	合わせて月4回まで（末期の悪性腫瘍の患者，注射による麻薬投与が必要な患者，中心静脈栄養法の患者は週2回＆月8回まで）	518単位
②単一建物居住者　2～9人		379単位
③単一建物居住者　10人以上		342単位
④情報通信機器を用いた服薬指導		46単位
麻薬管理指導加算		100単位
医療用麻薬持続注射療法加算	医療用麻薬持続注射療法を行っている患者，オンライン不可	250単位
在宅中心静脈栄養法加算	在宅中心静脈栄養法を行っている患者，オンライン不可	150単位
特別地域加算		所定単位数の15％
中山間地域等小規模事業所加算		所定単位数の10％
中山間地域等居住者サービス提供加算		所定単位数の5％

保険調剤Q&A　令和6年版

調剤報酬点数のポイント

定価　本体2,700円（税別）

2002年10月31日　平成14年4月版　発行
2004年11月30日　平成16年4月版　発行
2006年7月15日　平成18年4月版　発行
2008年7月7日　平成20年版　発行
2010年6月24日　平成22年版　発行
2012年6月23日　平成24年版　発行
2014年7月1日　平成26年版　発行
2016年6月20日　平成28年版　発行
2018年6月14日　平成30年版　発行
2020年6月24日　令和2年版　発行
2022年6月27日　令和4年版　発行
2024年6月28日　令和6年版　発行

編　集　公益社団法人　日本薬剤師会

発行人　武田 信

発行所　株式会社　じほう

101-8421　東京都千代田区神田猿楽町1-5-15（猿楽町SSビル）
振替　00190-0-900481
<大阪支局>
541-0044　大阪市中央区伏見町2-1-1（三井住友銀行高麗橋ビル）
お問い合わせ　https://www.jiho.co.jp/contact/

組版　スタジオ・コア　　印刷　シナノ印刷(株)

ISBN 978-4-8407-5595-5